## 权威·前沿·原创

皮书系列为
"十二五""十三五""十四五"时期国家重点出版物出版专项规划项目

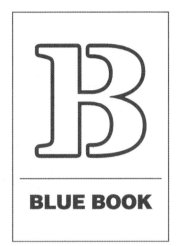

BLUE BOOK

智 库 成 果 出 版 与 传 播 平 台

中医药蓝皮书

**BLUE BOOK** OF TRADITIONAL CHINESE MEDICINE

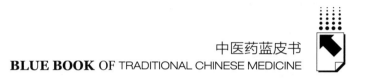

# 中医药国际交流合作发展报告（2023）

REPORT ON THE COMMUNICATION AND COOPERATION OF
TRADITIONAL CHINESE MEDICINE IN THE WORLD (2023)

主　　编／高　武　李闽榕　石　岩
执行主编／许　斌
副 主 编／万相昱　刘　利　李　鲲　徐　峰　麻浩珍

社会科学文献出版社
SOCIAL SCIENCES ACADEMIC PRESS (CHINA)

**图书在版编目（CIP）数据**

中医药国际交流合作发展报告 . 2023 ∕ 高武，李闽榕，石岩主编；许斌执行主编；万相昱等副主编 . --北京：社会科学文献出版社，2024.3（2024.5 重印）
（中医药蓝皮书）
ISBN 978-7-5228-3106-0

Ⅰ.①中⋯　Ⅱ.①高⋯　②李⋯　③石⋯　④许⋯　⑤万⋯　Ⅲ.①中国医药学-国际合作-研究报告-2023　Ⅳ.①R2

中国国家版本馆 CIP 数据核字（2023）第 252875 号

中医药蓝皮书
# 中医药国际交流合作发展报告（2023）

主　　编 ∕ 高　武　李闽榕　石　岩
执行主编 ∕ 许　斌
副 主 编 ∕ 万相昱　刘　利　李　鲲　徐　峰　麻浩珍

出 版 人 ∕ 冀祥德
组稿编辑 ∕ 张建中
责任编辑 ∕ 朱　月
责任印制 ∕ 王京美

出　　版 ∕ 社会科学文献出版社
　　　　　地址：北京市北三环中路甲 29 号院华龙大厦　邮编：100029
　　　　　网址：www. ssap. com. cn
发　　行 ∕ 社会科学文献出版社（010）59367028
印　　装 ∕ 天津千鹤文化传播有限公司

规　　格 ∕ 开　本：787mm×1092mm　1∕16
　　　　　印　张：25.25　字　数：378 千字
版　　次 ∕ 2024 年 3 月第 1 版　2024 年 5 月第 2 次印刷
书　　号 ∕ ISBN 978-7-5228-3106-0
定　　价 ∕ 178.00 元

读者服务电话：4008918866

# 《中医药国际交流合作发展报告（2023）》
# 编　委　会

# 编　辑　部

# 主要编撰者简介

**高　武**　1962 年 11 月出生，男，祖籍浙江，中医世家，就读于中国医科大学药学专业，研究员。全国促进中医服务大众工委会副主任兼办公室主任，中国中医药研究促进会会长，兼慢性病专项基金理事长，睡眠与心理干预专委会、传统医学与性养生学专委会、禅养文化与道医分会名誉会长，中医药书画院院长，中域药物经济学发展应用中心主任。兼任广州中医药大学医药商学院院长、医药哲学文化与信息应用研究院院长，山西中医药大学、浙江道教学院特聘教授。曾在中国哲学大会、北京大学百年讲堂、香山科学会议、博鳌亚洲论坛等国际学术会议上作学术报告。

**李闽榕**　中智科学技术评价研究中心理事长，福建师范大学兼职教授、博士生导师，国家标准化管理委员会科技评估技术委员会委员，国际欧亚科学院中国科学中心秘书处顾问。长期从事宏观经济、区域经济、省域经济、竞争力、科技评价研究，已出版著作 10 部；主编和共同主编 20 多种国家级皮书。有 20 多项研究成果获得了省部级以上奖励和表彰。先后在《人民日报》《求是》《经济日报》《管理世界》等国家级和省部级报纸杂志上发表学术论文 240 多篇。

**石　岩**　辽宁中医药大学党委书记，教授、博士生导师，国家百千万人才工程人选，享受国务院政府特殊津贴人员，岐黄学者。国家 973 计划项目评审专家、国家自然科学基金委员会评审专家、国家"十五"科技攻关项目评审专家、国家"十一五"及"十二五"科技支撑计划评审专家。主编全国中医药行业高等教育规划教材《中医内科学》，以及《中医学理论专论集成·临床诊治理论》等专著9部，其中《中医内科学》被评为全国中医药行业高等教育"十三五"规划全国优秀教材。

# 摘　要

《中医药国际交流合作发展报告（2023）》蓝皮书的主要内容包括了中医药发展历史概述和截止到2023年4月的中医药国际交流合作的基本情况，从体例上按照蓝皮书常用标准，设置了总报告、分报告、专题篇等几个部分。

总报告概要介绍了中医药历史和现状，对中医药经典理论、中医药历史人物及其为推动中医药发展所作出的贡献进行简要阐释，旨在"传承精华，守正创新"，促进中华民族传统优秀文化之一的中医药文化在海内外传播，为实现文明共享贡献力量。分报告分别以中医、中药、中医药文化、中医药人才交流和中医药全球区域发展为分类，对中医药国际交流合作发展情况进行深入研究和阐释，按分类将中医药国际交流合作的纵向发展脉络展现出来，描绘了中医药国际交流合作发展的全球图景。

本书专题篇部分以中医药发展历史、中医药科技创新、国际组织交流、企业国际交流合作、国际注册管理等为分专题，横向展示了中医药国际交流合作发展的情况。在本书的附录部分，将一些与中医药国际交流合作发展相关的成果及交流活动情况梳理汇编，使本书在研究中医药国际交流合作发展情况的同时，兼具工具书的作用，为行业和广大读者服务。

**关键词：** 中医药　国际交流合作　科技创新　国际注册管理

# Abstract

The report includes a concise historical overview of the development of traditional Chinese medicine and the basic situation of international exchange and cooperation in traditional Chinese medicine up to April 2023. According to the commonly used standards in the Blue Book, four parts are set up: A general report, segment reports, special topics, and appendices.

The contents of the general report span thousands of years, briefly introducing the history and current situation of traditional Chinese medicine, explaining (elucidating) the classic theories of traditional Chinese medicine, historical figures of traditional Chinese medicine and their contributions to promoting the development of traditional Chinese medicine, aiming at "inheriting the essence, maintaining integrity and innovation", spreading and carrying forward the culture of traditional Chinese medicine, one of the excellent traditional cultures of the Chinese nation, at home and abroad, to achieve civilized sharing, and to contribute to the construction of a human health community. The segment reports are classified into traditional Chinese medicine, Chinese medicine, traditional Chinese medicine culture, traditional Chinese medicine talent exchange, and global regional development of traditional Chinese medicine. These parts conduct in-depth research and interpretation of the development of international exchange and cooperation in traditional Chinese medicine. By classification, the vertical development of international exchange and cooperation in traditional Chinese medicine is presented, reflecting the magnificent picture of the development of international exchange and cooperation in traditional Chinese medicine.

Finally, the special section of this book focuses on the development of international exchanges and cooperation in traditional Chinese medicine, including scientific and technological innovation, international organizational exchanges, international cooperation among enterprises, and international registration management. It horizontally showcases the wonderful works of international exchanges and cooperation in traditional Chinese medicine. In the appendix section at the end of the book, some achievements and exchange activities related to the development of international exchange and cooperation in traditional Chinese medicine are recorded, so that this book not only studies the development of international exchange and cooperation in traditional Chinese medicine, but also serves as a reference book for the industry and readers.

**Keywords:** Traditional Chinese Medicine; International Exchange and Cooperation; Scientific and Technological Innovation; International Registration Administration

# 目 录 ⏎

## Ⅰ 总报告

**B.1** 中医药国际交流合作历史、现状和发展报告（2022）

······················ 崔廷宝 贾连群 任 平 许 斌 姜庆丹 / 001

## Ⅱ 分报告

**B.2** 2022年中国中医国际交流合作发展报告 ·················· 马月丹 / 075

**B.3** 2022年中国中药国际交流合作发展报告 ·················· 才 谦 / 095

**B.4** 2022年中医药文化国际交流合作发展报告 ·············· 杨宇峰 / 112

**B.5** 2022年中医药人才国际交流合作发展报告 ·············· 凌常清 / 127

**B.6** 2022年中医药国际交流合作全球区域发展报告

···························· 刘景峰 邰东梅 张海婴 / 140

## Ⅲ 专题篇

**B.7** 2022年中医药发展历史概述

···················· 崔廷宝 贾连群 任 平 许 斌 姜庆丹 / 222

**B.8** 2022年中医药科技创新国际交流合作报告 ·············· 于 睿 / 258

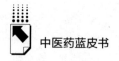

**B.9** 2022年中医药国际性组织交流合作报告 ············· 李　丹 / 279

**B.10** 2022年中医药企业国际交流合作报告 ············· 朱民田 / 297

**B.11** 2022年中医药国际注册管理交流合作报告 ············· 才　谦 / 316


**附录一** 2022年中医药国际交流合作主要活动和成果报告

············· 文献检索服务组收集整理 / 338

**附录二** 发挥新媒体优势，结合传统模式，脚踏实地开展

中医药国际交流合作

············· 侯献兵　夏林军　董志林　鹿　馨　江泓成 / 346

**附录三** 中医药国际交流合作发展案例

——以北京中医药大学深圳医院（龙岗）为例

············· 胡世平 / 351

**附录四** 深耕现代中医药饮片　推动大健康产业高质量发展

············· 柴大勇　崔国静 / 356

**附录五** 中医药膳的日本推广（国际中医药膳师资格认定制度）

············· 中国中医药研究促进会 / 371

**附录六** 中医药国际交流水平评价指标体系 ············· 马月丹 / 375

**附录七** 中医药国际交流合作之中医药国际文化传播

············· 人民日报海外网 / 378

**附录八** 中医药国际合作项目之中药国外注册项目

············· 赛灵药业科技股份有限公司 / 380

**附录九** 中医药国际合作项目之第十六届世界中医药大会

"一带一路"中医药学术交流活动

············· 赛灵药业科技股份有限公司 / 381

**附录十** 中医临床分会案例

············· 中国中医药研究促进会中医临床分会 / 382

皮书数据库阅读**使用指南**

# 总报告

General Report

# B.1
# 中医药国际交流合作历史、现状
# 和发展报告（2022）

崔廷宝 贾连群 任 平 许 斌 姜庆丹*

**摘　要：** 在中华优秀传统文化走向世界与各国开展文化交流合作之际，我们需要对外讲好中医药故事，进一步阐明中医药的历史、规律和理论体系，让国际上更多的人了解中医药、走近中医药、弘扬中医药文化。本文从历史和文化的角度，简要概括了中医药数千年的发展历史脉络，以及中医药国际交流合作成就暨中医药国际化传播发展历史，特别指出中医药对于世界防治新冠病毒所作出的重要贡献，凸显中医药优势和特色。同时，在总结中医药国际交流合作取得成绩的基础上，本文指出目前中医

---

* 崔廷宝，男，1973年9月生，辽宁中医药大学发展研究中心主任、副研究员；贾连群，女，1975年11月生，辽宁中医药大学教务处（继续教育处）处长、高等中医药教育研究及评价中心主任，教授；任平，男，1982年9月生，辽宁中医药大学教学实验中心（医护实训中心）主任；许斌，男，1962年7月生，辽宁省中医药科学院中医人工智能装备研究所所长，沈阳市中医智能医疗装备产业技术研究院院长；姜庆丹，女，1980年1月生，辽宁中医药大学经济管理学院院长，教授。

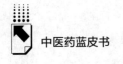

药交流合作面临的问题和对策，从而进一步促进中医药国际交流合作与发展。

**关键词：** 中医药发展历史　中医药理论　中医药国际交流合作

# 一　中医药国际交流合作历史与现状

## （一）中医药国际传播历史

中国有着几千年的璀璨历史，在发展过程中经历了原始社会、奴隶社会、封建社会、半殖民地半封建社会和社会主义社会几个阶段。中医药的国际传播也几经发展，不断前行。尤其是秦汉的统一方便了中国与周边国家和地区的往来，为中医药文化的交流和发展创造了良好的条件，中医药文化也随之传播到海外。

### 1. 中医药传播历史最早、最悠久的国家和地区

（1）日本

中日两国自秦汉以来就开始了文化交流，日本也是中医药最早传入的国家之一，最早有记载的是《史记》中公元前 210 年徐福东渡日本入海采仙药的故事，现在日本和歌山县仍保存着徐福之墓。由于地理位置的影响，早期中日两国中医学方面的传播和交流是通过古代朝鲜进行的，如日本仁德天皇时期，当时朝鲜的医方传入日本。562 年，日本钦明天皇时期，《明堂图》共 164 卷流传到日本，这对日本古代医学发展产生了重要的影响。

隋唐时期，日本官府于 608 年派小野妹子等来中国留学，得《四海类聚方》300 卷而归后，日本开始大量引进中国典籍。据学者研究，《日本国见在书目录》中收录的书籍是隋唐"三志"所载书籍的一半，甚至还收载了不少中国目录书未收的文献。《医心方》参考应用的书目，几乎包括了隋

唐前的医学要书。754年，高僧鉴真应邀东渡日本，宣讲佛法，传授中国医药知识，并带去药物香料，据《东征记》载，有麝香20脐，沉香、甘松香、龙脑香、安息香、檀香、零陵香、熏陆香、青木香等600余斤，荜茇、诃黎勒、胡椒、阿魏、石蜜、蔗糖等500余斤。鉴真东渡推动了中医学在日本的蓬勃发展，甚至直接影响到了现代日本的中医发展。许多学者潜心研究中国医学。808年，出云广真编成《大同类聚方》、和气广世撰《药经太素》、深根辅仁撰《本草和名》等。据《日本国见在书目录》所载，日本官方所存中医药书籍达163部1309卷。

北宋时期，日本采取闭关锁国的政策，官方医学交流活动较少，但民间交流频繁。日本与南宋恢复贸易往来后，大量引进宋版医书，并非常重视那些历尽千辛万苦运回的古代中国典籍。藤原赖长于1143年得到《太平御览》，这部宋代名著多达1000卷，其中也有医药记事部分，他坚持阅读到138卷之多，这是日本存有宋版汉籍的最早记录。富士川游的《日本医学史》中提出："此期，因《外科精要》《外科精义》等书始传吾邦，疮肿一科新称外科。"日本医家参照中国医学典籍，根据本国实际情况编写医书，这对日本外科理论及医疗水平的提升起到了推进作用。

金元时期，中日两国政府之间的交往较少，中日医药交流中，僧人是重要角色。日僧荣西根据中医药理论知识，撰写了《吃茶养生记》，谈到用香药末煮制解暑饮料等内容。日僧圆尔辨圆在杭州历访名僧，回国时带回医药书籍数千卷。这一时期，日本医家不仅到中国学习医药学知识，走时亦带回大量中国医籍，促进了日本本土医学的发展，也为保存中国本土已佚医籍作出了贡献。

明代中日互派使节，交往密切。日本频派留学生或访问学者来中国学习医学知识并带回不少中医书籍。同时，中国医家去日本行医、讲学，促进了日本本土医学的发展。日本医家竹田昌庆曾向中国有名的医者金翁道士学习医术并在归国时带回不少中医典籍及铜人图等。1492年，日本坂净运来华学医，回国时将《伤寒杂病论》带往日本，向日本医界宣扬张仲景学说，著有《遇仙方》《续添鸿宝秘要钞》等。永田德本继承坂净运的学术思想，

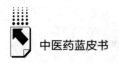

反对金元医家理论，独尊仲景学说，创立日本"古方派"，对日本医学界影响很大。日本京都医家吉田宗桂，1539年和1547年两次来华学习医学知识并治愈过明世宗疾病，获赐《圣济总录》等，这些医书随后被带回日本并在日本得以传播。明代本草巨著《本草纲目》1606年被日本学者献给日本幕府，成为《本草纲目》传日之发端。

清代中日医事交流频繁，日本不断派人来华学习医学知识，搜集中国医学典籍，日本医者学成后多带回大量中国医书，在日本国内翻刻，并从当初的翻刻中国典籍慢慢向本土医籍的撰写与刊刻发展。1700~1730年，吴载南、陈振先、朱子章、朱佩章、周歧、赵淞阳等苏州医家分批去到日本，开展医疗、教学活动，日本对中国医家的到来如获至宝。日本古方派医家名古屋玄医在《纂言方考·自序》中曰："仲景，方之祖也，其书皆自《难经》《阴阳大论》而立方设法，而皆助阳抑阴之意。"清代在日本《本草纲目》仍被广泛学习。1709年，日本植物学家贝原益轩因著有《大和本草》而被称为日本植物学之父、本草学创始人。该书载药1362种，其中引用《本草纲目》药物多达722种。1783年，日本小野兰山出版附有注解的日文译本《本草纲目译说》。直至今日，日本仍将《本草纲目》视为至上珍宝。

民国时期，中国针灸开始学习借鉴日本经验。1934年秋，医家承淡安游学日本，在东京高等针灸学院甲种研究科学习了解剖、生理、病理、诊断、经穴、针学、灸学、消毒等，并考察了东京针灸学校、东京盲人技术学校、大阪的明治针灸学校等。回国后，承氏致力于针灸办学，振兴学术，建立了民国时期著名的"澄江针灸学派"。中国近代针灸学受日本的影响很大，诸如"于腧穴论述加入解剖内容""西医疾病论述腧穴主治"以及"管针法""雀啄术"等针法针术一直沿用至今。

（2）越南

越南与中国山水相连，且在很长一段时间使用过汉字，这为两国的交流提供了极大的便利。越南史书提及，公元前257年，中国有位名叫崔伟的医师，曾在当地治愈了雍玄和任修的虚弱症，并著有《公余集记》，流传越南。另外，公元前111年，汉武帝刘彻遣路博德入越，中国文化传入越南，医药学也随之传入，对越南医学产生重大影响，使之分为"北方派"和越南派。

隋唐时期，中越之间文化交流日益增多，医药随之传入越南，唐代名医孙思邈在越南被当作医神供奉于先医庙中。唐开元年间，为了发展与内地的贸易，中国曾专门委派市舶使至越南，这在很大程度上促进了中越医药贸易交往。

明代时期，中越之间联系密切，中国医生常赴越南行医、采药，加速了越南草药的开发利用。越南民间医疗多年以中医药为主导。中医师参与当地药物开发，就地取材，提供药源。中药与越南草药有些同科属植物，效用相似，也有些为特色草药，犹如中国各地草药，多有差异，经中越医药人士考察应用，发掘出地方特产良药。地产药草著作有多种，多仿中医本草著作编次，药性功效分列，如越人阮之新的《药草新编》。越南医生著作皆以中医经典名著为依据，大多为《内经》《伤寒论》等的评析和应用。

清代时期，越南开始借鉴中医著作编撰自己的医学著述。《越南史要》记载，黎朝宰相之子黎有卓酷爱中医，尊崇《内经》，又深研《冯氏锦囊秘录》《景岳全书》《医贯》等，终编成综合性医书《海上医宗心领全帙》。书中较多引用了清初医家冯兆张《冯氏锦囊秘录》中的内容，同时介绍了一些越南地方药物。全书内容丰富，问世后在越南影响较大，成为当地研习医学的必读书籍之一。黎有卓也因此被越南人民敬奉为"医圣"。

（3）印度

中国与印度作为邻里相依的两大世界文明古国，很早就互相交流、互相学习，促进了两大古老文明的蓬勃发展。随着中印之间交流的逐步发展，交流领域亦逐渐扩展，其中便包括医药之间的交流、学习和互相渗透。唐《开元释教录》中记载："东汉之末，安世高医术有名，译经传入印度之医学。"汉代佛教医药随着佛经的传入，对后世产生深远的影响，如孙思邈通晓佛家经典，王焘著作的《外台秘要》等都收集了众多的西域医药知识。同时，中医技术也影响了印度医学，如脉学著作被译成梵文。

两晋时代，佛学中的医学内容传入中国。《隋书·经籍志》中就已经记载许多印度医书，如《龙树菩萨方》《婆罗门药方》《龙树论》等。中国的

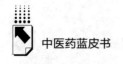

药物通过丝绸之路输入印度，被誉为"神州上药"。

隋唐时期，佛教的盛行推动中印之间的关系更为密切。671~695年，唐僧义净在印度生活了25年，他运用中医药为印度人治疗疾病并传播本草学、针灸学、脉学及养生保健知识。这一时期，佛医与中医之间存在极为深厚的渊源，佛经医药在中医学的影响之下，形成中国佛医学。隋唐五代佛医学将佛经医药与中医学资源进行整合，医疗水平已发展到一定的高度，至今仍有一定影响。

（4）西域诸国

西汉时期，张骞先后两次奉命率人出使西域，以首都长安为起点，途经中亚、西亚等地区，并连接地中海各国，到达大月氏、乌孙国、大宛、康居、大夏、安息、条支、黎轩等地，形成了驰名中外的"丝绸之路"。其中，中医药与西域医药就在这条政治、经济、文化、科技之路上交流并相互促进，丝路上来往的民众在生存与生活中将中原医药文化技术与西域医药文化技术融合应用。《神农本草经》记载了许多西域的地产药材，说明汉代西域医药学对中医药学产生了一定的影响。同时，一些中药的海外传播，如大黄等也是由商队经丝绸之路运往西亚与欧洲。

两汉时期开通丝绸之路，便利了中原民众和西域民众进行多层次的医药技能方面的交流。汉代政府对经略西域和对医药事业的重视，推动了中医药在丝绸之路上与西域医药的交汇。西域地产药物和各族人民防治疾病的有效方法也通过丝绸之路流传到中原，这既丰富了中药学的内容，也充实了中医学防治疾病之法。

2. 中医药传播历史较早的国家和地区

（1）中国与阿拉伯国家的医药交流

隋唐时期，中国与阿拉伯国家交往密切。《资治通鉴》记载："大食在西域为最强，自葱岭尽西海，地几半天下……故知其可招。"651~789年，大食正式遣使来唐37次之多。阿拉伯著名医学家阿维森纳在两宋时期创作了《医典》，其中吸收了许多中国医学的内容，《医典》记述的48种脉象中，有35种与中医脉象相同。同时《医典》还记述了一些中国医学知识，如关于糖尿病患者的尿有甜味、根据麻疹病人的出疹来判断预后、高热病人有循衣摸床的征象等，均与中国医学有密切的渊源关系。因此可以说，中国与阿拉伯医学交流的一次总结。这一时期中国有许多药物向阿拉伯国家输出，如肉桂、芦荟、樟脑、生姜等。隋唐时期的医药文化，在当时处于世界领先地位，对很多国家的医学有着深远的影响。频繁的对外交流，一方面促进了中医的进步与发展；另一方面促进了中医药文化在国际上的传播，扩大了中医药的国际影响，对中医学的发展作出了有益贡献。

两宋时期，中国与阿拉伯诸国的医药交流活动主要体现为香药的交流，宋代一些代表性的本草专著与方书《证类本草》《太平圣惠方》《和剂局方》等均有不少有关香药及其运用的内容。其中，产于阿拉伯半岛的没药在活血、散瘀、消肿、定痛方面有着很好的疗效。中医药亦传播至阿拉伯地区，在阿拉伯名医阿维森纳的名著《医典》中，载有大黄、肉桂、黄连等药物，书中的诊断、治疗方法也与中国医学有着密切的渊源。互派使节、贸易通商、医人往来成为两宋时期中外医药交流的特点，医药交流的深度和广度均有所提升。

12世纪，开罗名医伊本·贾米著《大黄考》广泛研究了中国大黄、僧祗大黄、突厥大黄、波斯大黄和叙利亚大黄等不同产地的大黄，认为中国大黄在治疗痢疾发热、强健脾胃（阿拉伯医生注重的功效）等方面功效优于其他产地的大黄。1256～1257年，出任宰相的诃论·拉什德出于对中国医学的喜爱，派遣医生前往中国学习中医，带回中国医籍并组织学者将中国医籍译成波斯文，编写百科全书《唐苏克拉玛》，其以七言律诗形式记载的中国脉学知识，似以宋元时期脉学著作《脉诀》为依据编译而成。

（2）中国与东南亚各国的医药交流

金元时期，中国与东南亚诸国的海上进出口贸易发达。《四明志·市舶》记载，1225～1227年，进入中国的药材有麝香、沉香、龙涎香、胡椒、槟榔、荜澄茄、大腹皮、丁香皮、姜黄、相思子、大风油、苏木等。其中绝大多数为香药，大多来自东南亚诸国。

金元时期，中国的药物通过福建、浙江等地的港口运往东南亚诸国。除

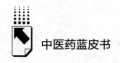

药材外，中国医生也出现在海外各国，为当地的医疗保健作贡献。

（3）中国与其他国家的医药交流

明代中国与周边国家的交流十分频繁。随着中外医学交流的不断深入，中国医家到国外讲学行医，中医典籍不断传至各国，极大地促进了其他国家尤其是周边国家医学事业的发展。中医与西方的现代医学在明代开始正式接触、碰撞，从而拉开了中西医学相互交流与结合的序幕。

### 3.清代和近代中医药传播的国家和地区

清代临床医学全面发展，名医辈出，学派林立，著作颇丰，各有新见。随着中国国门的逐步开放，无论是宫廷还是民间，均可见西方传教士的身影。这些传教士在传播教义的同时开展医疗工作，在中国传播西医学知识。同时，传教士也把中国医学知识传到了国外，用于介绍中国医学的中药、针灸等著述陆续在国外以不同文字出版。

（1）中医药在亚洲及其他周边国家的传播

中医很早就传入泰国，据《清史稿》记载，当时该国人贡有沉香、燕窝、檀香、樟脑、龙涎香等十余种药物，并从中国带回中药及中成药。

这一时期，中医对新加坡的影响主要体现在医学报刊常常介绍中医医理、医话、医案和各科临床案例等内容，中医一直潜移默化地影响着新加坡医学。1929年新加坡中医中药联合会成立，创办《医药月刊》，开办医院普救善堂、红十字会等。

南洋处于亚热带，常有多种冷茶配方，成为祛暑、保健之品，主要使用当地草药配制，居民依体质状况选用。著名的王老吉凉茶生意最火，为广东人配制销售，传说为道士赠方，初在广州十三行靖远街开店，迅速成为广州城众多茶楼中的"摘星手"，后来传到东南亚、美国、英国等国家和地区。其他还有外感凉茶、甘和茶、平安茶、神农茶、廿四味等数十个品种。各凉茶配方又有加减变化，数代相传，如若选择得当，确有较好的保健功效。

蒙古国是中国的邻居，尤其与我国的内蒙古交往较多，由于相同的民族、宗教、传统习惯及相似的气候条件等原因，我国的蒙医学也曾在蒙古国广为流传。

（2）中医药在欧洲的传播

清代中西医学有了更多的接触与碰撞。中医学知识通过传教士迅速向欧洲传播。《本草纲目》不仅对中国周边国家有巨大影响，还远传欧洲。波兰人卜弥格选编《本草纲目》的部分内容译为《中国植物志》，此外他还有拉丁文译本《医钥和中国脉理》问世。法国巴黎出版了《中国史地年事政治纪录》，其中有法文《本草纲目》数卷。《本草纲目》有拉丁文、法文、德文、英文、日文、俄文、西班牙文、朝鲜文等译本流传，被誉为"东方医学巨典"。英国生物学家达尔文在《人类的由来》一书中，将《本草纲目》称为"中国古代的百科全书"。针灸学著作在清代被广泛地带往欧美各国，1677年，英国外交官坦蒲耳在新西兰参加国际会议时痛风发作，以针灸取效，他因此撰文赞扬针灸疗效。1775年，中国商人王阿东将带有针灸穴位的铜质人体模型带到伦敦，引起英国医界的广泛兴趣，针灸临床也得以发展。根据王吉民《中国医学外文著述书目（1656~1962）》，清代时期，德国、法国、意大利、英国、荷兰等国出版不同语种针灸专著及相关著述共57种，其中以法文、德文、英文及拉丁文著述居多。详见表1。

中西医学词汇对照词典也开始在这一时期出现，词典的出现说明当时的中、西医学交流已十分普遍，中西医学的融会贯通已成为重要的研究主题，且相关学者数量已达到一定规模。

表1　17~18世纪欧洲等地出版的中医著作

| 类别 | 著作数量及主要出版国家、语种 | 主题及内容 |
|---|---|---|
| 通论 | 共17部。包括法国出版法文著述7部；英国出版英文著述5部；德国出版拉丁文著述1部，德文著述2部；俄国出版俄文著述2部 | 介绍中国医学、中国医生及中国的卫生事业；传教士在中国的医疗及学术交流情况 |
| 医史 | 共10部。包括英国出版英文著述5部（其中1部有德文版）；法国出版法文著述4部；俄国出版俄文著述1部 | 中医学史、针灸史、本草学史、传教士在中国的医疗情况 |
| 诊断学 | 共8部。包括法国出版法文著述5部，其中王叔和《脉诀》一书尚有英文版及德文版；英国出版英文著述1部；德国出版拉丁文著述1部；奥地利出版德文著述1部 | 中医脉诊、舌诊 |

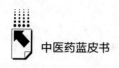

续表

| 类别 | 著作数量及主要出版国家、语种 | 主题及内容 |
|---|---|---|
| 临床各科 | 共11部。包括法国出版法文著述5部;德国出版德文著述3部;英国出版英文著述3部 | 外科、妇产科 |
| 针灸 | 共57部。包括法国出版法文著述24部;德国出版德文及拉丁文著述10部;英国出版英文及拉丁文著述8部;意大利出版意大利文著述4部;荷兰出版英文著述1部、荷兰文著述1部;瑞典出版瑞典文著述1部;俄国出版俄文著述1部;澳大利亚出版英文著述1部;印度尼西亚出版英文著述1部。尚有捷克及其他未明确国家的不同语种著述5部 | 针灸理论与实践,针灸对关节炎、风湿病、痛风、疼痛等的临床疗效及病案讨论,电针,灸法,针灸动物实验研究 |
| 本草 | 共23部。包括英国学者出版英文著述10部;法国出版法文著述6部;奥地利出版拉丁文著述1部;俄国出版拉丁文、俄文及英文著述4部;美国出版英文著述1部;瑞士出版德文著述1部 | 多数与《本草纲目》有关,或相关研究,或译本、选摘译本等,也包括外国使节在华期间考察的中国本土药用植物的介绍 |
| 养生保健 | 共3部。包括法文著述2部,英文著述1部 | 主要是《遵生八笺》和《卫生要旨》的外文译本 |
| 法医 | 共6部。包括法文版2部;德文版1部;荷兰文版1部;英文版2部 | 宋慈《洗冤录》外文译本及相关内容 |

资料来源:王吉民、傅维康编《中国医学外文著述书目(1656~1962)》,上海中医学院医史博物馆,1963。

（3）中医药在美洲的传播

18世纪后,欧洲以针、药为主的翻译版本中医药书籍有数百种,也在美国流行、畅销。如《洗冤录》于1779年节译为法文出版,之后译为荷兰文、德文。中国茶叶作为保健饮料常由英国船队转销美国。中美直航后,中药如肉桂、桂皮、大黄等加速传入美国市场并受到欢迎。之后,针灸传入美国并有翻译著作流通,针灸临床引起美国医学界的兴趣。有芝加哥大学医学院学者撰文称针灸为止痛特效疗法。随着时间的推移,中医在世界各地愈加受到欢迎及重视。大批华人移居北美,他们在华人居住区开设中医诊所、中药房。比如广东名医黎普泰享有盛名,诊务繁忙。与此相配套的中草药店应运而生,并不断增加售药种类和数量。美国政府也加强业务管理,组织考试，为合格者颁发药师证书。中医药的传播在美洲达到了一定的影响力，越来越多的地区重视和认可中医理论及价值。

### （二）中医药国际交流合作现状

中医药国际交流合作是中医药传承与发展的重要内容，主要的交流合作范围包括中医药文化、中医药教育和中医药科技等。

#### 1. 中医药对外交流合作现状概述

自中华人民共和国成立以来，中医药已成为与世界沟通交流的桥梁，为人类健康贡献中国智慧，特别是党的十八大以来，以习近平同志为核心的党中央对中医药事业发展高度重视，中医药"走出去"逐步呈现良好态势。2015年，国家发展和改革委员会、外交部、商务部联合发布《推动共建丝绸之路经济带和21世纪海上丝绸之路的愿景与行动》，中医药乘着"一带一路"倡议的东风加快国际化发展。2016年，国务院出台《中医药发展战略规划纲要（2016~2030年）》，明确要大力弘扬中医药文化，积极推动中医药海外发展。2017年，国家中医药管理局、国家发展和改革委员会联合发布《中医药"一带一路"发展规划（2016~2020年）》，从中医药医疗、保健、教育、科研、文化和产业发展等方面加强与"一带一路"共建国家的交流与合作。随着《中华人民共和国中医药法》的出台，中医药行业的发展以及中医药文化的传播得到了法律层面的保障。2019年，中共中央、国务院印发《关于促进中医药传承创新发展的意见》，再次明确将中医药纳入"一带一路"国际合作专项，推动中医药开放发展。

《中国国家形象全球调查报告2019》显示，中医药文化享有较高的海外美誉度，八成以上接触过中医药文化的受访者对中医药持有好感。根据国家中医药管理局发布的信息，目前中医药已经传播到196个国家和地区，中医药多边交流合作机制日趋完善。中国已同40多个国家和地区签署了86个中医药合作协议。截至2020年，中国在30多个"一带一路"共建国家和地区建设了49个海外中医药中心，中心成为中医药知识、技术推广与合作的窗口，在各个领域发挥着重要的区域辐射作用。《中国的中医药》白皮书

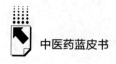

（2016）显示，目前已有 30 多个国家和地区开办了数百所中医药院校，培养本土化中医药人才。

国家中医药管理局开展了中医药国际合作专项项目，即中医药对外交流合作示范基地建设。首批中医药国际合作专项设立于 2015 年，选择了国内多家在医疗、文化、教育等方面具有对外交流合作基础的机构作为项目承担单位，共 17 个专项，其中有 5 个示范基地。中医药海外中心、国际合作基地、国际指标体系和国际文化传播等专项项目在推动中医药国际化方面发挥了重要的引领示范作用。2016 年，国家中医药管理局在京召开了中医药"一带一路"发展战略暨国际合作专项座谈会，会上公布了第二批 30 个专项及其执行单位名单，其中新增 6 个示范基地。具体见表 2。

表 2　中医药对外交流合作示范基地名称及承担单位

| 项目批次及时间 | 示范基地名称 | 承担单位 |
| --- | --- | --- |
| 第一批（2015） | 中医药国际教育培训基地 | 天津中医药大学 |
| | 中医药国际康复合作基地 | 河北省中医院 |
| | 中医药服务贸易健康跨境服务基地 | 上海中医药国际服务贸易促进中心 |
| | 中医药国际科技合作基地 | 广东省中医院 |
| | 中医药健康旅游示范基地 | 三亚市中医院 |
| 第二批（2016） | 中美中医药教育研究基地 | 广州中医药大学 |
| | 世界传统疗法研究与国际合作示范基地 | 辽宁中医药大学附属医院 |
| | 中医特色微创技术（筋骨针法）国际传承基地 | 河南中医药大学—北京世针联中医微创针法研究院 |
| | 中国—东盟传统医药交流合作中心 | 广西壮族自治区中医药管理局 |
| | 对港澳台中医药合作基地 | 广东省中医院—对台港澳中医药交流合作中心 |
| | 东北亚中医药传播发展基地 | 长春中医药大学 |

资料来源：编者对相关文献综合整理。

## 2. 中医药国际人才培养和留学生教育

中国高等中医药院校开展多途径、多形式、多层次的中医药国际教育合作，每年招收逾万名中医药专业留学生。据国家中医药管理局统计，截至

2019 年底，中国与近 90 个国家合作培训外籍中医药专业人员 1.3 万余人次；目前，海外有中医药业余教学机构约 1500 所，每年向全球输送 3 万名中医药技术人员。自 1957 年招收第一批留学生以来，中医药来华留学教育事业得到迅速发展。

目前，全国高等中医药院校已有 25 所开展了中医药对外教育。中医药对外教育由专科、本科教育和短期培训发展到本科、硕士、博士等层次，还包括高级进修生、普通进修生和短期进修生等非学历层次的教育。近年来，随着中医药在国际上的影响日益扩大，中医药学已经成为来华留学的热门专业，其人数规模排在了中国自然科学留学生教育人数前列。国家中医药管理局监测统计中心数据显示，2020 年全国高等中医药院校招收外国留学生 1164 人，当年毕（结）业生 1702 人，授予学位 819 人。详见表 3。

表 3　2019~2020 年全国高等中医药院校留学生情况

单位：人

| | 2019 年 | 2020 年 |
|---|---|---|
| 招收外国留学生 | 2215 | 1164 |
| 当年毕(结)业生 | 2343 | 1702 |
| 授予学位 | 929 | 819 |

资料来源：依据国家中医药管理局监测统计中心相关材料进行整理。

目前，除了国内培养国外中医留学生以外，还采用了中外联合办学模式，例如，南京中医药大学与意大利米兰大学开展硕士研究生联合培养、广州中医药大学与澳大利亚中医学会签署了合作协议，共同培养研究生。上海中医药大学与新加坡中医学院、河南中医药大学与马来西亚管理与科学大学等国外教育机构建立了校际的合作办学关系。

**3. 海外中医药教育**

培养中医药国际化人才最直接的方式，是依托中医药海外中心与当地的医疗机构建立人才培养合作机制，使合作能更快捷地融入当地的医疗体系中。自 1956 年起，中医药教育开启国际化进程，中医药教育机构逐步走出国门。

据统计，全球已有 45 个国家和地区在中医药教育方面与中国开展了良好的合作，已有 600 余所中医药教育机构遍布世界各地。以中医孔子学院为例，全球范围内共设立了 17 所，其中亚洲、欧洲各 2 所，非洲、美洲、大洋洲各 1 所。仅在欧洲，就有 10 万余名接受过中医药培训的人员和 1 万多所中医药诊疗机构，还有一些中医教学机构，这些机构每年向欧洲各国输送近 5000 名中医药人才。2014 年设立的"中国—卢森堡"中医药中心，就是通过与世界顶级科研中心之一的卢森堡国家健康研究院共同打造欧洲中医药科研、文化平台，为互认中医学历、中医类执业医师资格等推动了中医药人才的培养。这样的人才交流培养机制，适应了所在国的本土医药文化，满足了当地民众对医疗教育的需求。

《中国的中医药》白皮书（2016）显示，目前已有 30 多个国家和地区开办了数百所中医药院校，培养本土化中医药人才，这些院校分布在亚洲、欧洲等地区，主要教育形式包括师传培训、学校学院、研究机构、学术组织等。欧洲现已有各类中医药教育机构 200 余所；在日本，目前开设汉方医学课程的大学有 59 所；韩国医学生选修《难经》《各家学说》等内容；2004 年泰国华侨崇圣大学成立中医学院，2009 年马来西亚英迪国际大学成立中医系。国内高等院校先后与俄罗斯、西班牙、新加坡、泰国、越南等国家相关机构合作，开办中医药研究教育中心、中医药教学推广基地、中医药培训学校等。目前已有近 700 家中医药教育机构，遍布 160 个国家和地区。

孔子学院、鲁班工坊、丝路学院等教育模式也推进了中医药文化的国际传播，孔子学院是以语言传播为主导的模式，目前中国在海外建立的中医孔子学院已达 17 所，具体见表 4；此外，根据国家汉办数据，截至 2023 年，全球已有 162 个国家（地区）设立了 548 所孔子学院和 1193 个中小学孔子课堂，遍布亚、非、欧、美、大洋洲。国家中医药管理局的数据显示，截至 2019 年 12 月，78 个国家（地区）240 多所孔子学院开设了中医、太极拳等课程，各国孔子学院和课堂各类面授学员总数 186 万人，网络注册学员 81 万人，全年举办各类文化活动受众达 1300 万人次。鲁班工坊将优秀职业教育成果输出国门，在英国、印度等 16 个国家建成 17 个鲁班工坊。丝路学院模式积极贯彻国内国际双循环的发展战略，先后成立了柬埔寨温州职业技术学院亚龙丝路学院、马来西亚义乌丝路学院等，为当地培养了精通汉语、熟悉中国企业标准和文化的应用型人才。

表4　国内高校参与合办（中医）孔子学院情况

| 国内高校名称 | 学院名称 | 国家名称 | 建立时间（年） |
|---|---|---|---|
| 天津中医药大学 | 神户东洋医疗学院孔子课堂 | 日本 | 2008 |
| 黑龙江中医药大学 | 伦敦中医孔子学院 | 英国 | 2008 |
| 温州医科大学 | 泰国东方大学孔子学院 | 泰国 | 2009 |
| 南京中医药大学 | 墨尔本皇家理工大学中医孔子学院 | 澳大利亚 | 2010 |
| 北京中医药大学 | 学校法人兵库医科大学中医药孔子学院 | 日本 | 2012 |
| 湖南中医药大学 | 韩国圆光大学孔子学院 | 韩国 | 2014 |
| 上海中医药大学 | 佐治亚州立大学孔子学院 | 美国 | 2014 |
| 华北理工大学 | 佩奇大学中医孔子学院 | 匈牙利 | 2014 |
| 上海中医药大学 | 奥古斯塔大学孔子学院 | 美国 | 2014 |
| 江西中医药大学 | 世明大学孔子学院 | 韩国 | 2015 |
| 浙江中医药大学 | 科英布拉大学孔子学院 | 葡萄牙 | 2016 |
| 天津中医药大学 | 华侨崇圣大学中医孔子学院 | 泰国 | 2016 |
| 辽宁中医药大学 | 斯洛伐克医科大学中医孔子学院 | 斯洛伐克 | 2016 |
| 河北中医学院 | 戈亚斯联邦大学中医孔子学院 | 巴西 | 2019 |
| 浙江中医药大学 | 南非西开普大学中医孔子学院 | 南非 | 2019 |
| 南京中医药大学 | 爱尔兰国立高威大学中医与再生医学孔子学院 | 爱尔兰 | 2019 |
| 河南中医药大学 | 美国亚利桑那中医孔子学院 | 美国 | 2020 |

资料来源：编者对相关文献综合整理。

中国与国外多所机构建立海外中医学院、中医中心等，目前，共支持建设了49个中医药海外中心，分布于五大洲的38个国家，具体承担机构见表5。

**4. 国际学术交流**

近年来国际性中医药交流活动越来越活跃，规模也不断扩大。例如，2010年，中国针灸学会文献专业委员会与安徽中医药大学联合举办了"针灸经络研究50年回顾与展望国际学术研讨会"；2015年，北京中医医院消化中心承办了"第二届北京国际消化病中西医诊疗高峰论坛"；2020年，世界针联举办线上国际学术讨论会共17场、组织国际抗疫在线大讲堂共29次，为中医药国际交流合作起到了很好的宣传和推广作用。

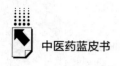
表5　海外中医药中心承担机构

单位：个

| 承担机构 | 个数 | 承担机构 | 个数 |
| --- | --- | --- | --- |
| 中国中医科学院 | 4 | 山西中医药大学 | 1 |
| 南京中医药大学 | 4 | 山西振东制药股份有限公司 | 1 |
| 广州中医药大学 | 4 | 山西广誉远国药有限公司 | 1 |
| 上海中医药大学 | 4 | 辽宁中医药大学 | 1 |
| 浙江中医药大学 | 3 | 兰州佛慈制药股份有限公司 | 1 |
| 北京中医药大学 | 3 | 江西中医药大学 | 1 |
| 山东中医药大学 | 2 | 湖南中医药大学 | 1 |
| 中国北京同仁堂(集团)有限责任公司 | 1 | 湖北中医药大学 | 1 |
| 长春中医药大学 | 1 | 黑龙江中医药大学 | 1 |
| 云南中医药大学 | 1 | 广西中医药大学 | 1 |
| 粤澳中医药科技产业园开发有限公司 | 1 | 甘肃省卫健委/甘肃中医药大学 | 1 |
| 新疆医科大学 | 1 | 福建中医药大学 | 1 |
| 天津天士力医疗健康投资有限公司 | 1 | 成都中医药大学 | 1 |
| 世界中医药学会联合会 | 1 | 北京中医医院 | 1 |
| 上海中医药国际服务贸易促进中心 | 1 | 北京市中医管理局 | 1 |
| 陕西中医药大学 | 1 | 北京明医康原健康投资管理有限公司 | 1 |

资料来源：编者对相关文献综合整理。

自新冠疫情发生以来，我国召开了多场线上中医药抗击新冠国际交流座谈会、中西医结合国际学术研讨会等国际会议。国家中医药管理局发布了多语种的新冠中医药诊疗方案，并举办了百余场直播活动和视频会议，向150余个国家、地区交流分享中医药的抗疫经验。建设了全球性的抗疫中医药服务平台，为海外民众提供各种远程咨询服务和专业指导，提供抗疫"中国方案"和"中国经验"。

5.中医药国际医疗交流合作现状

国内医院、高校与30多个"一带一路"共建国家在海外共建中医医院，开展中医医疗合作。据世界卫生组织统计，截至2020年底，世界卫生组织已有113个成员国认可使用针灸，其中29个设立了相关法律法规，20个将针灸纳入医疗保险体系。据统计，海外中医医疗机构总数已经突破10

万家，针灸医疗的从业人员达到了 20 余万人，中医师也达到了 2 万余人，国际上至少有 1000 多个中医药机构和民间学术组织。截至 2018 年 12 月，国内基地和海外中心累计服务约 69.28 万人次，其中外籍患者约 54.47 万人。

中医药援外医疗服务通过示范教学、专题讲座、学术交流等方式向当地医务人员讲授针灸、推拿、保健等中医药知识和技术。截至 2019 年，中国已向近 70 个国家派遣医疗队，其中，中医药医务人员约占总人数的 10%。援外医疗队采用中药、针灸等方法为患者解除病痛，中医药的疗效得到进一步认可。

据统计，在中外双边合作协议中，有 50 多个协议包含中医药合作相关内容，有 17 个国家和地区与中国中医药主管部门单独签署了中药合作协议。2016 年 12 月 6 日，国务院新闻办公室发表《中国的中医药》白皮书，指出中医药逐步进入国际医药体系，已在俄罗斯、古巴、越南、新加坡和阿联酋等国以药品形式注册。

6. 中医药国际科技交流合作现状

近年来，党和国家高度重视中医药科技创新发展，在中医药技术领域开展多频次、多样化、多层级的国际交流与合作，相继制定实施了一系列促进中医药国际科技创新与合作的政策措施，如 2021 年 12 月国家中医药管理局和推进"一带一路"建设工作领导小组办公室共同制定了《推进中医药高质量融入共建"一带一路"发展规划（2021~2025 年）》，明确提出要推动中医药参与国家战略性科技创新合作与政府间国际科技创新合作，助力构建人类卫生健康共同体；2022 年 3 月，由国务院办公厅印发的关于《"十四五"中医药发展规划》中明确指出，要建设高水平中医药传承保护与科技创新体系，加强重点领域攻关，推动中医药高质量发展和走向世界，加快中医药开放发展。借"一带一路"倡议东风，中医药国际科技创新交流与合作取得了积极进展。

（1）中医药国际认可度大幅提升。自 2015 年以来，"一带一路"倡议顺利实施，也带动了共建国家之间中医药文化与技术的交流，针灸、拔罐等中医技法和中医对疟疾等疾病的有效防治效果都得到了越来越多国家和地区的

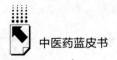

认可和接受。2019 年召开了第 72 届世界卫生大会，在以中国为主导，联合其他国家的努力下，此次会议通过了《国际疾病分类第十一次修订本（ICD-11）》，其中新增传统医学模块，包含了传统医学的 150 种疾病和 196 种证候，世界病证分类体系首次新增以中医药为基础的模块，中医药正式进入世界主流医学体系之中，迈出国际化的重要一步。截至 2023 年，中医药已经传播到世界 196 个国家和地区，针灸在 113 个国家获得许可，其中 29 个国家设立了相关法律法规，20 个国家将针灸纳入医疗保险体系，还有部分国家健康保险体系覆盖其他中医药疗法。中国政府同 40 多个国家和地区签署了专门的中医药合作协议，海外建立的中医医疗机构达 8 万多家，各类中医药从业人员约有 30 万人。

（2）研发推出一批中医药科技新成果。刘志顺团队以高强度的证据填补了国际针刺治疗慢性前列腺炎/慢性盆底疼痛综合征（CP/CPPS）远期疗效缺乏的空白，促进针刺疗法进入国际主流医学。陈士林团队研究的基于多国药典的本草基因组数据库（GPGD）上线中国中医科学院中药研究所，是首个针对药典收载草药物种的大型基因组学数据库，上线以来社会访问量已经达到 10 万次，日均超过 500 次。2015 年中国女科学家屠呦呦获诺贝尔生理学或医学奖，这是中医药成果获得的最高奖项，使中医药在国际上受到前所未有的关注。2015 年在财政部支持下国家中医药管理局确定首批 17 个中医药国际合作专项，支持范围涵盖 4 个板块，覆盖 23 家单位，通过与美国、澳大利亚、加拿大、法国等国家的大学、科研机构和医学院联合培养国际化科研人才、合作建设中医循证医学平台、建设符合美国食品药品监督管理局标准的药物临床试验质量管理规范平台和生物资源中心等，推动了中医药国际科技交流与合作。2019 年第 72 届世界卫生大会通过了传统医学国际疾病分类第 11 版"ICD-11"，将起源于中医药的传统医学纳入其中。2020 年全国中医药科研机构在国外发表科技论文 1448 篇，参加对外科技服务活动工作人员共 1698 人。

（3）中医药技术交流活动频繁。随着西方对于中医药认可度的不断提升，相关领域的技术交流与合作也愈发频繁，全球有上千个中医药机构和民间学术组织，通过中医药学术、信息、技术的交流，促进了中医药国际影响力的提升。中医药技术交流主要依托由世界中医药学会联合会打造的学术会议，自 2004 年起，世界中医药大会已在中国、法国、加拿大、澳大利亚、英国、美国、俄罗斯等地连续举办了 18 届，年度会议覆盖逾 60 个国家和地区，形成了较好的国际会议品牌效应。除此之外，还有夏季峰会、五大洲区域论坛和分支机构学术会议共同打造的中医药国际三级学术会议平台，每年就中医药基础理论、中医外治操作技术、中医药国际标准化、中医药人才培养等内容进行交流探讨，供国内外上万名中医药专家、学者和临床人员进行经验交流与技术展示，逐步扩大中医药在世界各国的影响力。

（4）中医药国际科技创新合作成果丰富。目前，中医药技术在国际领域交流日益广泛，相应的科技创新合作成果也日渐丰富。在合作项目方面，自 2015 年起，国家中医药管理局设立中医药国际合作专项，支持鼓励中医药标准研制、关键技术突破等领域的中外合作，根据资料统计，自 2015 年首批 17 项中医药国际合作专项项目起至 2020 年，累计通过 147 项中医药国际合作项目，覆盖上百个国内外中医药组织机构，投入金额超过 1.29 亿元。在论文发表方面，根据 SCI 数据库检索统计，全球每年发表的中医药相关科学引文索引 SCI 论文数量呈倍数增长，近十年平均每年收录的期刊论文超过 5000 篇，2017~2021 年，五年间，收录中医药相关文献 36474 篇，被高引 252 篇，2011~2021 年以中医药为关键词检索 SCI 收录论文数量如图 1 所示。在专利方面，根据世界专利数据库统计，中国的中草药专利申请数量已达 10943 件，占中草药和植物药专利申请总量的 44.4%。在合作基地建设方面，目前中国已经建成 30 个较高质量的中医药海外中心和 56 个中医药国际合作基地，与英格兰维多利亚学院、瑞典卡罗林斯卡学院、瑞典乌普萨拉大学、卢森堡国家健康研究中心等国外机构保持稳定合作关系，加速推进中医药国际化进程。在国际标准制定方面，中国与国际标准化组织合作制定颁布了 64 项中医药国际标准，2022 年 3 月，在世界卫生组织官网上，《WHO 中医药术语国际标准》正式发布，这是世界卫生组织总部第一次正式向 194 个成员国发布中医药术语的英译标准，为中医药国际化交流奠定了基础。

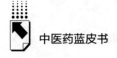

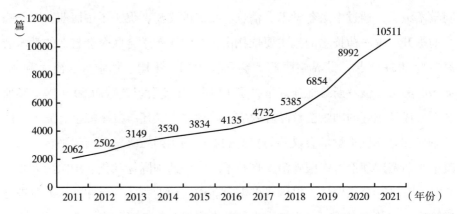

**图 1　2011～2021 年以中医药为关键词的 SCI 收录论文数量**

资料来源：编者对相关文献综合整理。

（5）发布一批中医药国际标准。2014 年，国际标准化组织（ISO）正式通过了《一次性使用无菌针灸针》相关标准，该标准成为首个发布的中医药国际标准，实现了中医药国际标准零的突破。目前，ISO 已将传统医学列入标准的专业目录，基本构建了以中医药理论框架分类为主体的传统医学分类体系，并成立了中医药技术委员会（ISO/TC 249），现已发布中医药国际标准 65 项，发布和在研标准分布情况见表 6。2021 年，ISO 正式发布了《中医药—诊断词汇—第一部分：舌象》《中医药—诊断词汇—第二部分：脉象》2 项中医诊断名词术语的国际标准；世界中医药学会联合会发布了《网络药理学评价方法指南》（SCM0061-2021）。自网络药理学国际标准发布以来，已被国内外引用 96 次，支撑了 90 余项研究成果。

**表 6　中医药技术委员会发布和在研标准项目分布**

单位：项

|  | 中药材及中药制成品 | 中医药医疗器械 | 信息学 | 术语 |
| --- | --- | --- | --- | --- |
| 已发布标准 | 30 | 23 | 8 | 6 |
| 在研标准 | 18 | 6 | 3 | 2 |

资料来源：编者对相关文献综合整理。

### 7. 中医药国际产业交流合作现状

2019 年中药类出口额高达 40.26 亿美元，同比增长 2.82%，出口均价同比增长 16.69%。从中药出口分类来看，植物提取物市场最为活跃，出口额 23.80 亿美元，同比增长 0.19%。中药材及饮片次之，出口额 11.37 亿美元，同比增长 10.32%，中药材及饮片出口额增长迅速源于价格上涨，价格同比上涨 8.48%。目前，中国已成为世界上重要的植物提取物供应地之一。

近十年，中医药产品出口总额呈上升趋势，据统计，2010 年中医药产品出口总额约为 17.1 亿美元，2019 年中医药产品出口总额约为 40.19 亿美元，增长了约 23 亿美元，对中医药产品需求较大的国家主要分布在"一带一路"沿线地区。此外，中国已与 26 个国家和地区签署了 19 个自贸协定，其中大多数包含中医药相关内容。

近年来，中药企业在激烈的市场竞争中不断磨炼，敢为人先，积极申请产品的国外注册。如天士力的复方丹参滴丸，是首个完成 FDA Ⅲ 期临床研究的复方中药制剂，标准化和智能制造是中医药走向国际的通行证。天士力以最高标准优化规范原材料种植、加工、提取、制剂、流通等各产业环节，基于对复方丹参滴丸在美国获批上市的信心及对药品市场前景的高度看好，2018 年 9 月 6 日，天士力宣布与美国 Arbor Pharmaceuticals 公司签署关于复方丹参滴丸的许可协议。天士力将相关适应证产品在美国本土的独家销售权有偿授予 Arbor 公司。

中医药服务出口基地是实现中医药服务出口的重要力量。2019 年确立了第一批共 17 家国家中医药服务出口基地，包括北京、辽宁、天津、河北等 12 个省（自治区、直辖市）；17 家基地在日本、澳大利亚、瑞士等 16 个国家和地区设立了 84 家境外分支机构；与俄罗斯、美国、新加坡等 48 个国家和地区签署了 547 项合作协议，项目涵盖诊疗、研发、教育培训等多个方面。同时，基地自建线上平台 40 个，积极探索线上诊疗、远程教学等"互联网+中医药服务贸易"新模式、新业态。第二批国家中医药服务出口基地于 2022 年 2 月确立，共 14 家，涵盖北京、上海、浙江、福建、河南、湖南、广西、天津、河北、内蒙古、吉林、重庆、甘肃 13 个省（自治区、直辖市），具体名单见表 7。

表 7　国家中医药服务出口基地名单

| 序号 | 第一批国家中医药服务出口基地机构名称 | 序号 | 第二批国家中医药服务出口基地机构名称 |
|---|---|---|---|
| 1 | 中国中医科学院广安门医院 | 1 | 中国中医科学院西苑医院 |
| 2 | 中国北京同仁堂(集团)有限责任公司 | 2 | 天津中医药大学第一附属医院 |
| 3 | 天津中医药大学 | 3 | 石家庄以岭药业股份有限公司 |
| 4 | 天津天士力医疗健康投资有限公司 | 4 | 内蒙古自治区国际蒙医医院 |
| 5 | 秦皇岛市中医医院 | 5 | 延边中医医院延吉市中医医院 |
| 6 | 辽宁中医药大学 | 6 | 上海中医药大学 |
| 7 | 大连神谷中医医院有限公司 | 7 | 浙江中医药大学 |
| 8 | 绥芬河市人民医院 | 8 | 温州医科大学 |
| 9 | 南京中医药大学 | 9 | 厦门市中医院 |
| 10 | 江苏省中医院 | 10 | 南阳市张仲景博物馆 |
| 11 | 山东中医药大学 | 11 | 湖南中医药大学第一附属医院 |
| 12 | 广东省中医院 | 12 | 广西中医药大学 |
| 13 | 粤澳中医药科技产业园开发有限公司 | 13 | 重庆太极实业(集团)股份有限公司 |
| 14 | 三亚市中医院 | 14 | 甘肃中医药大学附属医院 |
| 15 | 西南医科大学附属中医医院 | | |
| 16 | 云南省中医医院 | | |
| 17 | 西安中医脑病医院 | | |

资料来源：编者对相关文献综合整理。

### （三）中医药国际交流合作的主要特点

中医药在海外的发展历史由来已久，"一带一路"倡议提出后，中医药多次被纳入会谈议题，成为国际合作的重要领域。自《中医药"一带一路"发展规划（2016~2020 年）》印发以来，中医药对外交流合作不断深入和加强，中医药国际交流合作的进程不断加快，基本形成了快进程、全方位、多层次、宽领域的中医药国际合作格局。

**1. 交流合作进程不断加快**

**（1）中医药海外中心立项数与中心数逐年增长**

2015～2019 年，在国家中医药管理局立项支持的 205 项国际合作专项中，中医药海外中心相关项目共 97 个，支持建设中医药海外中心 49 个，立项总数和中心建设数均逐年增加，详见图 2。

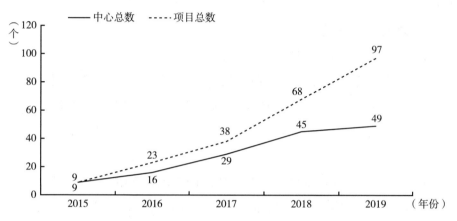

**图 2　2015～2019 年国家中医药管理局立项中医药海外中心项目数及中心数**

资料来源：编者对相关文献综合整理。

**（2）中医药产业合作加速推进**

2019 年以来，全球经济下行压力加大，但中医药服务贸易蓬勃发展。同仁堂、天士力等 60 家中医药服务贸易机构在 30 多个国家和地区开办中医医院、中医养生保健机构、中医诊所。

**（3）中医药国际贸易额持续增长**

"中医药国际化"概念提出于 1996 年，中国要求扩大中医药进出口量，促进中药国际贸易的可持续发展，实现中药"走出去"。从概念提出至今已有 20 余年，中医药服务出口额每年近 1 亿美元，中药材及中药类产品出口比例逐年提高。据不完全统计，2021 年中国中药类产品出口额达 50 亿美元，同比增长 16.5%；2022 年 4 月中国中药材及中成药出口量 1.19 万吨，同比增长 1.0%。2021 年 6 月世界卫生组织宣布中国通过消除疟疾认证，这

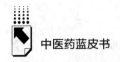 

标志着被誉为"中国神草"的青蒿素在治疗疟疾这项世界疾病上起到里程碑式的作用。"十三五"期间，16 个自由贸易协定纳入中医药内容，建设了 17 个国家中医药服务出口基地，中药类产品进出口贸易总额累计达到 281.9 亿美元，中医药服务与产品应用的范围进一步扩大。随着自由贸易协定中中医药内容的增多，以及国家中医药服务出口基地的增加，中医药国际贸易额将进一步增长。

2. 交流合作全方位展开

（1）中医药获得国际通行证

第 72 届世界卫生大会审议通过《国际疾病分类第十一次修订本（ICD-11）》，首次纳入起源于中医药的传统医学章节。世界卫生组织《总干事报告》指出，ICD-11 包括一个题为"传统医学病证—模块 1"的补充章节，将起源于古代中国且当前在中国、日本、韩国和其他国家普遍使用的传统医学病证进行分类。确定首个入选 ICD 体系的传统医学时，中国方案最符合中医药临床和理论体系，得到包括韩国、日本、澳大利业等国专家的认可，最终获得世界卫生组织的采纳，标志着中医药在国际上进入了全方位展开交流合作的阶段。

（2）中医药国际规范标准初步建立

据世界卫生组织统计，目前有 113 个成员国认可使用针灸疗法，其中 29 个国家设立了传统医学相关法律法规，20 个国家将针灸纳入医疗保险体系。国际标准化组织成立了中医药技术委员会，目前已经颁布了多项中医药国际标准。

（3）世界卫生组织表明中医药对治疗新冠有效

世界卫生组织明确肯定了中医药救治新冠的有效性和安全性，鼓励世界卫生组织成员国考虑使用中医药治疗新冠的可能性。报告指出，临床疗效判定指标显示，通过研究表明，中医药能够有效治疗新冠，对轻型、普通型病例尤其有效，有利于降低轻型或普通型病例转为重症的风险。报告鼓励成员国考虑中国的整合医学模式，有效管理当前新冠疫情并对未来可能发生的大流行做好准备。《世界卫生组织 2019 年全球传统和补充医学报告》中显示已有 107 个成员国设立 TCM（中医药）国家办事处，34 个成员国将传统中药和草药列入其国家基本药物清单，多个成员国设置或实行中国医药方面的相关研究机构或国家政策，其中巴西、古巴、贝宁等国家确定将中医药纳入其国家卫生服务提供的现有国家计划。

**3. 多层次展开中医药交流合作**

（1）中医药教育交流合作形式不断丰富

国内中医药院校先后开展多途径、多层次、多形式的中医药国际教育合作，每年招收万余名中医药专业留学生。据国家中医药管理局统计，截至 2019 年底，中国与近 90 个国家合作培训外籍中医药专业人员 1.3 万余人次；目前海外有中医药业余教学机构约 1500 所，每年向全球输送约 3 万名中医药技术人才。

截至 2021 年，"一带一路"国际医学教育联盟（BRIMEA）共有来自 19 个国家的 71 家成员单位，2022 年共有来自白俄罗斯等国的 15 家高等医学教育院校申请入盟，目前联盟共有来自 23 个国家的 86 家成员单位，规模进一步扩大。

为共享中医药研究成果，让中医药优质的健康医疗服务惠及世界、造福人类，2022 年由联盟成员单位辽宁中医药大学作为牵头单位，倡议发起成立"一带一路"国际医学教育联盟中医药子联盟，得到国内外中医药类高校的广泛支持和积极响应。理事会经过慎重审议，一致通过了 2022 年新申请入盟单位审议、发起成立"一带一路"国际医学教育联盟中医药子联盟等重要决议。

（2）中医研发和临床评价国际合作持续发展

中国中医科学院与俄罗斯—波兰，以及东盟国家开展药用资源调查、药用资源保护，联合出版了《中国—东盟传统药物志》，收录中国及部分东盟国家传统药物 350 种。在世界卫生组织临床试验注册平台上登记的传统医学救治新冠的有关研究共 369 项，其中 138 项为中医药临床试验；中药也逐步进入国际医药体系，目前在俄罗斯、新加坡、越南、古巴、阿联酋等国以药品形式注册。

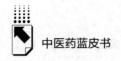

4. 宽领域推进中医药交流合作

（1）推动中医药展开人才、教育、企业等多领域合作

推动中医药融入"一带一路"高质量发展，为世界抗疫贡献中医药智慧、知识、技术、服务和产品，共同构建人类卫生健康共同体，持续推进中医药海外中心建设、中医药对外交流合作示范基地建设，加强人才、教育、企业等方面的合作。

（2）中医药积极参与重大传染病防控国际合作

"十三五"时期，中医药已传播到196个国家和地区，中药类商品进出口贸易总额大幅增长。尤其是新冠疫情发生以来，在抗疫过程中形成了中国经验，通过中西医结合、中西药并用，中医药全面参与疫情防控救治，取得了显著的疗效。"十四五"期间，中医药正在积极参与重大传染病防控国际合作。

（3）中医药助力构建人类卫生健康共同体

"十三五"期间，《中医药"一带一路"发展规划（2016~2020年）》出台，中医药国际交流与合作加快推进，特别是通过参与共建"一带一路"，中医药已传播至196个国家和地区，相继建设国家中医药服务出口基地17个、中医药海外中心40余个、中医药国际合作基地56个，合作制定颁布中医药国际标准65项，中医药国际文化传播品牌认可度持续提升，为全球抗击新冠疫情贡献中医药诊疗方案。"十四五"期间，中医药正在践行共建人类命运共同体的伟大使命，全力构建人类卫生健康共同体。

# 二　中医药交流合作面临的主要问题和原因分析

进入中国特色社会主义建设新时代以来，中医药国际交流与合作加快推进，特别是通过参与共建"一带一路"，中医药已传播至196个国家和地区，中医药国际文化传播品牌认可度持续提升，为全球抗击新冠疫情贡献中医药诊疗方案，也为中医药高质量融入共建"一带一路"奠定了坚实基础。在看到中医药国际交流合作取得成果的同时，我们也必须看到中医药国际交流合作仍存在一些问题和不足，需要引起我们的高度重视，要深入分析导致问题存在的原因，研究和采取有效措施从根本上解决这些问题和不足，推动中医药国际交流合作，为构建人类卫生健康共同体作出更大贡献。

## （一）中医药国际交流合作面临的主要问题

### 1. 中医药进入国际主流医疗卫生体系深度和广度不够

国际疾病分类（ICD）是由世界卫生组织制定颁布的国际统一的疾病分类标准，是疾病分类的规范性标准，具有权威性。2019 年 5 月 26 日，第 72 届世界卫生大会通过了包含起源于中国的传统医学的国际疾病分类第 11 版，即 ICD-11，标志着中医药正式进入国际主流医学这一分类体系，同时享有与 ICD 体系同步推广传播的权利，对于促进中医药在国际范围内应用与传播具有里程碑式的意义。但是，纳入《国际疾病分类》只是中医药在国际范围内应用与传播的第一步，推动中医药进入国际主流医疗卫生体系的进程仍处于起步阶段。中医等传统医学病证在国际疾病分类中所占比例还很小，只有不到国内的 10%，尚需要不断完善、扩充，中医药为国际社会普遍接受还需很长时间。

### 2. 中医药国际标准不完善

国际标准是由国际标准化组织，通过合作协商，制定发布在世界范围内统一使用的标准。制定中医药国际标准，是推动中医药学术发展和加速国际化、现代化进程中的重要环节之一，但长期以来中医药未建立国际标准，一直是中医药不被国际主流医学界认可的重要因素之一。为解决这一根本问题，在中国中医药界和长期以来与中医药紧密交流合作的国家共同努力下，中医药技术委员会（ISO/TC 249）于 2009 年正式组建，秘书处设在中国上海，致力于中医药国际标准研制工作。

中医药技术委员会成立后，在制定中医药国际标准方面做了许多工作，中医药国际标准数量呈现逐年增多趋势，通过检索国际标准化组织/中医药技术委员会官网，查询自 2014 年至 2022 年 7 月的数据，发现 ISO/TC 249 共有 116 项标准项目，其中已发布的标准 87 项（见图 3），正在制定的标准

29 项。但就现状来说，中医药国际标准化工作起步较晚，仍面临着体系不健全、应用和评价研究体系不完善、相关人才缺乏等一系列问题。

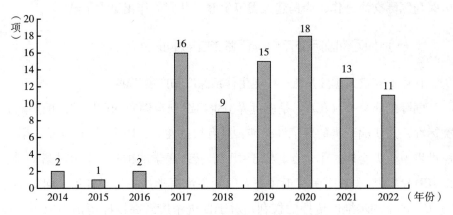

**图 3　2014～2022 年 7 月已发布的中医药国际标准情况**

资料来源：编者对相关文献综合整理。

发达国家对中医药提前设置了标准障碍。在国外，发达国家对中药进口设置了各种贸易壁垒，要求进口中药的生产、加工过程需要严格按照相关标准和规范来执行，由于对国际标准的不熟悉、不遵守，中国每年有将近60%的中药产品出口受阻。在国内，由于受到不同利益因素和历史原因的影响，中国中医药的相关标准往往书面上有，而实际操作过程中则不一致。

中医药国际标准所涉及领域窄小。已发布的中医药国际标准以中医、中药、针灸三方面为主，并未涉及中医药教育、诊疗服务等方面。中国拥有上万种中药资源，而由中国推动在国际标准化组织（ISO）成立的中医药技术委员会目前公开的数据显示，已发布的国际标准仅仅只有 54 项，相比较已知的中药资源数量占比极小，这极大地阻碍了中医药在其他国家和地区的注册准入，造成了中医药对外传播发展的不平衡、不全面。

中医药领域的国际标准与国内标准衔接不足。现有的 76 项国家标准、行业标准，均未采用国际标准，阻碍了国际标准在国内的技术验证和实施应用。中医药由于其特殊的理论背景、施治观念等，在相关产品的临床评价、药理毒理、生产工艺、质量控制、产品注册等方面的标准制定不能完全参照现代西方医学，在标准化建设方面如何既能保持中医特色又能获得建立在现代医学体系基础上的卫生法规和技术标准的认同，成为中医药国际科技创新交流的重要瓶颈。例如，美国的《植物药产品行业指南》、加拿大的《天然健康产品管理法规》以及欧盟的《传统草药注册程序指令》等文件，对于传统草药在其国家内部的注册、上市与销售都进行了严苛的规定，形成了强硬的政策性壁垒，在一定程度上阻碍了中医药技术交流。

国内标准之间存在互不认可、互相抵牾的问题。就国内标准而言，从国家层面到地方、企业层面，中国的中医药相关标准已经超过 600 多项，但是相关标准之间互不认可、互相抵牾的问题普遍存在，中医药标准处于"定而不用""用而不定"的境地，严重影响了中医药自身的发展，也使中医药的国际活动利益得不到保护。

未及时建立标准的应用与评价体系。近年来中医药技术委员会将力量集中在中医药国际标准的制定，缺少完备的应用与评价体系，使得制定出台的相关标准没能在行业内广泛应用，从而影响了中医药的国际可信度。

复合型中医药国际标准化人才缺乏。中医药国际标准需要既具有中医药技术知识，又有国际标准化工作经验，同时具备优秀的外语表达与书写能力的专业型人才来研究和制订。目前复合型中医药国际标准化人才比较少，难以适应中医药国际标准化工作的需求。在近年来的本科生教育中，中国计量大学、中南财经政法大学等已设置了"标准化工程"或"标准化管理"等专业，研究生教育也有院校在各自专业中增加了标准化这一培养方向，但中医药标准化人才体系建设仍显滞后。

3. 中医药服务出口基地布局不合理、数量不足

中医药服务出口基地建设是中医药服务出口的重要力量。自 2019 年起，国家中医药管理局与商务部通过 2 次遴选，共计批准 31 家中医药服务出口基地，在日本、瑞士等 16 个国家和地区设立了 84 家境外分支机构，建立线上平台 40 个，与俄罗斯、美国、新加坡等 48 个国家和地区签署了 547 项合作协议，积极探索线上诊疗、远程教学等"互联网+中医药服务贸易"新模式、新业态，虽然整体势头良好，但工作起步较晚，面临着基地布局不合

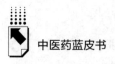

理、特色不强、规模较小、影响力缺乏、功能配套不完善等问题。据国家中医药管理局、高等院校官方网站公示相关数据可知，已有 44 个中医药海外中心立项挂牌（见表8）。通过分析可以看出，这些中医药海外中心多数集中在亚欧，尤以西欧发达国家为主，而东南亚和非洲国家占比较少，南美洲尚未建设中医药海外中心（见图4）。同时，中医药海外中心的数量也明显不足，规模较小，影响力不够，功能配套不够完善。

**表8　部分中医药海外中心情况**

| 序号 | 项目名称 | 执行单位 |
|---|---|---|
| 1 | 中国—阿联酋中医药中心 | 上海中医药国际服务贸易促进中心 |
| 2 | 中国—菲律宾中医药中心 | 福建中医药大学 |
| 3 | 中国—吉尔吉斯斯坦中医药中心 | 甘肃中医药大学附属医院 |
| 4 | 中国—缅甸中医药中心 | 云南中医药大学 |
| 5 | 中国—泰国中医药中心（庄甲盛大学） | 辽宁中医药大学附属第二医院 |
| 6 | 中国—泰国中医药中心（华侨中医院） | 上海中医药大学附属龙华医院 |
| 7 | 中国—以色列中医药中心 | 浙江省中医院 |
| 8 | 中国—毛里求斯中医药中心 | 上海中医药大学附属岳阳中西医结合医院 |
| 9 | 中国—摩洛哥中医药中心 | 上海中医药大学 |
| 10 | 中国—白俄罗斯中医药中心 | 浙江中医药大学附属第三医院 |
| 11 | 中国—波兰中医药中心 | 山东中医药大学 |
| 12 | 中国—德国中医药中心（汉诺威） | 中国中医科学院 |
| 13 | 中国—德国中医药中心（魁茨汀） | 北京中医药大学东直门医院 |
| 14 | 中国—俄罗斯中医药中心（莫斯科） | 长春中医药大学 |
| 15 | 中国—俄罗斯中医药中心（圣彼得堡） | 北京中医药大学东方医院 |
| 16 | 中国—法国中医药中心（巴黎） | 南京中医药大学附属医院（江苏省中医院） |
| 17 | 中国—黑山中医药中心 | 成都中医药大学附属医院（四川省中医医院） |
| 18 | 中国—捷克中医药中心 | 上海中医药大学附属曙光医院 |
| 19 | 中国—罗马尼亚中医药中心 | 浙江中医药大学 |
| 20 | 中国—挪威中医药中心 | 中国中医科学院眼科医院 |
| 21 | 中国—葡萄牙中医药中心 | 江西中医药大学 |
| 22 | 中国—瑞士中医药中心（苏黎世） | 南京中医药大学 |
| 23 | 中国—瑞士中医药中心（日内瓦） | 陕西中医药大学附属医院 |
| 24 | 中国　西班牙中医药中心 | 北京市中医药对外交流与技术合作中心 |
| 25 | 中国—中东欧中医药中心（匈牙利） | 黑龙江中医药大学 |

| 序号 | 项目名称 | 执行单位 |
|---|---|---|
| 26 | 中国—英国中医药中心（曼彻斯特） | 南京中医药大学 |
| 27 | 中国—澳大利亚中医药中心（悉尼） | 北京中医药大学 |
| 28 | 中国—巴新中医药中心 | 广州中医药大学 |
| 29 | 粤港澳大湾区中医药创新中心 | 广东省中医院 |
| 30 | 中国—莫桑比克中医药中心 | 粤澳中医药科技产业园开发有限公司 |
| 31 | 中国—美国中医药肿瘤合作中心 | 中国中医科学院广安门医院 |
| 32 | 中国—马拉维青蒿素抗疟中心 | 广州中医药大学 |
| 33 | 中国—澳大利亚中医药中心（墨尔本） | 南京中医药大学 |
| 34 | 中国—尼泊尔中医药中心 | 泰安市中医医院 |
| 35 | 中国—荷兰中医药中心 | 四川省第二中医医院 |
| 36 | 中国—马来西亚中医药中心（马来西亚） | 湖北中医药大学 |
| 37 | 中国—马来西亚中医药中心（双溪龙） | 广西中医药大学 |
| 38 | 中国—意大利中医药中心 | 世界针灸学会联合会，中国针灸学会 |
| 39 | 中国—卢森堡中医药中心 | 湖南中医药大学 |
| 40 | 中国—塔吉克斯坦中医药中心 | 成都中医药大学 |
| 41 | 中国—巴基斯坦中医药中心 | 湖南医药学院 |
| 42 | 中国—摩尔多瓦中医中心 | 甘肃中医药大学 |
| 43 | 中国—马达加斯加中医中心 | 甘肃中医药大学 |
| 44 | 中国—埃塞俄比亚中医中心 | 中国援外医疗项目 |

资料来源：编者对相关文献综合整理。

### 4. 中药的国际市场占有率偏低

全球约有 40 亿人使用中药产品，并以每年 10%~20% 的速度递增。同时，世界各国都在努力抢占传统医药国际市场份额。中医药海外中心在世界各洲大致分布情况详见图 4。德国因其先进的植物药生产技术和工艺，占据着欧洲植物药 40% 左右的市场份额，美国自身的植物药物资源并不丰富，但它利用先进的技术在他国加工生产，再销往国外市场，仅西洋参每年的销售额就达到 1000 万美元。

当前中医药的国际市场份额主要被日本和韩国占领，约占 90%，中国只占不到 10%。核心期刊《中草药》于 2016 年在一篇文章中提出：目前日

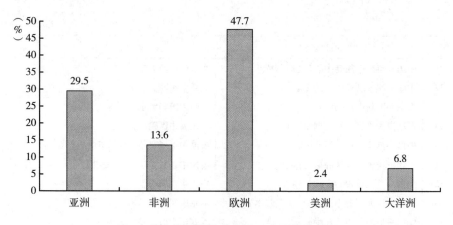

图4 部分中医药海外中心五大洲分布情况

本汉方药占据了全世界90%的中药市场销售份额，世界中药市场中日本、韩国所占份额高达80%~90%，而日本中药制剂的生产原料75%从我国进口。据华经产业研究院统计数据，2021年中国中药类产品出口额50亿美元，同比增长16.5%；进口额27.4亿美元，同比增长24.1%。中成药出口额3.1亿美元，同比增长17.9%；进口额3.6亿美元，同比增长24.5%。中药材出口额13.5亿美元，同比增长2.3%。2021年中药材出口额为9.6亿美元，相比2020年同期增加了0.14亿美元，同比增长1.6%。2021年，全世界中药贸易额超过400亿美元，中国中药出口额占中药贸易额的比重为20%左右，仍然比日本、韩国所占份额低很多。

从中药出口的结构来看，中国主要以出口低附加值的中药原料为主，高附加值的中成药出口额占比较低。日本为体现中药道地药材的属性，其中药制剂的生产原料主要从我国进口，进行精加工后制成符合国际标准的片剂、胶囊等。中医药界流行一句话："中国原产，韩国开花，日本结果"，"中药国际化"正在演变为"中药材国际化"，一定程度上反映了中医药在国际市场上的窘境。此外，中医药生产方式不规范、管理程序不标准、服务意识和水平淡化，特别是中国的中医药企业对知识产权保护不够重视，传统中医药秘方和处方屡屡被其他国家抢注。中药要真正实现"国际化"，亟须改变中药国际市场占有率低的不利局面。

**5. 中医药品牌在海外热度不高**

品牌代表了消费者对产品及产品系列的认知程度，是开拓和占据市场的利器。中国的中医药品牌在海外影响力不足，与日本汉方药相比处于劣势地位。如今日本有汉方药厂200多家，处方用汉方药每年以15%的速度增长，年销售额高达15亿美元，被日本政府批准适用"国民健康保险制度"的中药大约有148种。武田制药公司、斯维诗等企业具有较高的国际知名度，旗下产品受众多，海外收入比例高。日本最大的汉方药制药企业——津村药业2001年在中国成立上海津村制药有限公司，2005年大规模进行美国FDA申请，先后在我国建立了70多个中药材生产质量规范（GAP）药材种植基地。同仁堂是我国拥有中药材生产质量规范基地最多的中药企业，在国内拥有8个中药材生产质量规范基地，较之于津村药业70多个基地，数量悬殊。加大品牌宣传力度是向全世界传播中医药、展现中医能力的关键，迫切要求中国必须大力提升中医药品牌的国际影响力。

**6. 中医药企业"走出去"的国际市场竞争力不足**

中国海外企业中医药市场竞争力不足。中国海外企业生产的中医药产品在海外品牌力不强，国外同类产品仍是海外市场的主导。报告数据显示，中国企业海外收入占总收入比值总体偏低，仍处于海外市场拓展阶段，产品出口国际市场乏力。

中国中医药企业海外资产配置偏低。虽中国企业海外资产配置整体情况占优，但部分企业海外资产配置偏低。以重庆医药（集团）股份有限公司为例，其医药商业排名国内前五，但海外市场领域暂未涉及，或未公开相关境外资产信息。类似这类具备一定出口实力，但尚未走出国门拓展海外市场的企业还有很多，这一现象严重滞缓了传统医药的海外发展与传播。

国内企业海外雇员人数不足。ADP数据（美国自动数据处理公司）（Automatic Data Processing）数据显示，国外企业海外雇员人数处于领跑态势，比如日本的武田制药公司位列总表第一，大冢控股株式会社、安利、康

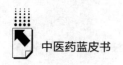
宝莱、斯维诗、株式会社津村海外雇员人数皆超过 30%。海外雇员人数直接反映出企业在海外的发展形式与规模。中国中医药相关企业虽然近年来不断拓展海外市场，但海外发展仍处在深度不深、广度不宽的境遇，如何在海外市场占据相应份额是下一步必须思考的问题。

## （二）存在问题的原因分析

近几年来，国家加大对中医药海外建设的投入力度，使得中医药在国际卫生体系的地位和认可度也不断提升。如今网络与信息技术极度发达，中医药的发展也逐步驶入快车道，但是中医药的国际交流合作方面仍面临着众多问题，究其原因，主要有以下几个方面。

### 1. 中西方文化差异的影响和制约

中医药源于中华文化，西医源于西方文化，植根于中华文化土壤的中医药在国际交流合作中首先遇到的问题，必然是中西方文化差异的影响和制约。贾英民等从比较东西方文化差异入手解释了中西医在哲学观、思维方式、研究方法、疾病诊疗观等方面的差异，并指出两种文化背景下产生的中西医学存在本质差别。易兵从文化哲学基础、语言描述、认识方法论三个方面阐述中医认识方法的发展，认为中西医认识方法存在差异。周亚东认为中西医术语因文化、时代、语言体系的差异性，使得中西医术语存在一定的差异。从语言属性角度，中医术语属于古代话语、西医术语属于现代话语；从话语性质角度，中医术语属于哲学话语，西医术语属于科学话语；从话语优势角度，中医术语属于弱势话语，西医术语属于强势话语。中西医学实践对象都是人的共性，决定了随着全球一体化时代的到来，两者必将优势互补，融合发展，共同促进医学事业进步，但在当下国际卫生管理模式建立在西方医学体系的背景之下，中西方文化差异仍然是不会自然而然消失的影响和制约中医药国际交流合作的因素之一。

中西方文化差异对中医药国际交流合作的影响和制约是一个长期存在的历史问题，自中医药走出国门那一刻起就存在了。在西方自然科学和文化盛行的当代，中医药国际交流合作受到很大影响和制约，主要原因还在于我们在突破中西方文化差异的影响方面努力不够。例如，为推动中医药跨文化传播，我们已将中医药相关知识翻译成多种语言，从 20 世纪 70 年代开始，外文出版社用英、法、西、俄、阿、德、日、韩等多种语言出版了 300 多种传统中医药典籍、中医养生保健、中医药汉外词典等方面的图书，但相关研究结果显示，海外读者更青睐于海外译者的英译本，而并非我们自主翻译的版本，如何因地制宜地满足海外市场需求、审美偏好、语言习惯是解决这一问题的关键。

国内相关研究较少也是影响文化交流与传播的因素之一。通过中国知网关键词检索 2016~2022 年"文化差异""中医药"，共检出相关的学术论文 35 篇，其中期刊论文 23 篇、学位论文 12 篇，上述文献中涉及"对外翻译""外汉语教学""中医术语翻译"等问题的文献共计 11 篇，从另一角度证明语言壁垒是制约中医药文化国际传播的重要因素之一，需要通过大力培养精通中医术语的翻译人才，缩小中西方文化差异，大力促进和扩大中医药文化国际交流和合作。日本和韩国在国际中医药市场所占份额明显高于中国，除了资金、市场操作方面的原因外，也在一定程度上与这一因素有关。

**2. 医学理论差异的影响和制约**

中医药源于不同的文化体系，导致医学理论存在巨大差异。在医学的起源和发展层面，刘丹丹等（2017）从医学人类学视角总结了医学的起源和发展过程，指出在欧洲文艺复兴之前，中医和西医均属于传统的经验医学，只是在欧洲文艺复兴时期解剖学建立之后，伴随着工业革命的到来，西医逐渐变成科学医学或者实验医学，成为目前主流的医学体系。西医学的形成和发展受到西方"天人相分"科学自然观的影响，以原子论、元素论为基础理论，倾向于探究生命的客观解释，特别是随着近现代科学技术的发展，西方医学偏重于客观操作和科学证据，其理论体系主要由人体解剖学、生理学、病理学等构建而成。

中医学是以藏象学说、经络腧穴学作为基础学科，诊治疾病过程运用"望、闻、问、切"的诊断方法，对患者进行整体观察和全面了解，重视局部疾病与整体机能之间的关联性，以气、血、阴阳、五行等朴素唯物主义自然观为理论基础，其理论属于哲学范畴。中医学以气、血、阴阳、五行为基础，以从整体机能论治为方法论，与西医学以实验为基础的归纳方法和逻辑为依据的演绎法明显不同，这就使得中医的"中医科学性之辩"成为当下国际医学界争议的热点问题之一。

3. 科技研究和创新不足的影响和制约

"中医科学性之辩"是国际医学界长期存在争议的热点问题。中医药是否科学，使用不属于同一理论体系的西医理论体系为标准，是无法证明的。2019 年，中医药首次纳入《国际疾病分类第十一次修订本（ICD-11）》传统医学的章节，这是中医药走向国际的重要基石。2019 年新冠疫情暴发以来，虽然中医药在诊疗过程中发挥了显著的独特疗效，但中医药仍在国际医疗体系中缺乏一定的话语权。究其原因就是现代医疗体系是由西医思维体系建立起来的，西医成为评价中医科学性的检验标准，中医药仅是西方医疗体系的替代或补充。

"中医科学性之辩"靠西医理论肯定是无法证明的，提出质疑的本来就是西方医学界。那么，只有依靠中医药学界自己来证明了，但现实状况是，中医药学界长期以来一直无法将"中医科学性之辩"辩清楚，证明中医是科学的。究其根本原因，在于中医药学界至今没有能够运用最新的高新技术和西方医学界最熟悉的表达方式，向西方医学界直观证明和展示中医药的经络和气、血、阴阳、五行等深奥科学理论。这一问题同时表明，中医药界的科技研究和创新不足。集成电路布图设计、软件著作权是研究中医药的经络和气、血、阴阳、五行等原理的智能化设备基础。表 9 中的数据显示，2015年以来，中医药界的集成电路布图设计登记数连续五年为 0，软件著作权虽然数量上升明显，但总量明显偏少，而且尚未有科学展示中医药的经络和气、血、阴阳、五行等原理的智能化设备研制成果的报道。扩大中医药文化国际交流合作，必须加强科技创新能力，善于使用最新的高新技术来证明和展示中医药深奥的科学理论，从根本上打破"中医科学性之辩"的禁锢。

表 9　2015～2019 年科学研究与技术开发机构科技成果情况

|  | 2015 年 | 2016 年 | 2017 年 | 2018 年 | 2019 年 |
|---|---|---|---|---|---|
| 形成国家或行业标准数（项） | 15 | 38 | 17 | 51 | 46 |
| 集成电路布图设计登记数（件） | 0 | 0 | 0 | 0 | 0 |
| 植物新品种权授予数（项） | 9 | 1 | 0 | 0 | 6 |
| 软件著作权数（件） | 4 | 17 | 19 | 24 | 45 |
| 新药证书数（件） | 1 | 2 | 0 | 4 | 0 |

资料来源：编者对相关文献综合整理。

### 4. 国际立法不利因素的影响和制约

截至 2021 年，根据国家中医药管理局新闻发布会数据，在"一带一路"背景下，中医药已在世界 196 个国家和地区传播。但因在不同国家和地区对中医药行业的立法情况存在差异，中国中医药行业在相当一部分国家的合法地位未能受到保护，影响了中医药国际市场的合法地位。

目前国际上不同国家和地区的中医药立法存在不同特点。中国周边国家受中华文化影响，发展出本国的传统医学，在中医药国际市场上与中国存在既合作又竞争的关系，如日本、韩国、印度；欧美国家对针灸、中医、中药立法分离，造成本国"针灸热、医药冷"的行业发展不均衡现象，如美国、英国；少数国家已对中医药系统立法，促进了中医药行业在本国的发展，如澳大利亚、加拿大、匈牙利。

从中国周边国家中医药立法现状来看，日本、韩国等国均颁布了具有保护本国传统医学的相关法律法规及行业标准。日本称传统医学为"汉方医学"，从 1960 年起先后出台了各种规范与标准，提升"汉方医学"的国际竞争力，目前日本汉方占据国际 90% 的中药市场销售份额。从 1976 年开始，日本国内允许公费购买纳入健康保险的有效方剂和生药。韩国称传统医学为"韩医学"，1951 年开始承认传统韩医师合法的执业资格，明确传统医学与西医学同等的法律地位。韩国规划了韩医药的发展方向，明确一批传统药物和古典医书处方可以不做临床试验，直接由药厂生产。目前韩国部分地区开始实行东医医疗保险制度。就目前日、韩两国对传统医学的立法来看，其对

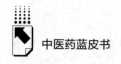

本国传统医学的合法地位具有一定的保护和促进发展作用。但从另一个角度,不难看出其本国传统医学的发展,在一定程度上限制了中国中医药在其国内的市场占有率。

欧美国家有对针灸、中医、中药立法分离的现象。早在 20 世纪 70 年代,"针灸热"首先从美国开始,随后迅速在西方世界传播发展,目前因西医学在某些疾病治疗方面的局限性,中医药作为补充和替代医学受到了国际社会的重视,针灸作为最早"走出国门"的治疗方式,目前已经在西方现代医学中占有独特地位。而中医药因受到欧美国家相关立法制度的限制,造成了欧美国家针灸与中医药立法分离的现象。1973 年在中国香港著名针灸师陆易公的努力下,美国的针灸合法化议案在内华达州通过,截至 2020 年美国已经有 48 个州对针灸进行立法管理,针灸先于中医药在美国获得立法承认,美国针灸师可以合法使用电针疗法、艾灸疗法、拔罐疗法,以及推拿、气功、太极拳等治疗手段,并允许使用中草药。在英国对针灸和中医行医资格的法律限制较为宽松,行业进入门槛较低,但为了强化对中医药的管理,英国立法把中医师与针灸师相分离,两者需在两个分类下分别注册。上述法规的制定在一定程度上打破了中医药执业的完整性。

5. 服务贸易质量竞争力不强的影响和制约

随着全球化,尤其"一带一路"倡议的不断深入,中医药服务贸易也成为中国国际服务贸易领域的关键突破口和新的增长点。中国中医药服务贸易的模式涵盖了跨境支付、境外消费、商业存在、自然人移动 4 种方式。但就目前中国中医药服务贸易质量来说仍存在以下几个主要问题。

(1)中国远程医疗相较于发达国家起步较晚。2014 年国家卫生计生委印发《关于推进医疗机构远程医疗服务的意见》后,相继配套推广远程医疗建设,但仍存在法律法规不健全、服务定价和补偿机制不完善、远程医疗系统平台功能不齐全、医患双方认识不足、远程医疗专业技术人才缺乏等问题。从服务贸易角度来看,未来的路仍然很长。

(2)国内医疗、教育、文化、旅游服务环境对境外消费的吸引力不足。国际医疗、旅游服务方面,中国中医药医疗服务贸易发展尚处于小规模和政府主导的初期探索阶段。教育服务是中医药国际服务贸易中比重较大的一部分，但欧美来华中医药留学生的生源增长缓慢，而非洲生源增幅较大。来华学生多以自费为主，国内中医药国际教学的办学理念、管理体制等方面改革较为缓慢，留学生培养模式、课程设置、教学方法仍有较大的提升空间。

（3）对外出口、境外医疗、教育服务等商业存在受到一定限制。国内虽有 2000 多家中药生产加工企业，但符合国际生产标准规模的企业为数不多，存在企业创新能力不足、生产工艺与国际现代医药工艺差距明显的情况。加之国际绿色贸易壁垒限制，进一步加大了中医药产品出口难度，如2000 年美国食品药品监督管理局（FDA）颁布的《植物药指导原则》，2004年欧盟颁布的《欧盟传统药物法案》等，严格规定了中医药进口的质量。境外医疗多以中医诊所形式存在，海外合资中医医疗机构少。资料显示，中医医疗机构在海外 194 个国家和地区推广，海外注册机构数超过 5 万家，但中国参与直接投资或合作合资的占比却很小。

（4）中医药国际交流合作受到市场准入、东道国签证制度、国民待遇歧视等因素限制。在医疗、科研、教育、文化交流等方面，中国人才流动多以官方组织为主，主要包括官方机构外派专家的国外合作机构、国内高等院校或医疗机构对外合作项目、由政府派驻援外医疗队以及少部分通过中介公司或组织推荐的个人申请到国外从事中医医疗服务。

# 三　中医药国际交流合作未来发展战略思考

## （一）明确新时代中医药发展指导思想，科学把握中医药国际交流合作未来发展趋势

### 1. 明确和坚持总体指导思想

文明因交流而多彩，文明因互鉴而丰富。文明交流互鉴，是推动人类文明进步和世界和平发展的重要动力。进入中国式现代化建设新时代，中国中医药界必须坚持以"传承精华，守正创新"的中医药传承创新发展思想和

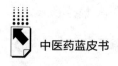

建设"人类命运共同体"的战略构想为指导，坚持以开放为引领，以规范为基础，以创新为动力，全面加强中医药国际交流合作，共同构建人类卫生健康共同体。

### 2.深刻认识和把握机遇与挑战

中医药历史源远流长，凝结着中华民族的智慧结晶。中医药文化作为中华民族的优秀传统文化，有着独特且丰富的哲学思想，是文明交流互鉴的重要载体，读懂中医药文化，就是读懂中华文化。新冠疫情下中医药以其切实的疗效，深受国内外好评，中医药文化的国际传播交流成为国际近年来的研究热点，中医药在全球医疗地位的进一步提升，为加强中医药国际交流合作提供了新的重大机遇。中国中医药界必须牢牢把握新机遇，全面推进中医药国际交流合作，为全世界贡献中医药智慧、知识、技术、服务和产品，共同构建人类卫生健康共同体。

挑战与机遇并存，是客观世界发展的一种规律。当今国际社会也充满着各种危机：世界宏观经济形势下行，单边主义与保护主义抬头，全球社会秩序和世界治理机制也受到了冲击。而冲突的背后往往深度交织着文化的较量。从当今文化发展交流的趋势和特点看，一方面，文化交流空前活跃，交融日益加深，世界多极化、经济全球化、社会信息化加速了文化的交流。另一方面，文化交锋复杂尖锐，文化的力量与文化的困境并存，文化多样性与文化霸权共处，传统与现代相纠结，东方和西方有冲突。这些危机和冲突必然会对中医药国际交流合作产生不利影响，这就要求中国中医药界必须采取有效措施加以应对和化解。

### 3.扩大世界中医药交流合作的总体要求

坚持以开放为引领。促进世界中医药交流合作，必须坚持以开放为前提。要健全开放政策，通过反技术性贸易壁垒服务体系，建设国家中医药服务出口基地，提供面向国内外市场的特色服务，进一步推动中医药融入"一带一路"高质量发展。坚持合作形式多元化，持续推进中医药海外中心建设、中医药对外交流合作示范基地建设，加强人才、教育、企业等方面的合作，为世界抗疫贡献中医药智慧、知识、技术、服务和产品，共同构建人类卫生健康共同体。

坚持以规范为基础。促进世界中医药交流合作，必须加速建立中医药标准化体系以及统一的中医药评价认证体系和机制，为中医药国际标准化奠定理论和实践基础。通过进一步发挥世界中医药学会联合会团结"一带一路"国家的桥梁作用，在中医药标准化的理论、标准制订和修订、发布、推广、组织实施等方面加强合作。中医药海外中心和援建的中医专科合作中心建设规范化将进一步加强，包括加强硬件设施建设、技术服务项目建设和对培训项目的规范化、标准化的指导，推动在国际合作项目中采用和推广已形成并发布的中医药国际标准。

坚持以创新为动力。促进世界中医药交流合作，要求中医药产业化和现代化进程进一步加速，中医药的自我发展、自我创新能力得到提升。应借助互联网、人工智能、智能制造，推进"中医药现代化研究"国家重点专项建设，将传统中医药理论与现代科学技术相结合，促进中医药借鉴现代生物医学和生物医药的发展成果和科技研发手段。中医医疗机构、科研院所、中药企业等要进一步运用现代科技开展跨学科的国际科研联合攻关，与"一带一路"伙伴国家开展产业合作，融入当地医药产业和医疗卫生体系。

### （二）加快构建中医药国际交流合作体系，开创新时代中医药国际交流合作新格局

近年来，伴随"一带一路"倡议的实施，中医药已经成为共建国家沟通交流的重要人文内容，成为具有鲜明中国特色的文化符号。特别是中医药在抗击新冠疫情中的显著疗效，再一次引来了国际社会的广泛关注与积极评价，中医药走向世界已经成为时代所需。面对新时代国际中医药交流合作的新机遇、新挑战、新要求，全面推进中医药国际交流合作需要政府部门、行业组织、中医药机构共同努力、协同合作，从政策布局、多边合作机制、品牌建设等方面着手，建立宏观、中观、微观三位一体的国际交流合作体系。

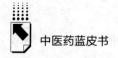 

**1. 强化顶层设计，加强政府间合作交流**

促进中医药国际交流合作，需要政府先行。目前中国相继印发了多部文件，如 2016 年的《中医药发展战略规划纲要（2016~2030 年）》指出了未来 15 年内中医药发展的工作目标和重点内容，2016 年出版的《中国的中医药》白皮书列举了中国中医药事业发展的阶段性成果。要以促进中医药国际交流合作和中医药发展为目标，加强中国与国际政府间的合作，构建"一带一路"共建国家和地区中医药国际化发展道路。

从系统和全局高度强化顶层设计。应从国家层面加强组织领导，从系统和全局高度强化顶层设计，深入挖掘中国中医药资源，以多边合作为切入点，制定中医药国际化发展战略，明确各阶段实施方案、具体任务和策略；坚持开放式发展理念，秉持高水平发展要求，组建中医药国际化发展部门，加强组织领导，整合各方力量，全面统筹中医药国际间合作事项，协调解决好中医药国际合作与交流过程中与他国政府部门间的各项重点问题；建立健全相关体制机制，提升政策扶持力度，设立专项基金，在规划引导、政策支持、要素供给等各方面予以支持，为中医药国际交流合作提供宏观保障。

建立政府间的对话机制与联系渠道。中医药国际交流与合作，需要建立政府间的对话机制与联系渠道。2015 年，国家发展改革委、外交部、商务部联合发布《推动共建丝绸之路经济带和 21 世纪海上丝绸之路的愿景与行动》后，国家相关部门陆续出台了《中医药"一带一路"发展规划（2016~2020 年）》《中医药发展战略规划纲要（2016~2030 年）》等十几个文件（见表 10），明确支持中医药参与"一带一路"建设，开创中医药全方位对外开放新格局。目前，中医药在世界范围内已经传播到 196 个国家和地区，同时，截至 2022 年，中国先后同 40 多个国家和地区签署了中医药领域的合作协议。要深入贯彻落实这些政策框架与合作协议，从法律法规、从业人员资质、产品质量标准、市场准入原则等各个方面进行双边或多边的信息沟通与协调，进一步开创中医药国际交流合作新局面。

表 10　2015～2022 年推进中医药国际化利好政策

| 发布时间 | 政策 |
| --- | --- |
| 2015 年 3 月 6 日 | 《关于推进中医药海外惠侨计划的战略合作协议》 |
| 2015 年 4 月 24 日 | 《中医药健康服务发展规划（2015～2020 年）》 |
| 2016 年 2 月 26 日 | 《中医药发展战略规划纲要（2016～2030 年）》 |
| 2016 年 8 月 11 日 | 《中医药发展"十三五"规划》 |
| 2016 年 12 月 26 日 | 《中医药文化建设"十三五"规划》 |
| 2017 年 1 月 9 日 | 《中医药人才发展"十三五"规划》 |
| 2017 年 5 月 16 日 | 《中医药"一带一路"发展规划（2016～2020 年）》 |
| 2017 年 6 月 14 日 | 《"十三五"中医药科技创新专项规划》 |
| 2018 年 8 月 13 日 | 《关于加强中医药健康服务科技创新的指导意见》 |
| 2019 年 4 月 12 日 | 《关于开展中医药服务出口基地建设工作的通知》 |
| 2019 年 10 月 20 日 | 《中共中央、国务院关于促进中医药传承创新发展的意见》 |
| 2020 年 12 月 21 日 | 《关于促进中药传承创新发展的实施意见》 |
| 2021 年 4 月 29 日 | 《关于支持国家中医药服务出口基地高质量发展若干措施的通知》 |
| 2021 年 12 月 31 日 | 《推进中医药高质量融入共建"一带一路"发展规划（2021～2025 年）》 |
| 2022 年 1 月 30 日 | 《"十四五"医药工业发展规划》 |
| 2022 年 3 月 29 日 | 《"十四五"中医药发展规划》 |

资料来源：编者对相关文献及互联网资料综合整理。

　　分区域制定中医药国际化交流对策。随着工业化和现代化的社会转型，人类社会主要的疾病类型和死因分布发生了转变，表现为从传染性和寄生性疾病转向退行性和慢性疾病。按照疾病类型转变理论，人类社会疾病类型转换可以分为三个阶段：瘟疫和饥荒时期、流行病衰退时期、退行性和人为疾病时期。发达国家多数在 20 世纪上半叶就完成了疾病类型的转变，进入第三阶段。针对大洋洲、美洲、欧洲以及亚洲经济发达国家人口肥胖、欧洲的老龄人口遭受慢性疾病困扰的实际状况，应发挥中医药在治疗慢性疾病方面的优势，在治疗过程中注重对患者的情志干预和整体施治，帮助慢病患者积极参与预防，自主、快乐、有尊严地生活。东南亚及非洲国家和地区应以防治区域性传染病为突破口，展开中医药援外医疗活动。近年来，以青蒿素为主导的治疗策略已经收到了良好的效果。截至 2022 年 7 月，广东开展的疟疾防治援外医疗活动，已成功帮助科摩罗 80 万人口基本摆脱疟疾威胁。

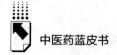

有重点地选择不同的领域开展中医药合作交流。要根据各国法律法规、文化背景、宗教信仰、对中医药接受程度的不同,有重点地选择不同的领域开展中医药合作交流。针对澳大利亚等明确中医药合法地位的国家,可侧重开展中医药科技领域合作,充分利用该国与其他国家之间签订的双边或多边互认协议,让研发成果绕过别国的技术或政策壁垒,顺利在更多的海外市场取得合法身份;针对美国、欧盟等发达国家或地区,应将合作重点放在共性技术研发、合作中心搭建方面,积极学习对方在医药科研领域的先进经验,加强医药科研人才交流、信息分享,努力实现制约中医药发展的关键技术的突破;针对日本、韩国、泰国等与中国地缘接近,有中医药文化基础的亚洲国家和地区,可以重点放在中医药教育与临床领域,积极推进在当地建立正规中医药教育体系,引导当地中医药规范化发展;针对非洲等落后国家或地区,则应将重心放在中医药海外援助方面,由中国组建海外援助医疗队,派遣中医药人员,为当地提供优质中医药服务,在当地建立中医医院或诊室,增强对中医药疗效的认同。

2. 重视中观力量,发挥中医药行业组织作用

中医药行业组织长期致力于推进不同中医药团体、机构之间的交流与合作,不断传承和发展中医药学,在中医药国际立法、中医师注册认证、中医药学术交流、信息沟通、标准制定、技术合作、成果推广等方面具有重要的桥梁与纽带作用,已经成为中医药国际化过程中不可或缺的重要力量。

世界中医药学会联合会(以下简称"世界中联")是世界卫生组织的非政府组织成员,长期以来在推动中医药国际交流、中医药文化国际传播等方面作出了重要贡献。世界中联推进中医药国际化的途径主要有两个。一是举办包括世界中医药科技大会、世界中医药大会夏季峰会、中国中医药国际大健康博览会、世界中医药前沿论坛等一系列有影响力的中医药国际会议,搭建中医药国际交流与合作平台。二是以海外"中医药国际标准建设推广基地"为平台,依托各海内外团体成员,充分发挥国际标准化平台的桥梁和纽带作用,积极推动标准推广与应用。目前世界中联已经吸收了覆盖全球72个国家和地区的277个团体成员,成立了涵盖中医各学科领域的204个

分支机构，成为国际上组织规模最大，最具影响力和权威性的中医药国际学术组织。

世界针灸学会联合会（以下简称"世界针联"）成立于 1987 年，覆盖 70 个国家以及 40 万的针灸从业者，目前是全球最大的非政府性针灸团体和中医药领域著名的国际联合组织。世界针联致力于以针灸为中医药国际化的重要突破口，通过定期召开世界针灸学术大会、针灸专题学术研讨会，创办学术期刊，交流学术论文，推进国际针灸资格考试，举办针灸文化展览、中医义诊等方式，不断增强针灸在海内外的知名度、接受度和认可度，争取针灸在各国的合法地位和进行技术推广。目前针灸已经传播至 193 个国家和地区，在传统医学领域成为传播最广、知名度最高的中医药文化符号。

中华中医药学会是中国最早成立的中医药行业组织，同时也是目前国内规模最大、人数最多的中医药学术团体，学会涵盖多种机构单位，除了涉及中医医疗外，还包含了教育、科研、预防、康复、保健等多个领域，是发展中医药事业的重要社会力量。中华中医药学会对外交流与合作分会通过建立海外中医医疗合作网络，搭建了国内中医师到海外开展诊疗的服务平台，推动了中国中医院校和国外高校的中医药教育和科技合作，为中医药国际交流与合作提供了切实可行的路径。

中国中医药研究促进会是由民政部批准登记注册的国家一级社会组织，是国家科技部科技奖励办公室准予评选中医药科技进步奖、国际科技合作奖和发明奖的备案社会组织，是世界卫生组织亚洲区传统医药专业调研的对接单位之一，其在新冠疫情期间编制的中医特色抗疫方案（中英文版），得到了世界卫生组织的肯定与赞赏。该组织以"保学术、强文媒、领产业、走国际"四个定位为行动纲领，受博鳌亚洲论坛组委会委托，长期承担"博鳌亚洲论坛中医药健康分论坛"的主办事务，为中医药走向世界发挥了重要的作用。

中医药行业组织相较于政府组织在中医药国际化交流中具有高度的灵活性和自主性，在推动中医药国际交流合作、提升中医药海外知名度方面具有不可替代的作用。构建中医药国际交流合作体系，必须要提高对于中医药行

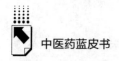

业组织在推进中医药现代化、国际化发展中重要作用的认识，将中医药行业组织、学术团体作为中医药国际化战略的重要节点，充分发挥其桥梁与纽带作用，加速推进中医药国内标准、行业标准与国际标准的对接，建立国内外的常态化非政府交流机制，以行业组织为媒介建立多领域、全方位、多层次的国际合作网络体系，不断推动中医药文化、技术、贸易领域的国际交流，为中医药国际化提供强有力的平台支撑。

3. 落实微观布局，打造中医药国际化交流平台

中医药国际合作基地和中医药海外中心，是中国中医药国际化交流的内外两大平台。"十三五"期间，中国与共建"一带一路"国家合作建设了30个较高质量的中医药海外中心和50多个中医药国际合作基地，为共建国家民众提供了优质的中医药服务，推动了中药类产品在更多国家注册。"十四五"期间，要通过大力加强30个高质量中医药海外中心和50多个中医药国际合作基地建设，进行中医药技术的更高层次探索，实现中医药资源共享互通，为大力实施中医药国际化战略提供重要支撑。

优化海外布局。综合考虑不同国家的中医药发展现状，进一步推动将中医药合作纳入与相关国家双边、多边合作机制，重点关注与中国具有战略伙伴关系的国家和地区，如金砖国家、上合组织成员、"一带一路"共建国家等，以此为核心完善海外中心布局，弥补前期布局的空白点，同时继续巩固和发挥发达国家或地区已有中医药海外中心的推广作用，利用前期基础发挥辐射效应。

凸显特色优势。中医药海外中心应充分挖掘所在地的医疗卫生资源，充分考虑当地自然地理条件与常见病种，有针对性地利用中医药特色与优势，为当地民众提供中医药健康服务，培育具有地域特色的中医药海外中心发展模式。并在特色优势基础上，逐步有序开展中医药文化推广宣传、中医药国际科研合作、中医药优势病证联合攻关、中医药联合办学、教育培训等活动，在当地普及中医药观念，培育中医药人才，让中医药文化在当地落地生根，从而树立起中医药海外中心的品牌形象。

拓宽融资渠道。中医药海外中心的融资系统构建需要综合考虑多方力

量，探索形成多元化、可持续的投融资模式。政府相关部门应设立专项财政拨款，用于中医药海外中心的建设和运转，尤其是针对起步阶段的中医药海外中心，应予以适当扶持，针对示范效应和辐射作用较好的重点中医药海外中心，适当加大财政投入比例，为中医药成果产出、中医药文化推广提供有力的支持。在社会资本层面，鼓励相关企业参与到中医药海外中心建设项目中，成为政府财政拨款的资金补充，同时充分利用自身在品牌推广、市场运营等方面的资源优势，通过设立基金等形式，帮助中医药海外中心建立成熟的市场运作模式，为中医药海外中心提供更好的支持。此外，还应当做好投融资平台建设，建立市场化运作的政府引导基金，以中医药海外中心融资平台为依托，利用保险、信托、资产证券化、引进战略投资、PPP（政府项目与民间合作）等方式吸纳和聚集社会资金，不断满足日益扩大的资金需求，形成多元化的投融资机制。

要通过"顶层设计—中观支撑—微观布局"三位一体，横向联动、纵向深入的中医药国际交流合作体系，强化政策引领和战略规划，重视中观交流和渠道拓展，优化微观布局和特色培育，促进中医药国际化交流合作的高质量发展。

### （三）加大中医药科技创新力度，促进中医药国际科技交流合作

"中医科学性之辩"是国际医学界长期存在、影响中医药国际交流合作的关键性问题，但中医药学界一直未能将之辩论清楚，根本原因在于中医药界科技创新能力不足，尚未掌握能够运用科学展示中医科学性的高新技术，由此决定了大力提升中医药科技创新能力，是促进中医药国际交流合作的关键所在。大力提升中医药科技创新能力的主要举措如下。

#### 1. 加大中医药科研投入力度

科技研发不能搞无米之炊，加大经费投入是前提和保障。增加政府、科研机构和企业在高水平科技研发经费上的投入力度，引导国内中医药高等院校或科研机构大力提升中医药科研水平。从内部挖掘中医药科技资源，加强中医药科技创新合作专项投入，启动一批高层次的、有影响的重大科学计划

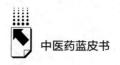

或科学工程，建立既符合中国国情又与国际惯例接轨的合作协调机制，推动高水平的中医药国际技术交流与合作。

## 2. 紧紧围绕中医药关键难题进行科研攻关

科技创新是解决中医药关键难题、推动中医药现代化与国际化发展的强劲动力。中医药科技创新是指运用新的视角对传统中医理论进行研究，提出新观点、新假设、新理论、新方法，创造新工艺、新技术，更新中医药企业生产方式和经营管理模式，提高中医药产品质量、提升中医药服务的过程。从内容来看，中医药科技创新既包括中医药理论传承与对接现代医学逻辑的理论创新，也包括提升新药研发、生产能力与诊疗技术、解决关键科学问题的技术创新。要围绕中医药重大共性技术、关键技术、中医药临床疗效、中医药质量控制等方向，不断创新中医药研究方法与新药开发技术，逐步打破国外政策与技术壁垒。以中医药具有防治优势的全球性疑难疾病为重点，围绕重大传染病、慢性病、老年病、艾滋病、疟疾等关键性病种开展研究。中医人工智能装备作为中医药创新交流的重要组成部分，能够在积极传播中医药优秀文化的同时，作为一种直观且具有确切疗效的辅助诊疗设备传播中医药文化，是中医药现代化的重要助推器。要重点加大运用人工智能、生物电、集成电路等高新技术和设备显示中医药的经络和气、血、阴阳、五行等深奥科学理论的研究力度，运用最新的高新技术和西方医学界最熟悉的表达方式，向西方医学界直观证明和展示中医药的深奥科学理论。

## 3. 推动中医药科技成果加快转化

要围绕中医药产品研发、发明专利、成果转化应用示范，积极探索具有较大影响力的中医药科技成果，从多渠道建设高水平的中医药国际协同创新网络，为可持续的中医药国际技术交流与合作奠定基础。坚持以构建各国间中医药信息知识共享平台为目标，以完善中医药科研及诊疗信息的监管机制为手段，充分利用中医药在各国的广泛应用氛围，拓宽中医药知识传播的新路径。引导企业通过坚持自我改进革新，加快促进中医药科研成果转化。

### 4. 创新开发新型中医药

发展中医药新药的产品研发及科技创新，注重新药的临床应用治疗反馈，是推动中医药在"一带一路"共建国家和地区推广的重要举措之一。通过充分调研"一带一路"沿线区域、周边国家和地区特有的高发病种情况，以创新开发新型中医药为目标，以严格遵循当地药品监督管理规定为基础，以增加中医药进入当地医药名单内的数量为出发点，有针对性地开展中医药独特的诊疗方案及标准体系的临床研究，通过搭建一体化的中医药公共服务平台，帮助具有中医药技术专长的机构或个人获得海外当地医药资格认证，进一步促进国内优质中医药医疗服务机构或企业提升国际交流合作的服务质量。

### 5. 建立和完善中医药国际科技交流合作机制

科技合作是中医药整体实力提升的关键，虽然目前中国借助"一带一路"倡议与共建国家和地区保持了较好的交流与合作基础，但从整体来看，依旧缺乏具有较大影响力的交流合作项目，也缺乏产生较大效益的科技合作产品。要建立和完善中医药国际科技合作机制，制订具有前瞻性的长远战略规划，建立沟通协调机制，完善配套服务体系，加强中医药科技创新、中医药作用机理、中医药关键技术突破、中医药临床疗效评价、中医药疫病防治等较高层次的科技领域交流合作，不断提高中医药国际科技创新交流与合作的整体水平与质量，推动中医药国际科技交流合作的长期可持续发展。

### 6. 拓宽中医药国际科技合作渠道与方式

应以推动中医药的现代化与国际化为目标，遵循中医药国际科技合作的特点和规律，强化中医药国际化战略顶层设计，建设整体布局合理、层次定位清晰、主体责任明确、管理机制健全、协同共赢的中医药科技创新体系。政府相关部门以宏观视角统筹配置，制定促进中医药科技合作的相关制度与法规，明确中医药国际科技合作的思路与方向，制定清晰的中长期发展规划与短期合作目标，从政策制度层面为中医药国际科技合作营造良好氛围。注重学习借鉴国外先进科技创新成果，主动策划和参与有重大影响力的中医药

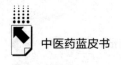

国际合作项目。

**7. 积极推动健康医学、预防医学等新兴学科的互动交流**

中医药技术创新有利于拓展中医药服务功能。随着全球经济的发展、城镇化步伐的加快，人类的疾病图谱也发生了改变，心脑血管、免疫系统疾病等慢性疾病发病率持续攀升且逐步呈现年轻化态势，慢性病带来的健康挑战是全球面临的普遍难题，而中医"治未病"思想恰好契合当代的三级预防健康理念。要通过中医药科技创新不断拓展中医药保健服务能力、丰富中医药"治未病"特色诊疗技法，将医疗目的从"治愈疾病"转变为"预防保健"，为解决全球慢性病医疗危机提供丰富的理论知识与实践经验，推动健康医学、预防医学等新兴学科的互动交流。

**8. 大力推进中西医联合科技创新**

中医药在长期发展过程中形成了独有的理论体系与诊疗模式，尤其是在应对突发性传染病、恶性肿瘤等严重危害人体健康的重大疾病方面，更是形成了特色的方法体系与原创思维。中医药科技创新通过中西医联合科技创新，解决中医和西医发展遇到的关键科学问题，突破关键核心技术，有效促进中医在重大疾病尤其是传染性疾病的应急治疗中与西医的协同合作，大大提升突发性疾病的治愈效果，推进全球公共卫生应急治疗体系和人类卫生健康共同体的构建。

**（四）推进中医药国际化标准制定，加快建设中医药国际标准体系**

中医药标准化是一项基础性、战略性、全局性工作，是中医药科技成果的最高表现形式，在引领和推动中医药事业发展中发挥着重要作用。目前，中国在中医药国际标准化工作中的角色已经越来越重要，以中国为主要提案国家的标准数量在 ISO/TC 249 中逐渐增加，标志着中国在中医药国际标准化领域的话语权有所提升，主导权也正在逐步上升。中国标准体系已初见雏形，但是仍存在标准体系不完善、研究乏力、应用不足以及人才匮乏等方面的问题。其中，国际标准制定和适用问题是中医药国际技术交流与合作需要解决的重点难题，建立统一的国际标准成为国际社会对中医药的普遍要求。

加强中医药标准化制度建设，建立和完善中医药标准体系，需要从以下几个重点方面做好工作。

**1. 研究制订中医药国际标准化战略规划，牢牢把握中医药国际标准构建的主动权**

中医药技术委员会（ISO/TC 249）的建立，在中医药国际标准化建设史上意义非凡，为中医药获得国际社会的认可创造了条件。应以此为契机，在《中医药发展战略规划纲要（2016~2030 年）》的指导下，以政府为主导研究制订中医药国际标准化战略规划，重点开展中医药标准化的创新工作，以中医药基本理论为依据，结合现代的科学方法，打造"制定—实施—评价—反馈"的闭环、领先的中医药国际化道路，逐步把握中医药国际标准构建的主动权，提升中医药的国际化水平和影响力，加快实现中医药现代化和国际化。

**2. 加强中医药标准化的基础研究，建立中医药标准化的适用研究体系**

中医药标准化的基础研究，涵盖了中医药标准的制定、实施、监督、评估以及修订全过程的基础研究。目前，韩国、日本等具有传统医药历史的国家正在开展传统医药标准研制工作，加速推进本国和地区传统医药的国际化，而以美国、欧盟为代表的西方国家和地区利用药品准入标准甚至是食品标准，严重阻碍中医进入本国市场。在此情形下，中国要加快推进中医药国际标准化，一是必须从宏观层面明确中医药国际标准化的任务与目标，不断创新工作机制，加强与 ISO/TC 249 的秘书处、国内中医药标准化部门及日本、韩国、欧美等国家和地区的协调沟通，充分利用中国承担 ISO/TC 249 秘书处工作的契机，充分发挥中国主导性参与世界卫生组织国际疾病分类（ICD-11）传统医学部分制定工作的优势，不断加深同国际标准化组织和世界卫生组织的合作，就国际标准制定、国际标准转化、标准化法律法规和标准化原则与方法的制定等重要事项提出相应建议，最终掌握国际标准的制定权、起草权，将中国的标准推向国际。二是逐步建立适用于中医药标准化的研究方法体系，即明确方法论、研究方式以及具体方法，进而在科学、技术层面建立中医药标准化知识体系和中医药循证医学中心，进一步实现中

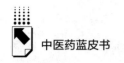

医药数据高质量的储存、共享和转化，在全球范围内促进中医药循证证据被更加广泛地接受和推广。三是坚持以科技创新为支撑、以产学研深度融合为平台、以提高中医药防治重大疾病临床疗效为目标，在严格按照国际医药界的法律法规的前提下，提出符合中医药国际交流发展的标准化体系，建立健全中医药服务国际标准体系和量化性、数据性、定性与定量相结合的符合国际标准的中医药临床评价标准体系，进而充分客观地评价中医药的安全性与有效性，提高中医药在地区内的知名度与认可度。

**3. 积极推进国内中医药相关标准的统一、规范，加强国内标准与国际标准间的对接转化**

中医药事业发展的主要支撑力量是中医药标准化，其在中医药走向世界中发挥着至关重要的作用。国务院办公厅印发《"十四五"中医药发展规划》提出，要持续加强中医药标准化制度建设，完善中医药标准体系，提升中医药标准质量。面对国际标准对中医药设置的限制，中国中医药界不仅要推进国际化标准体系的建立，还应强化国内中药材生产技术标准体系的完善，对中医药标准化体系进行由内而外的规范、引导和监督。积极借鉴日本汉方药等其他发展模式，重视知识产权战略与中医药标准化的内在协同，建立中医知识产权与中医国际标准间的转化机制，增强专利保护意识，搭建中医药技术标准与知识产权信息共享平台，为创立中国具有自主知识产权的中医技术标准体系提供技术支持。针对沿线各国的经济、环境、气候等特异性因素，开发符合当地特点的中医药标准体系，努力掌握中医器械使用的多样化模式，落实中医学专业术语的标准化建设，进一步扩大沿线地区对中医药开发利用的整体水平，不断提升中国中医药国际标准化竞争力，加快实现中医药的现代化和国际化。

**4. 建立中医药标准化相关学科，培养中医药标准化技术人才**

建设中医药国际标准体系，标准化人才是关键。目前，中国开展标准化专业教学的院校已有十多所，2018 年以来，开设标准化专业的十余所院校本科招生已经超 2000 人。此外，在中医药标准研究制定和中医药标准化专项培训下，在政府部门、国际组织、各学会、技术委员会以及中医药信息研究所的支持下，已经培育和锻造了一批既熟悉中医专业知识和技术又精通管理方法的复合型专家队伍。通过对 121 位学员进行信息收集和整理，发现高级职称占比较大，为 66.12%；有 92.56% 的人员是本科及以上学历；该类人员主要来源于北京、上海、湖北等地，据不完全统计，《中医药标准体系表》编制研究过程中，共召开会议 43 次，总计参与人数 651 人，其中通过访谈、调查问卷形式征求专家意见 315 人，涵盖全国 27 个省（自治区、直辖市），涉及 221 个单位（各地区参与情况见图 5）。应将中医药标准化作为一门系统学科开展研究，鼓励各高等中医药院校开设标准化专业及相关课程，并组织专业人士撰写教材，实现标准与教材的衔接。在此基础上，应进一步有针对性地实施中医药标准化人才培养计划，并对中医药标准化修订专业人员进行培训、考核，建立中医药标准化专家库，打造体系化、梯次化的高素质、外向型中医药标准化人才队伍，积极开展沿线各国中医药从业人员的标准体系的教学培养工作。同时，通过制定中医药标准化人才政策、奖励制度，吸引更多行业内外的专家和学者共同参与到中医药标准化的相关工作中。

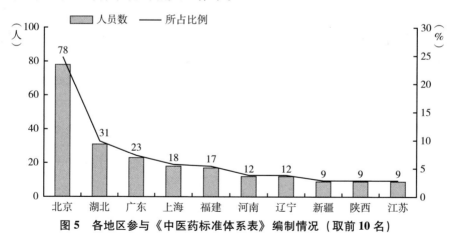

**图 5　各地区参与《中医药标准体系表》编制情况（取前 10 名）**

资料来源：编者对相关文献综合整理。

### 5. 加强重点领域标准化研制工作，建立中医药信息标准化数据库

面对欧美主导的国际标准，我们要先"学习"，再"创造"，通过推广

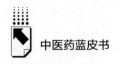

和使用国际标准来促进本国产业的发展，推动中医药相关产业向价值链高端迈进，加快中医药国际标准理论体系建设。建立行业规范的基础类标准，包括中医病名、名词术语，经典名方的药材基原、处方剂量、炮制方法等名称标准化，实现中医药数字化标准及中药材标本建设，促进国内标准向国际标准转化。例如，由中国主导的煎药机国际标准一经发布，其标准制定企业每年的贸易额增长15.2%。通过国际标准的研究、发布和推广，不仅满足了国际社会的普遍需求，更扩大了中医药的国际影响力。据调查，中国国家标准化管理委员会、全国科学技术名词审定委员会等机构每年均有1~2部国家名词规范标准产出。通过重点领域方面标准化的建立以及中医药信息标准化交流、服务平台的搭建，完成中医药信息标准化名词术语检索数据库与查询服务系统的建立，使中医药信息标准名称术语、英文翻译、定义、缩略语等信息公开，为标准制定者在查询中提供便利。

## （五）注重中医药知识产权保护，构建符合中医药知识产权的保护体系

中医药是中华文化的瑰宝，既是独特的卫生资源，也是具有原创优势的科技资源，长久以来在人类生命科学的发展历程中起着独特的作用。中医药国际交流合作应高度重视对中医药知识产权的保护。

### 1. 研究制定全方位的中医药保护体系

知识产权保护体系的建立健全能够有效保护产业发展，目前中国周边国家已经建立了比较完备的"传统医学"知识产权保护体系，促进了本国"传统医学"的产业发展。中医药知识产权保护，必须研究制定加强中医药产品和服务知识产权保护的全方位保护体系，内容要涵盖中医药传统文化、中医药理论体系、中医药诊疗等多方面。

### 2. 加强中医药传统知识产权保护

深入挖掘典籍文献，收集整理民间优质处方，构建完备的中医药处方保护体系，加大对处方拥有者的知识产权保护力度，帮助中医药处方知识产权快速形成产品转化，促进中医药服务产品迭代升级，保证中医药处方拥有者

能够获得有效的法律保护和应得的市场收益。规范审核体系，简化政策性审批流程，帮助中医药企业快速上马，刺激中医药科研机构或企业加大产品研发力度，增加内生创新动力。

**3. 切实维护中国中医药专利的国际权益**

充分利用世界贸易组织的专利保护机制，打击国际侵权行为，提高中医药在国际竞争中的地位。依法保护好中医药知识产权，既要保护成果创新，也要从源头上保护好中医药知识理论体系，以传承上千年的中医学，提高中医药的国际认知度，促进中医药在国际上的广泛传播。

**4. 促进知识产权保护与中医药标准化互利协同**

中医药标准是中医药国际化的技术支撑，也是知识产权保护的重要内容。近几年来，中医药的临床疗效与医学价值受到越来越多国家与国际组织的关注，各国在中医药标准制定方面的竞争也越来越激烈，国际组织关于中医药国际标准的制定也在逐步加快进程，这要求中国中医药界必须从知识产权和技术保护的视角，推进中医药国际标准化战略，争夺中医药国际标准制定的话语权，为中医药国际技术交流合作奠定可靠基础。

## （六）大力推动中医与西医理论融合与创新，在新的国际环境中实现中医药更高水平发展

中医学和西医学是医学领域的两大分支，是东西方两种智慧和实践的产物，双方之间既有理论学科的明显不同，也有追求科学创新的相同之处。面对新时代科学技术的迅猛发展，面对人类疾病谱的深刻变化，面对人们健康需求的不断提升，中西医理论的融合创新既有历史的积淀，也有现实的需求，更有未来的召唤。面对世界百年未有之大变局，中西医理论融合与创新是历史赋予的重大责任，要求双方必须善于从彼此的异同比较中找到中西医理论融合与创新的基本点。

**1. 寻找中医药与西医理论融合和创新的基点**

中医药学厚植于中华传统文化之中，是中华民族在长期的生产生活实践中，在漫长的与疾病斗争历程中，不断积累而成，具有独特理论风格和丰富

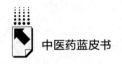

诊疗经验的医学体系。中国中医药理论萌芽于原始社会。从原始社会的石器骨针、神农尝百草到金元时期"四大家"医学流派再至现今，可以说中医药理论积累于人类长久以来对疾病的实践与斗争中，深藏于不同自然环境下的各类生产方式里。中国中医药理论具有整体性、系统性、平衡性的特点，崇尚以人为本的观念，老子《道德经》有云："人法地，地法天，天法道，道法自然"，这里便蕴含中医药理论的哲学思想，即顺应自然之道的"天人合一"。中医药学作为一种完整的理论体系，其形成以《黄帝内经》的出现为标志。《黄帝内经》以中国传统的阴阳五行哲学思想为指导，总结了前人丰富的医学知识和经验，并结合了当时的科学技术和天文地理，使中医药学从原始的经验医学向系统的理论医学发展。东汉时期张仲景著成《伤寒杂病论》，创造性地确立了"以六经论伤寒，以脏腑辨杂病"的理法方药的基础理论和辨证论治的基本原则。阴阳平衡和辨证论治成为中医药学认识疾病和治疗疾病的基本原则，一直传承至今。当然，中医药理论常采用取类比象的方法进行归纳推理，用阴阳五行等理论进行辨证，导致它的概念缺乏具体性，不够精细化，相对笼统抽象，对人体结构、生理病理等缺乏细致入微的认知，治疗方法比较粗放。

西方医学是以近现代科学知识为依托，主要运用实验方法，以解剖学、生理学、病理学、药理学、病原微生物学等学科为基础的一种医学理论体系。西医理论最早可以追溯到古希腊时期，在欧洲文艺复兴之后，随着自然科学的迅猛发展，尤其是解剖学的建立，西方医学摆脱了思辨推理的经验医学，成就了生物医学模式下的规范化的实验科学。特别是近现代以来，西医理论对疾病观察入"微"，其研究人体微观结构的生理病理变化有助于探寻产生疾病的原因和最佳治疗方案，促进现代医学向更精深、更细致的方向发展。西医的哲学基础是还原论，还原论从著名的原子论演变而成，认为世界的本源是"原子"（atomos，希腊语，意为不可分割）。古希腊医学的代表作《希波克拉底文集》主要建立在临床试验和哲学推理的基础上，强调具体的解剖结构，为西医走上实证医学打下了深深的基础。在原子论和实证医学的影响下，西医借助现代科学技术手段将人体分解为诸多微小的结构单元，通过实验的方法对局部微观的生理和病理变化进行研究，寻找致病因子，进而进行疾病的诊断和治疗。西医的哲学观和方法论造就了西医理论单一性、具体性、客观性、精准性的特点，但西方医学过分依赖于实验科学，过分强调对微观结构的研究，强调线性关系而忽略网状联系，重视疾病局部而忽视整体，侧重于生物因素而忽视社会心理等因素，因此在临床中表现出一定的局限性和不完整性。

中西医最初都源于人类救护和求食的本能，都曾从经验医学渐渐成熟发展，由于智力和认知的局限都曾经历过医巫合流的阶段。只不过经济社会、文化背景和哲学思想的差异使中西医在近现代走上不同的发展道路，形成了不同的学术范式、理论特点和理论体系。同时，古希腊、古罗马时期的西方医学在人与自然互为整体等观念上与中国古代中医药理论具有同一性，两者最初起源、研究对象和追求目标有共通之处，思维方式和治疗方法上的尺短寸长使其具有理论融合和创新的逻辑基础，二者不是非此即彼的对立关系，而是互学互鉴的统一关系。只要牢牢把握"治病救命"这一核心和根本问题，中医药与西医理论的融合和创新就具有了基本点。

2. 破解中医药与西医理论融合创新的掣肘因素

中医药与西方医学是在不同文化背景下形成的两种不同的医学体系，其理论的融合创新是迂回曲折的，两者虽有趋同性和互学互鉴性，但仍旧存在诸多难以融合的问题，首要掣肘因素就是难以弥合的文化鸿沟，中医药与西医理论融合创新之路任重而道远。

中医学植根于中国古代文化，以儒家和道家文化为基础，以中庸和平衡思想为核心，具有保守、封闭的特点，强调天人合一，注重阴阳平衡，崇尚知行合一，具有鲜明的人文医学特征。中医学吸收了儒家、道家、易经等哲学思想，并将这些哲学思想中的"元气论""阴阳五行"等基本理论融合于中医学理论的构建，用以解释各种生命现象，并将这些哲学思想运用于临床实践中，用以阐释人的生理病理现象。

西医学植根于古希腊文明，频繁的战乱和经常的民族迁徙，使得西方文明具有冒险、开放、创新的特点，西医学强调实验方法，注重逻辑推理，

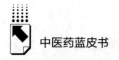

崇尚严谨论证，具有鲜明的科技医学特征。西医学吸收古希腊、古罗马文明中的原子论和元素论等哲学思想，运用形式逻辑推理方法来探索自然和人体的奥秘，吸收最新的自然科学和技术方法，通过严密的实验和严谨的程序，用以解释机体的生理病理现象。因此，重视本原的哲学观是西方医学的思想基础，解剖学在西医理论中处于基础地位，逻辑严密是西医理论的核心特征。

在东西方两种文化环境和哲学思想的指导下，中医学理论倾向于宏观整体分析，西医学倾向于微观局部分解；中医学倾向于定性模糊把握，西医学倾向于定量精准分析；中医学倾向于应用效果总结，西医学倾向于理论推演思辨；中医学倾向于横向联系，西医学倾向于纵向深入；中医学倾向于经验归纳，西医学倾向于实验测定。由此决定了在思维方式上，意象思维和整体思维是中医学独具特色的思维方式，其特点是通过患者的症状和体征，以整体观念对现象进行分析综合，由外向内、由表及里探索人的生命活动。中医学的思维方式是"以象测脏""取象比类""司外揣内"等；西医学独具特色的思维方式是运用概念、判断、推理等科学的思维活动，借助实验室等检验手段，对疾病的本质及其发生发展进行超出主观感知的认知，并对人体形态结构及分子生物水平进行客观分析。在理论上，中医学多从气血、脏腑、津液等医学角度探索，西医学多以病理、生理为基础，从神经系统、消化系统等单元结构入手，且中医学中的"藏象、经络、阴阳五行、里热虚实"等概念名词同西医学中的"病理、细菌、病毒"等词完全不同，造成两者理论上的不可相通。在诊疗方式上，中医讲究辨证论治，从疾病的表象来推断病因、病位和病机的正邪关系，辨证求因，再通过理法方药作用调节人体脏腑与气机的阴阳平衡；而西医讲究辨病论治，侧重借助仪器设备，通过生化指标、检查化验进行辨病因，直接针对具体病灶进行针对性和对抗性的治疗。在治疗目标上，针对同类疾病，西医善于直接治疗身体病患处，而中医在治疗过程中还要考虑身体脏腑机能的变化情况，即西医着重外因与局部病灶所在区，中医更注重内部因素，从整体角度进行固本治疗。在评价体系上，中医学主要根据病人的反应状态作为临床疗效的评价指标，注重医疗实践对前人学说的验证；而西医学则是以形态、结构、功能等作为临床疗效的评价指标，注重群体化的大样本的医疗实验对理论进行检验。中西医的这些分歧，使得两者在探索人体的生理病理及生命活动的过程中表现为不同的认知习惯和路径依赖，为中西医深层融合带来障碍。

中西医两者在各自发展过程中都比较注重自身医学体系的独立性，在相互交流时更发现制约其融合与统一的差异性，中医学理论倾向于辩证法，倾向于世界观；西医理论倾向于唯物论，倾向于方法论。但是，在治病救人的医疗实践中，中西医都发现自己并不是万能的，都发现有些自己无法治好的病让对方治好了，不得不在这些方面与对方和谐相处。从这一关键点入手，就有可能破解"现实之困"这个长期影响中医学与西医理论融合创新的掣肘因素。

3. 寻找中医学与西医理论融合的破解之道

中西医理论融合虽然存在文化背景、理论体系、思维方式、诊疗手段、评价指标等诸多方面的掣肘因素，但中医学与西医理论融合与创新的实践却从未止步。西医学从中医学中寻找理论智慧，中医学从西医学中借鉴科学技术，在服务人类健康的同时共享共用。未来，我们应该逐步突破中西医学之间的壁垒，不断推动中西医理论的融合与创新。

求同存异，共建中西医文化认同。中医学同西方医学在起源与哲学思维方面本质不同，但在发展脉络中存在诸多共性，诸如，两者的产生均来源于实践并应用于实践，作为人类智慧的结晶，中医与西医均是以为人类服务作为本质目标的医学科学。中国中医药学兼具自然科学和社会科学的双重属性，在秉持中医药文化自信的前提下，传承精华、守正创新，将中医药的"辨证论治"同西医的现代化研究相结合，充分发挥中医学理论与古代哲学紧密联系的优势与西方医学接轨。

凸显特色，加快中西医结合科学化与中医药发展国际化。在构建全球人类卫生健康共同体的背景下，中医药以其特有的"治未病"、康养保健、针灸按摩等预防疾病理念及方式方法吸引了众多西方国家的目光，但受制于国际对部分中药安全性及有效性方面的存疑，影响了其迈入国际市场的步伐。

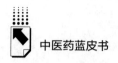

据资料显示，世界卫生组织调查中有较多国家提到中草药实践监管问题上的主要困难便是缺乏相关研究数据作为支撑。而西医的特点是观察入"微"，现代化手段与科学依据实证较多。中医药可取其优势精华所在，依托科学化研究进一步明晰中医药的药理作用和作用靶点，在催化中医药理论体系"由表及里"作用力的同时，进一步完善中医药理论体系面向国际化的发展，以期更好地加速中西医理论的融合进程，早日构建较为成熟的融合体系框架。

取长补短，推动中西医结合在多个方面的创新性发展与实践。中医药、中西医结合是中国医药卫生领域的特有创造，中医药与西医间的融合是科学发展的重要标志之一。从传统医学到现代医学，再到中西医结合，再到世界医学，既是人类对医学需求范围不断拓展的表现，也是中医药传承创新的需要，中西医两者在不断的碰撞中自我检视，在现实的交流中自我完善，在坚守特质的同时互学互鉴。中国中医药在国际市场上的重视与认可程度愈加深刻，中医药国际化是中西医理论结合发展的有利契机，更是中医同西医现代化融合的迫切需求。要面向科技前沿，进一步探索中医药复杂性与科学性的研究方法，明确临床疗效，提高中医药认知度，加大中医药国际化的推行力度，从而拓展中西医融合的深度和广度。

中西医结合领域方兴未艾，中医药同西医的融合发展是机遇与挑战并存的，存在巨大发展空间。要充分依托科学技术发展中医药，守正创新，扬长避短，建立独特的中西医融合理论体系，提高诊疗效果，以求真、求新的态度推动中西医理论的融合共进与交流发展，为推动全球人类健康发展作出更大贡献。

## （七）加强中医药国际化人才培养，筑牢医学人才培养"生命线"

中医药人才是中医药文化继承和创新的重要载体，中医药国际化人才是促进中医药国际化发展的核心。中医药国际化的快速发展，对中医药国际化人才培养提出了新的更高要求。中国出台了《中华人民共和国中医药法》、《中医药"一带一路"发展规划（2016～2020年）》和《中医药发展战略规划纲要（2016~2030 年）》等一系列政策，要求我们深入实施人才优先发展战略，加强培养、储备多语种、高技能、知国际通识的中医药国际化人才，建立符合中医药医疗、科研、教育、产业、保健、文化对外交流与合作全面协调发展要求的中医药国际化人才队伍。

### 1. 建立和完善政府搭台、行业主导的人才培养机制

通过中医孔子学院、海外中医中心等平台组织，以联合培养或共建实验室等方式与国外大学或研究机构开展合作，积极促进学生互换、学分互认、课程互选等制度安排，促进学生到海外进行学习交流，吸引国外学生来华学习。尤其要加强优秀教师的培养，做到提高教师队伍水平、深化教学体制改革、优化人才发展环境，促成不同层次的人才梯队建设。加强政府层面的引导，巩固、拓展与国际政府间的交流合作，进一步促进中医药文化在"一带一路"共建国家和地区的传播。目前，在中国政府和人民的共同努力下，中医药已经传播到 196 个国家及地区，与美国、俄罗斯、新加坡以及澳大利亚等多国签订了专门的中医药合作协议。此外，中外合作办学和国际政府间交流合作是高等中医药院校培养中医药国际化人才的重要途径。积极推动国内高等中医药院校建立中外合作办学专项基金，加快推进中国高等中医药院校与"一带一路"共建国家知名大学的合作，培养中医药学生的国际交往能力，提升外语水平，帮助中医药国际化人才积极了解和掌握国外历史、政治、文化等方面的知识。积极探索中医药国际化人才中外合作办学培养模式，加大中外合作办学投入力度，努力培养更多优秀中医药国际化人才，更好地服务于"一带一路"建设。

### 2. 大力建设高水平的中医药院校

进一步深化高等中医药院校的教育教学改革，加强中医药院校教育合作，大力打造中医药院校师资队伍，在政策、资金层面上给予支持和鼓励，切实解决好国内中医药高等院校人才培养理念陈旧、师资队伍配置不完善、人文素质教育有缺失等问题。通过国内培养、国外引进、国内外联合等途径组织教师定期学习，有计划地选派优秀专业课教师以及相关研究人员到国外知名大学进行深造，培养出一批高水平中医药国际化师资队伍。来华中医药

留学生作为中医药国际化人才的重要组成部分，是中医药对外传播的载体，担负着中医药理论、中医药技术以及中医药传统文化传播的重任。目前，中国已有25所中医药院校建立了国际教育学院或国际学院，为来华中医药留学生教育的有序开展提供平台。国家中医药管理局的年鉴数据显示，近十年来留学生规模总体呈上升趋势（见图6），从2011年的5631人上升至2020年的8187人，增幅达45.39%。同时，受世界卫生组织委托，国际针灸考试中心和中医药考试中心相继在中国成立，这些考试中心给通过考试的海外中医药人员颁发相应的水平证书，对其所学中医药理论知识和临床技能予以肯定。要扩大来华中医药留学生教育的人数规模，完善来华中医药留学生的管理制度，在保持来华中医药留学生本科教育水平逐步提升的基础上，鼓励来华中医药留学生参与并进行硕士及博士等更高层次的学历教育。从招生制度、培养形式、课程设置、管理模式、评估体系、教学体系等方面进行综合改革，提高来华中医药留学生培养质量，扩大中国高校在海外的影响力。

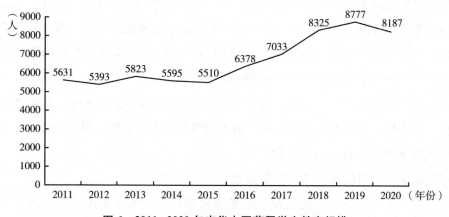

**图6　2011~2020年来华中医药留学生教育规模**

资料来源：张建华、周尚成、潘华峰《中国中医药传承创新发展报告（2021）》，社会科学文献出版社，2022。

### 3. 大力提升中医药院校海外办学水平

针对中国中医药院校海外办学具有定位不太明确、分布地区有待扩展、学科设置不够齐全的问题，中国中医药院校应把中医药海外办学项目纳入高校的整体发展规划当中，注重中医药海外办学的质量和可持续发展。另外，海外办学项目分布的地区主要为中国周边、西欧、大洋洲，应借助"一带一路"等政府间合作交流项目，增加其他地区的海外办学项目，同时完善海外办学的学科，注重中国传统文化和汉语教学的特色优势，从而加强中医药国际化人才的培养。

4. 通过内外联合培养实现内向型人才向国际型人才转变

培育中医药国际化人才的另一个方式就是通过内外联合培养的模式，增强学生的综合素质和扩展国际视野，提高学生跨文化的适应能力，实现内向型人才向国际型人才转变。一是国内中医药国际化人才培养。中国有高等中医药院校42所，根据调查，暂时没有院校有针对中医药国际化人才培养的培养目标、教学内容、课题体系、管理制度以及评估方式，同时现行的中医药国际人才培养模式不能满足中医药国际化人才培养的需求。国家中医药管理局国际合作司自2017年起建立中医药国际合作专项，国家中医药管理局中医师资格认证中心以培养、认证中医药国际化人才为工作内容承担该项目，在全国范围内遴选、培养、认证中医药国际化人才，为中医药国际化人才提供学习和发展的平台，提高国内中医药国际人才教育水平。二是加强国外中医药国际化人才培养。随着中医药文化在海外传播加速，据调查，在美洲、欧洲、亚洲有30多个国家都设立了中医药教育机构，部分中医药院校得到政府的认可，尤其在英国、美国、法国等国家。中医药教育机构达600多个，但区域分布不均衡，亚洲340个，欧洲209个，北美洲110个，南美洲16个，大洋洲16个，非洲4个，其中绝大部分机构都为该国自主设立，与中国合作交流的院校较少。中国与海外中医药高等院校合作办学的中医孔子学院逐渐增多，但目前还处于积极探索阶段。由此可见，培养中医药国际化人才能力仍有很大的提升空间。三是吸引更多留学生来华深造中医药学。加大中医药文化在海外传播的力度，培养更多的留学生对中国传统文化和中医药文化的认同感，从根本上增加来华深造中医药留学生的数量。四是打造"洋中医"的本土化培养机制。当前，中医药国际化传播的师资力量主要选

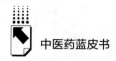

自国内，这一做法虽然较为高效、专业，但可持续性堪忧。要帮助海外中医药机构建设本土化的人才培养机制，打造本土化的人才培养队伍，营造本土化的中医药文化环境。加强中医师的本土化培养，提高"洋中医"的持续深造能力，促使中医药文化真正地"落地生根"，推动中医药文化持续高效地传播。

5. 着力培养具有较强语言沟通能力、精通中医药文化与医疗的复合型人才

推动中医药国际宣传，拓宽中医药对外传播的路径，树立中医药良好的国际形象，进而推动中医药国际化发展，需要大批具有较强语言沟通能力、精通中医药文化与医疗的复合型人才。复合型人才要将外语、中医药知识体系熟练应用于实际。专业术语翻译直接影响各国对中医药的理解和使用，比如阴阳五行等抽象概念、辩证统一的理论思想等，很难以现代医学简单的英文词汇表达出来。要注重培养中医药管理型人才，提高对出口国的相关法律法规及政策实施等方面的敏感度，有效规避中医药在出口国的法律风险。补齐中医药文化传播的人才短板，拓展中医药文化传播的渠道和途径，全方位优化中医药国际服务。要在统筹教育资源的基础上，扩大中医药教材的推广使用范围，编写适合不同国家的中医药学习教材，加强师资队伍和临床教学基地建设，形成中医药对外教育的新发展格局。

## （八）深化国际贸易合作，推动中医药国际贸易转型升级

中医药是传统文化的重要组成部分，是中国独特的卫生资源，也是潜力巨大的经济资源、生态资源，挖掘并利用好中医药资源，对中国中医药行业的发展具有重大意义。特别是实施"一带一路"倡议构想，共建国家和地区的中医药国际化发展离不开贸易的支撑，应充分发挥国际贸易在促进中医药产业发展方面的功能和优势，建立符合国际化发展市场需求的中医药产业国际贸易体系。

1. 打造中国中医药货物、服务贸易集聚高地

中医药货物贸易（即中药材、中医药饮品、中成药等产品贸易）和中

医药服务贸易（包括与中医药相关的诊疗、教育、科技、康养、文化、旅游等各项服务活动）是在不同国家和地区之间通过跨境交付、境外消费、商业存在和自然人流动四种形式实现的贸易活动。从根本上讲，中医药服务贸易是货物贸易的延伸，是建立在中医药货物贸易基础上的贸易形式。根据调查，中国中医药货物贸易出口的中药材 80% 出口到了亚洲地区，主要是中国香港、日本和韩国，中医药货物贸易仍具有局限性，需继续开拓目标市场。政府对中医药产业高度重视，陆续出台了《国务院关于扶持和促进中医药事业发展的若干意见》《中医药发展战略规划纲要（2016~2030 年）》《"健康中国 2030"规划纲要》等政策文件，要依托政府政策的支持，充分发挥中医药独特优势，以研制、流通中医药药品、器械为依托，打破贸易壁垒，为中医药产业提供国际发展平台。

2. 为中医药产业在国际上的发展营造良好的发展环境

深化国内中医药机构与国际卫生医药组织的合作，利用目前地区间贸易获得的成果，进一步推动中医药产业升级，建立中医药联合认证中心，设立中医养生、中医康复诊疗等具有中医药诊疗特色的诊疗机构，提升中医药在海外当地的知名度，推动当地政府提高中医药市场的开放程度，增加中医药在当地医药体系中的占比。进一步加强对中医药服务贸易出口平台的扶持，以示范项目带动辐射周边区域，巩固中医药产业优势，挖掘中医药的国际贸易潜力，带动当地中医药发展。

3. 重视中医药原创思想和服务技术的输出

中医药的精髓在于其原创思想和服务技术，是中医药学的基础与核心。近年来，中国文化在海外的传播与影响，向世界充分展示了一个历史悠久与现代发展高度融合的中国形象。中医药文化作为中国文化的重要组成部分，应根植于中国文化根脉，勇于创新发展中医药文化，探寻多形式、多渠道、多载体的传播途径，以提升中医药文化的国际影响力。中医药原创思想和理论创新有利于丰富世界医学资源宝库，对中医药临床诊治具有指导意义。中医药要获得长足发展，必须在重视临床疗效的基础上回归中医药理论的传承与创新，完善和提升中医药资源区划及动态监测技术方法、中药材监测技术

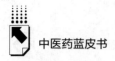

水平，稳定和提高中药材的质量与安全性，努力在定量分析和工业化生产方面越来越呈现标准化、信息化、智能化发展趋势。

**4. 不断扩大中药材在全球植物药市场的份额**

中药材是中医药产业发展的关键点，也是中药产品研发与流通的核心。新冠疫情背景下，金花清感颗粒、连花清瘟胶囊（颗粒）、疏风解毒胶囊（颗粒）等口服中成药制剂在临床的突出疗效，让中成药研制成为国际热点。据调研，中国2021年批准12个中药新药（含9个创新药）上市，批准34个中药临床试验，这是近五年获批中药新药和临床试验数量最多的一年。目前，中成药的研制在国内如火如荼，但在海外中成药流通水平不高。要大力促进中医药理论和现代科学技术的结合与创新，推动中医药进入"一带一路"共建国家的药典、《美国药典》和《欧盟药典》，进一步提升在国际市场上的中医药竞争力，促进中药材和中成药进入国际医药主流市场，确立中医药在世界传统医药中的主导地位，促进中医药国际化。要以服务贸易为依托，大幅度提升中医药货物贸易出口量，为中医药产业提供国际发展平台，增加中医药产品流通途径，提高作为中医药大国中国的全球植物药市场份额。

**5. 重点推动中医药全流程产业链建设**

以国内的重点中医医疗机构和中医药企业为核心，面向海外实行专业化、集团化、体系化的经营，打造中国中医药货物、服务贸易集聚高地，形成中医药全流程、多角度的服务体系；以研制、流通中医药药品、器械为依托，打造中国中医药货物、服务贸易集聚高地。为了确保中医药的可持续发展，找到濒危中医药的替代品，加强中医药的发展及国家间的交流合作，是中医药在区域内发展壮大的关键。要通过建立区域内传统中医药情报中心，及时准确完成情报系统录入工作，根据大数据分析结果，统筹区域传统中医药的药理、药性及药效，便于加强中药的研制与开发，以满足沿线区域内消费者的实际需求。中国出口中药时应充分考虑不同国家或地区政治、经济、文化等因素差异，因时因地发展符合海外需求的中医药出口产品。立足于生产质量有保障、疗效显著、物美价廉的中医药，从而达到资源优势互补的目的，以打开国际市场大门。

### 6. 大力发展"互联网+中医药"的新型中医药产业模式

互联网是中医药产业发展的驱动力。大数据分析显示，"互联网+中医药"产业目前正处于起步阶段，并极具潜力。据统计，全球云计算市场规模正在逐年攀升，截至 2017 年，该类产业规模已经达到 2441.6 亿美元，其中与中医药相关的云计算产业达到总规模的 5%。基于"互联网+"深度挖掘中医药的原创资源，将中医药传统方法和现代医学操作进行有效结合，落实经典名方制剂简化注册的需求，同时与人工智能、数字经济有机融合，提供高品质的产品与服务的供给，形成以高质量供给拉动潜在需求的新业态与新模式，推动中国中医药产业在定量分析和工业化生产方面呈现标准化、信息化、智能化发展趋势。

### 7. 采取多元化、差异化的国际市场开发路径

中医药产品和服务应该根据不同国家和地区的实际情况，采取多元化、差异化的国际市场开发路径。同仁堂在面对各国不同法律法规的限制时，采取了灵活多样的突破路径，它以药品的形式进入市场较为宽松的东南亚国家，以食品补充剂的形式进入市场限制较多的欧美国家，以补充药物的形式在澳大利亚进行中成药注册，并已经注册了 48 个品种。"以援促药"也是拓展国际中医药市场的一种有效方式。中国 2010~2019 年青蒿素药品出口总额超过 8 亿美元，其中对非洲援助出口额占 73.6%，对亚洲出口额占11.9%。未来应紧紧抓住海外中医药援助的有利契机，为中医药产品和服务的出口做好国际市场铺垫。

## （九）加大中医药国际传播力度，全面提升国际影响力

宣传与传播是提升中医药国际影响力的重要手段。要深入贯彻落实《中医药发展战略规划纲要（2016~2030 年）》以及《"健康中国 2030"规划纲要》精神，全面加大中医药国际宣传和传播力度，推动中医药加快走向世界。国家已有诸多文件发布，详见表 11。

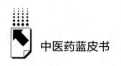

表 11 中医药国际化传播的相关文件

| 时间 | 文件名称 |
| --- | --- |
| 2019 年 10 月 | 《中共中央、国务院关于促进中医药传承创新发展的意见》 |
| 2021 年 6 月 | 《中医药文化传播行动实施方案(2021~2025 年)》 |
| 2021 年 12 月 | 《推进中医药高质量融入共建"一带一路"发展规划(2021~2025 年)》 |
| 2022 年 3 月 | 《"十四五"中医药发展规划》 |

资料来源:编者对相关文献综合整理。

### 1. 创新传播方式、深化传播内容

积极学习应用各种新型传播工具,对中医药的传播方式进行创新,将中医药传统文化在传播中进行再创造。要积极融合中医药原创思维与现代表达形式,利用比如纪录片、影视剧、"互联网+中医药"等新媒体形式,推动中医药的传承创新。在传播内容上要突破中医药技术的局限,将中医药文化中深层的哲学思想和文化价值内涵真正传播出去。大力开展中医药文化年(展)、对外中医药文化服务交流,以讲座、论坛等形式,提升中医药国际认知度与认同感。同时,在海外也应积极开展中医药文化传播工作,将国内外的高校、科研院所、学术机构与海外权威媒体联合作为传播切入点,开展中医药文化主题活动。组织中医药文化交流推广团远赴匈牙利、比利时、迪拜、荷兰、英国、阿根廷、美国、加拿大、巴西、阿联酋、秘鲁、波兰等国家,举办相关的会展及中医药讲座,与多国本土媒体共同讲述中医药故事,大力宣传中医药文化。

### 2. 深度发掘互联网传播资源

中医药的学术传承和文化传播活动主要是以图书文献为载体和以口传心授的方式展开。随着信息化、数字化社会的到来,中医药文化传播也更加多元,微信、微博、贴吧、豆瓣、知乎、B 站等现代媒体平台中中医药元素更加丰富。截至 2020 年,B 站上关于中医的视频已经超过了 1000 个,而 2016 年以前 B 站还没有关于中医的视频。2020 年 3 月 20 日,福建中医药大学推出中国第一个助力海外新冠防控的网络平台——"越人小宝",并为华人华侨准备了闽南语版的中医药防疫科普讲座，"云"支援菲律宾防控疫情，精准传播中医药文化。要充分发挥互联网快速传播的优势与特点，打造优质的中医药文化产品，扩大中医药文化海外宣传的途径和方式，提高中医药文化国际传播的知名度。要加强对国内具有技术优势的中医药企业海外宣传，为中医药的国际传播奠定产业与技术优势。

### 3. 丰富中医药国际化传播途径

中医药国际化传播途径主要有官方和社会两种方式。一方面，政府要积极牵头与各国政府、国际组织开展海外中心、中医孔子学院、海外医疗援助机构等的项目合作，以及设立科研、教学机构，开展宣传和展示活动。另一方面，要充分发挥非政府组织的传播作用。

### 4. 打造中医药文化海外传播矩阵

要借势"一带一路"，以传承发展中医药文化为依托，打造多元化国际传播平台，提高中医药国际影响力。一是充分利用"一带一路"倡议契机，积极开展政府间及国际组织间对话，促进文化交融，提升中医药文化认同，不断提升中医药文化软实力及国际影响力，为中医药国际科技创新交流合作提供稳定的内生动力。二是要重视海外主流媒体、社交媒体平台、学术媒介的宣传，充分利用中国中央广播电视台中文国际频道播出的《中华医药》（*Traditional Chinese Medicine*），对海外观众宣传中国传统医学及倡导的生活习惯和伦理道德等内容，提高中医药的知名度。三是要重视互联网、大数据等新兴技术与传统媒介的结合，借助新闻媒体、网站、社交平台等多种新媒体形式宣传中医药文化，打造精品短视频，以广告、纪录片、电影等影像产品，弥补由于文化背景、语言环境差异带来的交流障碍，让更多海外群体了解中医药文化，为中医药国际交流合作打造良好的认知氛围。四是建立中医药文化国际传播体系，分层、分级、分阶段开展中医药文化传播工作，使其具有顶层设计、中层管理以及基层实施，以阶段性时间或阶段性目标为横轴，实时调控中医药文化海外传播工作走势。五是进一步拓展中医药文化传播广度，在相关政策文化指导下，以合作、共赢的方式将海外更多的国家、机构联合到中医药文化传播工作中，在全球范围内进行交流合作。六

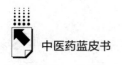

是需挖掘中医药文化传播深度，通过举办中医药文化交流合作会议、印发多语种中医药文化文件、举办中医药文化海外展览、打造基于网络新媒体资源的国际传播平台等方式，围绕各国国情创新中医药文化传播方式，增加中医药文化传播方式的多样性。

**参考文献**

［1］王志翔：《唐代针灸对外交流研究》，硕士学位论文，河南中医药大学，2017。

［2］〔朝鲜〕郑麟趾：《高丽史》，载四库全书存目丛书编纂委员会主编《四库全书存目丛书》，齐鲁书社，1996。

［3］吴鸿洲：《中医方药学史》，上海中医药大学出版社，2007。

［4］〔日〕木宫泰彦：《日中文化交流史》，胡锡年译，商务印书馆，1980。

［5］朱嫒嫒：《隋唐"三志"著录医籍初步研究与思考》，硕士学位论文，陕西中医药大学，2016。

［6］〔日〕富士川游：《日本医学史》，日新书院，1941。

［7］朱德明：《古代浙江与国外的医药交流》，《杭州大学学报》（哲学社会科学版）1997年第2期。

［8］马伯英、高晞、洪中立：《中外医学文化交流史——中外医学跨文化传通》，文汇出版社，1993。

［9］承淡安：《东渡归来》，《针灸杂志》1935年第6期。

［10］刘科辰：《民国时期汉译日本针灸医籍与其影响》，硕士学位论文，南京中医药大学，2017。

［11］冯汉镛：《中越两国医药文化的交流》，《中医杂志》1958年第8期。

［12］冯立军：《古代中国与东南亚中医药交流》，《南洋问题研究》2002年第3期。

［13］王明强、张稚鲲、高雨：《中国中医文化传播史》，中国中医药出版社，2015。

［14］王文利：《略论汉代西域医药学对中医药学的影响》，《西部中医药》2019年第3期。

［15］焦东海、蒋小维、阮宜吾等：《全国首届大黄学术研讨会文献概述》，《中医杂志》1988年第11期。

［16］程龙（S. J. jalalzadeh）：《开拓与传通——中医学的中东之旅》，博士学位论文，北京中医药大学，2007。

［17］朱明、弗利克斯克莱·弗兰克、戴琪：《最早的中医西传波斯文译本〈唐苏克拉玛〉》，《北京中医药大学学报》2000年第2期。

[18] 胡羽：《五代痴迷"小茶楼" 代代皆成凉茶王（一） 王泽邦奇遇"山中方士" 获秘方巧成"一代茶王"》，《乡镇企业科技》1998 年第 4 期。

[19] 鄢良、孔丹妹、陈姝婷等：《亚太地区传统医药概述（Ⅱ）》，《亚太传统医药》2007 年第 8 期。

[20] 王国强：《"六先六后"推动中医药"一带一路"发展》，《中医药通报》2016 年第 6 期。

[21] 司富春、张勤：《中医药国际化人才培养研究》，《中医研究》2018 年第 5 期。

[22] 李洁：《中国高等中医药对外教育发展的现状及思考》，《西北医学教育》2010 年第 5 期。

[23] 易亚乔、杨丽、王玮：《全球视角下中医药教育的发展现状与未来发展思路》，《中医教育》2016 年第 6 期。

[24] 马均：《孔子学院发展研究——基于〈孔子学院年度发展报告〉（2013～2018）》，硕士学位论文，湖北工业大学，2021。

[25] 杨凤珍：《医学教育中的汉方医学》，《国外医学（中医中药分册）》2003 年第 2 期。

[26] 丁彰炫：《韩国韩医学教育概述》，《上海中医药杂志》2001 年第 7 期。

[27] 曹静敏、徐爱军、张洪雷：《中医药文化之于国家软实力提升》，《中国医药导报》2012 年第 29 期。

[28] 陈凯先：《21 世纪中医药发展的战略思考》，《世界科学技术–中医药现代化》2007 年第 1 期。

[29] 赵维婷：《17 个中医药国际合作专项确立》，《中医药管理杂志》2015 年第 12 期。

[30] 郑业鹭、胡德胜、杨桦等：《科技创新推动高质量发展的法治保障》，《中国发展》2023 年第 3 期。

[31] 韩星星、朱华旭、唐志书等：《面向行业需求的中医药标准：发展现状与建设思考》，《中草药》2023 年第 6 期。

[32] 李静、任冠华：《中医药名词术语国际标准化现状与思考——以国际标准化组织中医药技术委员会（ISO/TC 249）为例》，《中国标准化》2021 年第 19 期。

[33] Institute for Public Health（IPH），National Health and Morbidity Survey 2015（NHMS 2015），Vol. Ⅱ：Non-Communicable Diseases，Risk Factors and Other Health Problems，Kuala Lumpur：Ministry of Health Malaysia，2015.

[34] 孙达：《为构建人类卫生健康共同体注入中医药力量》，《人民日报》2020 年 7 月 21 日，第 18 版。

[35] 吴佳男：《传统医学被纳入国际疾病分类的"兴奋"与"清醒"》，《中国医院院长》2019 年第 13 期。

[36] 仵燕：《中西医学同源殊途的文化渊源初探》，《中医杂志》2014 年第 18 期。

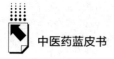
［37］贾英民、李瑞玉、霍延红等：《东西方文化差异比较与中西医学的互补融合》，《现代中西医结合杂志》2018 年第 6 期。

［38］易兵：《从东西方文化差异看中医认识方法的发展》，《考试周刊》2008 年第 49 期。

［39］周亚东：《论中西医话语的差异与共生》，《锦州医科大学学报》（社会科学版）2021 年第 2 期。

［40］殷丽：《中医药典籍国内英译本海外接受状况调查及启示——以大中华文库〈黄帝内经〉英译本为例》，《外国语》2017 年第 5 期。

［41］刘丹丹、龙艺：《医学人类学视角下医学的起源和发展过程研究综述》，《中国医学伦理学》2017 年第 7 期。

［42］柏宁、李英粉、李增梅等：《对中、西医学文化差异的分析与解构》，《中国医学伦理学》2018 年第 12 期。

［43］郭鑫、刘佳丽、王淑艳等：《中医的科学性与现代化发展之分析》，《中医药导报》2018 年第 13 期。

［44］石雪芹、安宏、赵杼沛等：《中国、日本、韩国传统医学教育、立法和医疗卫生体系的发展现状及比较》，《中国医药导报》2021 年第 36 期。

［45］赵永旺、柏莹、刘峥嵘等：《日本汉方医药学发展历程对中国中医药学发展的启示》，《湖南中医药大学学报》2018 年第 5 期。

［46］曾召、王小平、张晓艳等：《基于 PubMed 和 SCI 的 1972 年前针灸海外传播轨迹与特点研究》，《中国中医药信息杂志》2022 年第 9 期。

［47］孙源源、王玉芬、熊季霞：《国际化视角下针灸-中药协同发展的机制研究》，《时珍国医国药》2016 年第 8 期。

［48］许中伟：《西方国家中医药立法比较浅谈——在立法上针灸与中医药的分与合》，《法制与社会》2007 年第 5 期。

［49］石慧、张宗明：《针灸在美国本土化的历程、特色与成因探究》，《自然辩证法研究》2022 年第 1 期。

［50］张坤：《中国中医药服务贸易发展的现状、问题与策略》，《价格月刊》2021 年第 5 期。

［51］孙倩倩、周守君：《中国远程医疗的现状、问题及发展对策》，《南京医科大学学报》（社会科学版）2022 年第 1 期。

［52］刘昕：《"海上中医"让中医走得更远》，《国际商报》2016 年 12 月 9 日，第 A02 版。

［53］范延妮、王芳芳：《一带一路背景下中医药国际教育现状与策略》，《中国中医药现代远程教育》2021 年第 8 期。

［54］尚力：《中医药服务贸易发展空间很大》，《中国对外贸易》2013 年第 4 期。

［55］陈昭、刘静：《中国自然人移动现状、问题与对策》，《中国经贸导刊》2014

年第 6 期。

[56] 张玲华、侯胜田、王海星：《中医药医疗服务贸易发展现状及建议》，《中国中医药信息杂志》2016 年第 3 期。

[57] 俞懿春、吕强：《中医药快步融入国际医药体系》，《人民日报》2020 年 10 月 11 日。

[58] 张红地、王远卓、张羽萌：《应对国际公共卫生事件的历史经验》，《银行家》2020 年第 4 期。

[59] 陈湃：《中国赴柬埔寨抗疫医疗专家组走访医院社区　助建联防联控机制》，中国新闻网，2020 年 3 月 26 日，https：//www. chinanews. com/gj/2020/03 - 26/9137872. shtml。

[60] 曾小威：《北京远程健康服务平台上线　为海外侨胞提供中医药服务》，中国新闻网，2020 年 4 月 2 日，http：//www. chinanews. com/hr/2020/04 - 02/9145665. shtml。

[61] 严玉洁：《国际社会关注中医药抗疫功效，中医药在海外市场升温!》，国家中医药管理局网站，2020 年 3 月 25 日，http：//www. natcm. gov. cn/hudongjiaoliu/guanfangweixin/2020-03-25/14242. html。

[62] 贾平凡：《中医出征海外助力全球抗疫》，《人民日报海外版》2020 年 3 月 23 日，第 6 版，http：//paper. people. com. cn/rmrbhwb/html/2020-03/23/content_1977605. htm。

[63] 《海外网评：奔赴国际抗疫战场，中医药贡献中国方案》，国家中医药管理局网站，2020 年 3 月 17 日，http：//www. natcm. gov. cn/xinxifabu/meitibaodao/2020-03-17/14010. html。

[64] 齐亚强：《地位综合征：社会分层与健康不平等》，社会科学文献出版社，2020。

[65] 蒋继彪：《中医国际化发展策略研究》，博士学位论文，南京中医药大学，2017。

[66] 宋春生：《推动中医药文化国际传播　构建人类卫生健康共同体》，《传媒》2022 年第 15 期。

[67] 程勇、石云、蔡轶明：《中医药海外中心建设的现状与思考》，《中医药文化》2018 年第 5 期。

[68] 王鸿江、申俊龙、张洪雷等：《文化强国视域下中医药文化国际化传播现状及问题分析》，《中国卫生事业管理》2020 年第 5 期。

[69] 陈凯先：《把中医药科技创新摆到国家科技战略的高度推动中国科技的原始创新》，《中医药文化》2015 年第 2 期。

[70] 孙泽庭、聂正怀、邓崇平：《中西医结合的现状与思考》，《医学与哲学》（人文社会医学版）2006 年第 3 期。

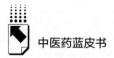

［71］鲁法庭、张学娅、杨梅、严石林：《试论现代自然科学背景下的中西医理论的结合与融合》，《云南中医学院学报》2008 年第 5 期。

［72］俞海虹、周红桥：《试述中医阴阳平衡观的实质》，《中医药学刊》2006 年第6 期。

［73］陈根旺、苏永生、苏永华：《中西医发展的文化起源和思维方式背景比较》，《现代中西医结合杂志》2006 年第 4 期。

［74］杨嘉懿：《中西医学人文的变迁、比较与启示》，《中国医学伦理学》2021 年第 7 期。

［75］王霞：《构建融合中西医理论的新医药学体系——访全国政协委员、中国中医科学院中医临床医学基础研究所常务副所长吕爱平教授》，《中国当代医药》2010 年第 8 期。

［76］肖小芹：《从思维方式看中西医的差异》，《湖南中医药导报》2004 年第10 期。

［77］高雅、王彤：《从中西医思维差异论述中医辉格问题解决之路》，《中国中医基础医学杂志》2015 年第 10 期。

［78］刘万里：《浅谈中西医结合理论与实践的创新发展》，载浙江省中西医结合学会、江苏省中西医结合学会、上海市中西医结合学会主编《第三届江浙沪中西医结合高峰论坛论文汇编》，浙江省科学技术协会，2011。

［79］白俊杰：《10 所高等中医药院校留学生生源及毕业率分析研究》，硕士学位论文，北京中医药大学，2008。

［80］尹泽玲、温川飙、程小恩等：《简述"互联网+中医药"产业的发展概况》，《电脑知识与技术》2018 年第 4 期。

［81］刘雅兰、张政：《基于网络数据分析的中医药自媒体传播路径研究》，《中医药文化》2021 年第 5 期。

［82］邱崖：《"一带一路"视域下中医药在东盟的传播研究——以福建省为例》，《中医药管理杂志》2022 年第 3 期。

［83］国务院新闻办公室：《〈中国的中医药〉白皮书》，国务院新闻办公室网站，2016年 12 月 6 日，http：//www.scio.gov.cn/ztk/dtzt/34102/35624/35628/Document/1534714/1534714.htm。

［84］冯杰：《中医药为全球抗疫贡献"中国方案"》，《国际人才交流》2022 年第6 期。

# 分 报 告
## Segment Reports

**B.2**

# 2022年中国中医国际交流合作发展报告

**摘　要：** 本文系统地梳理了关于针灸、中医适宜技术、中医传统保健功法已开展的重大国际交流活动、实施的合作项目、建设的组织平台和取得的丰硕成果，整理了"一带一路"全方位合作新格局下，中国中医机构与国外机构联合成立的高水平研究机构和开办的海外中医机构情况。在总结喜人成绩的同时，也清醒地认识到中医国际交流合作仍任重道远，在新形势下仍面临多方壁垒，包括中医技术交流种类单一、中医功法类技术传播渠道局限、中医交流机构发展持续性较差、中医医疗服务交流存在文化差异与语言障碍、国际化专业技术人员匮乏等问题，必须打破这些瓶颈与桎梏，审时度势、多措并举，才能不断促进中医国际交流合作。

**关键词：** 中医国际交流合作　传统功法　针灸　中医适宜技术

---

\* 马月丹，女，1978年7月生，辽宁中医药大学经济管理学院副院长、副教授。

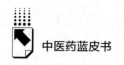

# 一 中医国际交流合作成就

中医药博大精深，药为医用，医因药存，中医医疗技术是中国中医药重要的组成部分，并成为祖国医药走向世界的重要载体。针灸在国际医疗合作中备受青睐，各种中医传统功法受到各国民众追捧，各类中医机构在海外落地生根，国际交流合作硕果累累。

## （一）针灸成为最耀眼的中医国际交流名片

### 1.针灸在立法国家成为补充医学主要成员

课题组调研结果显示，最适合在国际交流推广的三个中医适宜技术是针刺类、推拿类、灸类技术。《世界卫生组织 2019 年传统和补充医学全球报告》中显示，现阶段已有 103 个会员国认可并使用针灸技术，其中有 29 个会员国制定颁布了传统医学相关法律法规，还有 18 个会员国将针灸直接纳入医疗保险体系。另据统计，目前海外针灸从业人员约有 38 万人，中医针灸诊所已达 10 万多家。

在北美洲，美国自内华达州、加利福尼亚州于 1972 年为针灸技术确立了合法地位后，美国共有华盛顿特区和 44 个州相继立法承认了针灸。全美约有 8000 家中医诊所和近 4 万名持证针灸师。针灸从业者年均约进行 1000 万次以上的针灸治疗，大约 1.8% 的美国成年人接受过针灸治疗。加拿大 1973 年首次对针灸立法，先后已在阿尔伯塔、魁北克、不列颠哥伦比亚、安大略、纽芬兰与拉布拉多五个省实现了针灸立法，涵盖人数已占全国人口总数的 90% 以上。

在欧洲，英国自 2001 年开始立法管理针灸服务，根据统计，早在 1998 年英国中医诊所就已经达到 3000 余家。临床医生每年开展超过 400 万次的针灸治疗，且这种治疗由英国国家医疗服务体系（NHS）提供。在德国，平均每年有 200 余万人次会接受中医治疗与服务，目前利用中医技术尤其是运用针灸进行治疗的德国医生数约有 5 万名，占全德国医生总人数的 17% 左右。

在金砖五国的巴西，针灸疗法正被越来越多的民众所接受。针灸于1981年进入巴西。2006年，巴西政府特别颁发971法案，针灸被列入全国医疗系统和医疗保险体系，并正式进入公立医院。据巴西卫生部统计，立法后的5年内，在巴西全民医疗体系内做针灸治疗的人数上升了429%，2011年有68万人次接受针灸治疗，2012年这一数字达到120万人次。据不完全统计，巴西的中医针灸医师数量已经超过10万人，其中包括华人针灸医师3万余人。巴西全国近500所公立医院和2500多家诊所设有针灸治疗室，为民众提供针灸治疗服务。

在非洲国家，援非医疗队中的中医队伍成为传播中医技术的使者，1963年至今中国政府已累计向非洲派出中医医生2000余人次。各个省份对口支援的中医师均在支援国不同程度地开展针灸服务，使小小银针备受追捧。2020年9月，中国—津巴布韦中医针灸中心作为南部非洲首个中医针灸中心建成启用。

**2. 中医针灸技术传承基地建设促进技术传授与交流**

传承与发展并重，传授和交流并举，中医针灸的国际化交流还得益于针灸技术的有效传承。总部设在中国北京的世界针灸学会联合会是与世界卫生组织建立正式工作关系的非政府性针灸团体的国际联合组织，自2015年起已建立11个中医针灸传承基地，分布在加拿大多伦多、匈牙利布达佩斯、挪威奥斯陆、荷兰阿姆斯特丹、美国纽约5个海外基地，以及中国北京、澳门、浙江、上海、湖北、山东的6个以国家级非物质文化遗产、国医大师传承的国内基地，详见表1。

表1 世界针灸学会联合会中医针灸传承基地情况

| 序号 | 基地所在机构及国家或地区 | 基地成立时间 | 备注 |
|---|---|---|---|
| 1 | 加拿大安大略中医学院,多伦多 | 2015年9月 | 首个境外针灸传承基地 |
| 2 | 匈牙利医学联合会,布达佩斯 | 2016年8月 | 欧洲首个针灸传承基地 |
| 3 | 挪威克里斯蒂安尼亚大学,奥斯陆 | 2016年8月 | 签订合作谅解备忘录,共同筹建"中挪中医针灸传承基地" |
| 4 | 荷兰神州中医大学,阿姆斯特丹 | 2017年3月 | — |

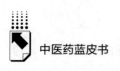

续表

| 序号 | 基地所在机构及国家或地区 | 基地成立时间 | 备注 |
|---|---|---|---|
| 5 | 首都医科大学附属北京同仁医院,北京 | 2017 年 4 月 | 耳鼻喉科李新吾主任"新吾鼻炎针法" |
| 6 | 澳门中医药学会,澳门 | 2017 年 6 月 | 搭建葡语系国家的中医针灸交流平台 |
| 7 | 衢州市中医医院,浙江衢州 | 2017 年 12 月 | 国家级非物质文化遗产"杨继洲针灸" |
| 8 | 美国针灸医学会和纽约自然针灸健康中心,纽约 | 2018 年 6 月 | 美国首家中医针灸传承基地 |
| 9 | 同济大学附属上海第十人民医院,上海 | 2019 年 6 月 | 国医大师吕景山上海中医针灸传承基地 |
| 10 | 湖北中医药大学,湖北武汉 | 2019 年 8 月 | 孙国杰教授传承基地 |
| 11 | 中医针灸埋线联盟,山东聊城 | 2021 年 5 月 | 国医大师吕景山中医针灸传承基地 |

资料来源:作者整理。

### 3. 针灸国际科研合作攻关涌现顶尖成果

研究针灸疗效,拿出切实证据向世界阐释针灸的科学内涵,在科研实践中解决中西医思维方式差异。2019 年以来中国学者相继在 *Nature*(影响因子 49.962)、*BMJ*(影响因子 39.890)、*Annals of Internal Medicine*(影响因子 25.391)、*JAMA Oncology*(影响因子 22.416)、*JAMA Internal Medicine*(影响因子 20.768)、*Theranostics*(影响因子 11.556)、*American Journal of Gastroenterology*(影响因子 10.171)发表高水平论文。2020~2022 年针灸领域共有 7 项研究入选中华中医药学会的十大学术进展。

2022 年 2 月,*BMJ* 以"针灸研究"专题形式发表了 6 篇文章。该专题系列文章由中国中医科学院针灸研究所所长景向红发起,联合加拿大麦克马斯特大学张誉清教授领衔组稿,涵盖了广州中医药大学、北京中医药大学、中国药科大学、瑞士苏黎世大学、美国华盛顿大学等 9 个国家 48 家单位的 109 位中西医临床、循证医学、流行病与统计学、临床指南、卫生经济学和卫生政策等领域的权威专家与资深学者共同参与研究的成果,详见表 2。

表2 *BMJ*"针灸研究"专题6篇文章详情

| 序号 | 通讯作者(所在机构) | 其他作者所在国家 | 文章名 |
|---|---|---|---|
| 1 | 张誉清(加拿大麦克马斯特大学) | 中国、加拿大 | 《提升针灸研究质量:现状、问题、共识和方向》(观点性文章) |
| 2 | 刘建平(北京中医药大学) | 中国、加拿大、美国 | 《针刺随机对照试验设计和实施中的方法学挑战》(分析性文章) |
| 3 | 黄璐琦(中国中医科学院) | 中国、加拿大、美国、瑞士 | 《使用卫生经济学评价支持针灸报销决策的现有证据和差距》(分析性文章) |
| 4 | 许能贵(广州中医药大学) | 中国、加拿大、智利 | 《基于临床证据体的针灸疾病图谱研究》(分析性文章) |
| 5 | 景向红(中国中医科学院) | 中国、加拿大、美国、瑞士、英国、韩国、澳大利亚、德国 | 《如何设计高质量针刺随机对照试验——基于证据的国际专家共识》(分析性文章) |
| 6 | 景向红(中国中医科学院)、张誉清(加拿大麦克马斯特大学) | 中国、加拿大、美国 | 《针灸临床实践指南的特征与质量:对133份指南和433条针灸建议的系统性调查》(研究性文章) |

资料来源:*BMJ*针灸专辑主页,https://www.bmj.com/acupuncture。

## (二)挖掘中医适宜技术进行海外推广

中华中医药学会于2018年发起成立中医适宜技术国际推广合作共同体,旨在挖掘更多中医适宜技术并通过合作共同体平台向更多国家推广。中华中医药医学会已分别于2018年和2019年开展了2批适宜技术国际推广项目和培育项目的征选工作,2018年从300项申报项目中,根据技术特色、实践基础、研究成果、产品化程度、国际适应性等几个维度标准,遴选出15项为第一批国际推广项目、12项为第一批国际培育项目。2019年又从100多项申报项目中,遴选出第二批国际推广项目10项和培育项目11项。

合作共同体秘书处上海中医药国际服务贸易促进中心从合作共同体成立伊始即开展适宜技术的国际推广工作,开拓国际推广渠道和工作载体,在德国汉堡、阿联酋迪拜建立了中华中医药学会的海外联络站、适宜技术推广基地,举办了3次中医药国际推广活动,组织理事单位积极参与德国汉堡市政

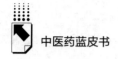

府组织的中国时代展示活动、阿联酋阿布扎比举办的阿联酋谢赫扎耶德文化遗产节、迪拜世界大力士赛、泰国卫生部举办的开发国际植物药博览会以及京交会等。

2020 年 11 月，由中华中医药学会主办、上海中医药健康服务国际合作中心及上海中医药大学科技人文研究院承办的"中华中医药学会适宜技术国际推广合作论坛暨'和之道'中医学术思想研讨会"在沪成功举办，为中医适宜技术的国际推广作出了积极努力并取得了可喜成绩。

### （三）中医传统功法成为中医健康保健海外交流重要手段

中医传统功法在全球迅速传播，彰显了中国传统健康保健方法的独特魅力。主要依托世界医学气功学会、国际健身气功联合会、孔子学院、中医药海外中心、高校、医院等组织机构，开展学术会议、科普讲座、功法培训、表演展示、比赛交流以及段位认定等多种形式的中医传统功法交流与合作活动，为世界人民防治疾病和健康保健贡献了中医智慧。

#### 1. 搭建气功国际交流平台，促进海外推广工作组织化、系统化

1985 年成立的上海市气功研究所，作为目前中国规模最大的专业气功研究机构，已承办 16 届国际气功科学研讨会。1989 年由中国、美国、法国、澳大利亚、日本、意大利 6 个国家联合发起成立了世界医学气功学会，后来又增加瑞典、西班牙、菲律宾、加拿大、印度尼西亚、中国香港等十几个国家和地区。

2001 年，全面负责健身气功业务管理的政府机构——国家体育总局健身气功管理中心正式成立，积极组织与深入推进健身气功功法的传承与推广，对传统气功功法进行挖掘、整理，先后编创推出了健身气功易筋经、五禽戏、六字诀、太极养生杖、导引养生功十二法等系列功法。从 2006 年至今，气功中心累计组派 270 余个团队和项目组、近 1400 余人赴 5 大洲近 50 个国家和地区开展表演展示、教学培训、交流比赛、科学论坛等系列交流活动，境外习练人群达 200 多万人。

2012 年 9 月，在国家体育总局的推动下，国际健身气功联合会成立，作

为由各国和地区的健身气功社团组织自愿联合组成的非营利性国际组织，经过10年的发展，目前已有覆盖亚洲、非洲、北美洲、南美洲、欧洲、大洋洲的54个国家和地区的105个团体会员。联合会曾先后举办了8届世界健身气功交流比赛大会、6个世界健身气功日、4届世界健身气功科学论坛以及各类洲际与区域性气功活动。这些组织旨在弘扬、推动中国传统气功的科学研究与实际应用，广泛开展国际交流与合作，大力推进健身气功事业科学健康发展，为健身气功的海外推广工作制度化、系统化、持续化夯实了基础。

2. 开展专项交流活动，扩大中医传统功法的国际影响

中国已开展了形式多样的中医传统功法推广与交流专项活动，实现多元化协同输出。

开展地区性的健身气功竞赛。相继举办中国国际健身气功交流比赛大会、世界健身气功交流比赛大会、亚洲健身气功交流比赛大会、欧洲健身气功运动会、中国—东盟健身气功交流大赛、内蒙古国际健身气功交流比赛等一系列比赛项目，以竞赛为杠杆，促进了健身气功的传播。

召开相关论坛与会议。在塞尔维亚举办了首届健身气功中东欧论坛，并被纳入《中国—中东欧国家合作索非亚纲要》。在芬兰和意大利分别举办了健身气功北欧论坛与南欧论坛。召开法国健身气功科学论坛，吸引了法国、荷兰、意大利、卢森堡等国家和地区的学员积极参加。在加拿大召开了加拿大健身气功国际论坛和蒙特利尔国际健身气功论坛。组织了哈佛国际医学气功太极论坛、"东亚峰会"健身气功交流大会、欧洲健身气功科学论坛、巴西国际健身气功论坛等，一系列的学术交流活动与宣传举措将中医传统功法的海外推广推向了新的高度。

进行气功表演与展示。健身气功表演成功走进了联合国总部。2012年健身气功走进了联合国总部，举办了专场展览和表演展示活动。2014年4月，中国健身气功协会派遣专家在联合国中文日上作了题为"中国养生文化——健身气功的当代价值"的讲座，并进行了健身气功表演。2019年6月，应联合国太极文化学会的邀请，中国健身气功代表团再次在联合国进行了推介活动，进一步扩大了健身气功的国际社会影响力。与此同时，在西班

牙、英国、加拿大、意大利、新加坡、印度尼西亚等多个国家也均举办过健身气功大型表演展示。此外，中国健身气功代表团多次前往世界各地执行宣传、推广任务，涵盖英国、爱尔兰、荷兰、法国、美国、比利时、斯洛文尼亚、塞尔维亚等地，详见表3。

表3 2015~2019年中国健身气功代表团部分交流访问情况

| 序号 | 时间 | 出访目的地 | 序号 | 时间 | 出访目的地 |
|---|---|---|---|---|---|
| 1 | 2015年4月 | 比利时（欧盟总部） | 14 | 2017年6月 | 澳大利亚 |
| 2 | 2015年10月 | 墨西哥、波多黎各、古巴 | 15 | 2017年8月 | 美国（纽约） |
| 3 | 2015年11月 | 阿根廷 | 16 | 2017年9月 | 美国（旧金山） |
| 4 | 2016年5月 | 斯里兰卡、印度 | 17 | 2018年10月 | 塞尔维亚 |
| 5 | 2016年5月 | 蒙古国（乌兰巴托） | 18 | 2018年10月 | 法国（巴黎、多维尔、鲁昂等） |
| 6 | 2016年7月 | 澳大利亚（悉尼、堪培拉、墨尔本） | 19 | 2018年11月 | 比利时（布鲁塞尔） |
| 7 | 2016年7月 | 新西兰（奥克兰） | 20 | 2018年12月 | 新西兰 |
| 8 | 2016年10月 | 美国（纽约） | 21 | 2019年6月 | 美国（纽约、新泽西） |
| 9 | 2016年11月 | 荷兰（海牙） | 22 | 2019年8月 | 澳大利亚 |
| 10 | 2016年11月 | 塞尔维亚（贝尔格莱德） | 23 | 2019年9月 | 俄罗斯联邦布里亚特共和国（乌兰乌德） |
| 11 | 2017年1月 | 加拿大（温哥华、蒙特利尔、多伦多） | 24 | 2019年10月 | 德国（巴伦施泰特） |
| 12 | 2017年1月 | 比利时 | 25 | 2019年10月 | 法国（布雷斯特） |
| 13 | 2017年1月 | 斯洛文尼亚 | 26 | 2019年11月 | 新西兰（新普利茅斯、奥克兰） |

资料来源：根据有关新闻报道整理。由于新冠疫情的原因，2020年之后线下交流访问活动受到影响。

据不完全统计，截至2022年在境外举办的讲座论坛、功法考核、交流比赛、展演活动和段位认定等各类活动总计超过8000场，受众人群超过30万人次。境外举办的各类健身气功交流活动也得到当地政府的重视，其中健身气功交流活动已纳入中美、中法、中英等人文交流机制框架，新加坡、意大利、斯里兰卡等国家和地区的体育或健康管理部门已对健身气功给予认可和支持，美国、德国等国家的部分城市将健身气功纳入医疗保险系统。健身气功在国际与区域交往中发挥着愈发重要的作用。

### 3.开展中医传统功法教学培训，丰富中医人才培养形式

国家体育总局健身气功管理中心先后于2013年、2014年在九华山、古井学院批准成立中国健身气功协会九华山国际培训基地、古井集团国际培训基地，2017年成立中国健身气功协会武夷山国际养生基地，同年在丽江成立国际健身气功联合会和中国健身气功协会培训基地。2016年12月，国际健身气功·七修学院作为首家国际健身气功学院正式挂牌成立，次年12月国际健身气功联合会首个人才培训基地成立。一系列举措表明长期化、专业化和职业化的国际气功人才培养迈出了探索性的一步。同时，为了保证气功人才的专业化与标准化，开设了国际、洲际、国家（地区）三级气功培训班，构建了多层次气功人才培养体系，并进行段位认定，颁发国际健身气功段位证书，使培训学员数量、层次等方面均取得新进展，既满足了海外气功爱好者的多元化练功需求，也促进着中国气功文化在海外地区健康长久的发展。

中国与多所境外高校开展健身气功培训和科学研究。孔子学院是健身气功海外传播的重要载体与场所。上海中医药大学与希腊西阿提卡大学合作，挂牌成立海外首家太极健康中心，开设太极文化、气功、推拿等一系列中医药文化基础课程；第二家海外分中心在巴塞罗那成立；与法国里昂第一大学开展合作，太极健康中心多次派出团队到访里昂第一大学，为医学院师生开设中医药相关课程及讲座。2020年上海中医药大学太极健康中心推出中英对照"中华传统经典养生术"公益系列课程，希腊、西班牙和美国等合作机构及学员利用在线课程开展学习。2021年开设中医气功健康防病选修课程，这是中医课程首次进入法国高等院校的课程体系，学生满意率高达98%。江西中医药大学建立了中医气学说现代科学研究平台，与美国、法国等国家的大学、科研机构建立了良好的合作关系，并在与欧洲中医气功学校、法国国际气功学院、瑞士气功太极学校等机构的合作中，将中医气功纳入中医教程。在新冠疫情席卷全球的背景下，江西中医药大学气功科学研究所与中国医学气功学会联合主办开展了中医气功全球抗疫直播课。气功课也走入了日本高等教育的课堂，已成为在日本教育部备案的正规课程。

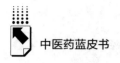
**4. 厘清功法概念，推动中医功法术语翻译标准统一**

中医气功术语蕴含丰富的中华传统文化内涵，所以就要求翻译者要有深厚的中华传统文化基础，了解气功的本质特征，同时也必须要对目标语国家的文化有较深的理解。国家体育总局健身气功管理中心相继出版 *Yi Jin Jing*（《易筋经》）、*Wu Qin Xi*（《五禽戏》）、*Liu Zi Jue*（《六字诀》）、*Ba Duan Jin*（《八段锦》）、*Health Qigong Taiji Stick Health Preservation Exercises—Taiji Yang Sheng Zhang*（《太极养生杖》）、*Health Qigong 12—Step Daoyin Health Preservation Exercises—Dao Yin Yang Sheng Gong Shi Er Fa*（《健身气功导引养生功十二法》）、*Health Qigong 12 Routine Exercises—Shi Er Duan Jin*（《健身气功十二段锦》）、*Health Qigong Mawangdui Daoyin Exercises*（《健身气功马王堆导引术》）、*Health Qigong Dawu Exercises*（《健身气功大舞》）图书（英文版、西班牙文版、德文版、法文版）和健身气功常用词汇手册（英文版）。

上海市气功研究所研究人员经过多年研究，编撰了英汉对照《中医气功常用术语辞典》，并发布了《中华传统养生术》英汉对照双语教材。此外，一些专家学者也针对气功等中医名词术语对外翻译标准化进行研究，形成了一系列成果，这些都为中医术语翻译的规范化及国际传播起到了积极的作用。

## （四）国内中医机构国际交流不断走深走实

中医机构是中医药传承创新的主要基地，是中医国际交流合作的重要组织。中医机构主要包括中医医院、中医教育机构和中医研究机构，并且三类机构高度融合，中医高等院校往往设有研究机构和附属医院，医、教、研三位一体。越来越多的中医机构凭借自身优势与海外多国建立了多种稳定的合作关系。许多中医机构已经布局国际化发展战略，高度重视国际交流合作，特别是随着"一带一路"全方位合作新格局的基本形成，中医机构的国际交流合作持续深入，取得了众多瞩目的成绩。

**1. 国际交流合作促成一批联合研究机构的落地生根**

许多中医机构在前期良好稳定的国际交流合作基础上，与合作伙伴建立联合实验室等研究机构（见表4），这样可以充分利用国内外资源优势提升研究水平，扩大中医有关研究成果的影响力，有力推动中医研究的国际化。

表4　中医机构成立联合研究机构简况

| 序号 | 机构名称 | 国内机构 | 合作机构 | 成立时间 |
|---|---|---|---|---|
| 1 | 中澳中医药国际研究中心 | 广东省中医院 | 澳大利亚墨尔本皇家理工大学 | 2013年7月 |
| 2 | 中—泰传统药物研究联合实验室 | 广西中医药大学 | 泰国孔敬大学 | 2013年9月 |
| 3 | 中—澳传统药物现代研究联合实验室 | 广西中医药大学 | 澳大利亚格里菲斯大学 | 2016年11月 |
| 4 | 全球传统医学研究院 | 江西中医药大学、山西中医药大学、黑龙江中医药大学 | 澳大利亚阿德莱德大学 | 2016年12月 |
| 5 | 中—加斑马鱼中药筛选联合实验室 | 广西中医药大学 | 加拿大多伦多大学圣米高医院 | 2018年12月 |
| 6 | 中巴中医药临床研究中心 | 湖南中医药大学 | 巴基斯坦卡拉奇大学 | 2019年5月 |
| 7 | 中瑞中医药联合研究基地 | 广东省中医院 | 瑞典卡罗林斯卡医学院、乌普萨拉大学 | 2020年6月 |
| 8 | 中国—东盟传统药物研究国际合作联合实验室 | 广西中医药大学 | 新加坡国立大学杨璐龄医学院、泰国孔敬大学人类高效能与健康促进研究所、马来西亚拉曼大学学院、柬埔寨卫生科技大学、老挝卫生部传统药物研究所、科鼎国际（马来西亚）有限公司集团 | 2020年9月 |
| 9 | 中国—奥地利中医药防治重大感染性疾病"一带一路"联合实验室 | 中国中医科学院 | 奥地利格拉茨大学 | 2021年11月 |

资料来源：根据有关机构网站资料整理。

此外，中国中医研究机构还与世界卫生组织合作，参与发展世界传统医学工作。上海中医药大学、南京中医药大学自1983年成功申请成为世界卫生组织传统医学合作中心（WHOCC）伊始，已进入第十届任期，持续保持着同世界卫生组织开展传统医药方面的合作。1988年成都中医药大学被确

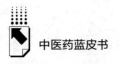

定为世界卫生组织人类生殖研究合作中心。

**2.国际交流合作促成一批中医医疗机构的海外发展**

海外中医院是中医走出去的重要阵地，已经有许多中医机构与国外有关机构建立了良好的往来关系，并抢抓机遇以各种形式设立中医医疗机构（见表5），受到当地民众的广泛赞誉，甚至得到了国际保险机构的认可，中医纳入当地的医疗保险体系。北京中医药大学是较早探索开办海外中医院的中医机构，先后建立了德国魁茨汀中医医院、俄罗斯圣彼得堡中医中心、澳大利亚中医中心、美国中医中心4所海外中医机构。其中德国魁茨汀中医医院建立于1990年，成为中国第一所合作建立的海外中医院，是中国—德国中医药中心，也是德国第一所中医医院。

**表5　中医机构开办海外中医机构简况**

| 序号 | 医院名称 | 合作高校 | 开办时间 |
|---|---|---|---|
| 1 | 德国魁茨汀中医医院 | 北京中医药大学 | 1990 年 |
| 2 | 吉尔吉斯斯坦岐黄中医中心 | 甘肃中医药大学 | 2014 年 |
| 3 | 西悉尼大学—北京中医药大学—澳大利亚中医中心（中澳中医中心） | 北京中医药大学 | 2014 年 |
| 4 | 摩尔多瓦岐黄中医中心 | 甘肃中医药大学 | 2015 年 |
| 5 | 新西兰岐黄中医中心 | 甘肃中医药大学 | 2015 年 |
| 6 | 马达加斯加岐黄中医中心 | 甘肃中医药大学 | 2015 年 |
| 7 | 成都中医药大学附属医院黑山分院 | 成都中医药大学 | 2015 年 |
| 8 | 中国—澳大利亚中医中心 | 南京中医药大学 | 2015 年 |
| 9 | 中国—中东欧中医医疗培训中心 | 黑龙江中医药大学 | 2015 年 |
| 10 | 俄罗斯圣彼得堡中医中心 | 北京中医药大学 | 2016 年 |
| 11 | 成都中医药大学附属医院德国分院 | 成都中医药大学 | 2016 年 |
| 12 | 成都中医药大学附属医院白俄罗斯分院 | 成都中医药大学 | 2017 年 |
| 13 | 江西中医药大学热敏灸瑞典分院 | 江西中医药大学 | 2017 年 |
| 14 | 赞比亚卢萨卡中医诊疗中心 | 陕西中医药大学 | 2019 年 |
| 15 | 湖南中医药大学第一附属医院迪拜分院 | 湖南中医药大学 | 2019 年 |
| 16 | 江西热敏灸医院加拿大分院 | 江西中医药大学 | 2019 年 |

资料来源：根据各机构官方网站资料整理。

### 3. 中医国际交流合作促成国际友人的友好往来

接待国际官员，特别是卫生领域的官员，以及有一定影响力的行业专家，为介绍中医技术的特色优势提供了机会，这可以让国外政府部门和医学界更好地、更真实地了解中医、接受中医、认可中医、热爱中医，是一个非常有效的国际交流合作途径。近年不少中医机构已经成为接待国际友人的重要基地。中国中医科学院广安门医院是重要的中医药对外交流合作的窗口之一。医院1956年就已经开展对外国际交流，已接待162位副部级及以上国外政要及贵宾，其中包括141位卫生部部长（含同一国家不同时期来访）。他们分别来自亚洲22个国家、非洲23个国家、欧洲23个国家、美洲5个国家及大洋洲5个国家等78个国家。医院从1978年至今与除中国以外的17个上合组织成员国、观察员国和对话伙伴开展过国际交流活动。在"一带一路"沿线65个国家和地区中，与多达56个国家开展国际交流与合作。

2015年6月，经中国外交部批准，江西中医药大学承办了全国首个岐黄国医外国政要体验中心，中心提供中医诊察、热敏灸、中医手法推拿、足疗疗法、药膳饮食、中药炮制等体验项目，并先后接待了柬埔寨国王诺罗敦·西哈莫尼、赤道几内亚共和国众议长高登西奥·穆哈巴·梅苏、爱尔兰前总理柏蒂·埃亨、澳大利亚维多利亚州议会上院议长布鲁斯·阿特金森、赞比亚共和国总统埃德加·伦古、菲律宾保和省省长埃德加·查托、叙利亚复兴党副总书记希拉勒·希拉勒、挪威工党副主席比约纳尔·塞尔内斯·沙朗等外国政要、地方官员，以及国际友好团体。岐黄国医外国政要体验中心已逐步成为中医海外交流的新名片。

### 4. 中医国际交流合作加快中医机构国际认证的步伐

中医机构获得国际质量认证，是与国际接轨、迈向世界，开展中医交流合作的有效途径。上海中医药大学附属龙华医院近年取得了重大突破，医院已通过世界卫生组织认可和最具公信力的全球医院质量权威认证机构国际医疗卫生机构认证联合委员会（Joint Commission International，JCI）国际认证，成为全球首家通过JCI学术型医学中心认证的中医医院，上海中医药大学附属龙华医院成为首家通过认证的中医医疗机构后，多家国际保险公司与

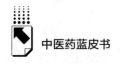

其签订协议纳入医保体系，为海外中医医疗服务的快速发展奠定了基础，对接国际医院管理"金字准绳"，也将促进国际社会广泛接受中医。上海中医药大学附属龙华医院也是全国首家通过 HIMSS EMRAM（美国医疗卫生信息与管理系统协会电子病历应用成熟度模型）七级评审的中医医院。中国中医科学院广安门医院通过了 ISO9001 质量管理认证，是国内第一家也是唯一一家通过了跨国医疗保险公司——英国保柏公司（Bupa）的医疗质量认证的中医机构。福建中医药大学附属康复医院、郑州济华骨科医院、河南省康复医院（隶属于河南省洛阳正骨医院）通过了康复机构质量认证委员会（Commission on Accreditation of Rehabilitation Facilities，CARF）国际认证，CARF 于 1996 年成立于美国，是一个非官方的、非营利性的健康与人类服务认证机构。CARF 国际康复机构认证是国际公认最完善的康复医学标准体系。

## 二　中医国际交流合作在新形势下面临的多方壁垒

（一）当前大环境下，新冠疫情给中医药发展带来机遇，但给中医技术交流带来挑战

虽然中国中医药在海外受到认可的程度不断提升，尤其是新冠疫情暴发以来，在西医没有特效治疗药物的情况下，中医药的独特优势更加显现，海外中医热提速升温，但是，从另一个角度看，新冠疫情阻碍了人的交流，各种线上交流方式已经成为一种应对手段并逐渐发展成一种工作常态，这对于中医医疗技术的国际化发展是不利的，需要面对面、手把手，患者亲身体会、医者望闻问切才能感知和领悟的工作效果将大打折扣。

（二）在中医技术交流种类上，针灸一枝独秀，但也反映出其他中医技术国际化任重道远

由于在治疗疾病时有立竿见影的疗效，针灸技术在海外传播交流中一枝

独秀，很多国家把针灸技术作为首个承认并纳入医疗服务体系的辅助医疗项目，对针灸技术的承认甚至早于对中药的承认，并有更多针灸技术从业人员行医海外。

但中医医疗技术博大精深，按照《中医医疗技术手册》（2013年普及版）中的分类，中医医疗技术包括针刺类、推拿类、刮痧类、拔罐类、灸类、敷熨熏浴类、中医微创类、骨伤类、肛肠类、气功类、其他类等11大类92种医疗技术。让更多的中医医疗技术走向海外，向国际友人展现其疗效，让海外中医师掌握其技术，不断壮大中医医疗技术海外传播和使用的种类，是扩展中医国际发展之路面临的艰巨课题。细分的不同类型中医医疗技术，各有优势和特色，未来在海外推广应用中的难度有所不同，像推拿类、刮痧类、拔罐类、敷熨熏浴类与针灸技术均属于无损伤性或损伤性很小的技术，会更加易于被患者接受并纳入医保体系。

## （三）在中医医疗服务交流上，文化差异与语言障碍是重要制约因素

中医医疗保健技术是中国优秀传统文化和医疗保健的重要组成部分，蕴含了保养身心的理念，具有广博深厚的内涵，是中国与其他国家进行文化与健康领域交流合作的主要领域之一。但是由于不同国家的文化多元而复杂，中医内涵与功效难以被完全理解，在进行交流合作与推广应用时容易出现不理解、相排斥的现象，造成中医医疗保健技术的国际化发展存在认知瓶颈。

同时，中医医疗保健技术根植于中国独特的价值取向和思维方法，表述形式上普遍蕴含较强的哲学理念与诗性术语等特点，具有一定的理解难度。如目前中医功法海外教材主要以国家体育总局健身气功管理中心编著的九大功法系列丛书为主，主要集中于英语、西班牙语、德语、法语等语种，小语种权威教材缺乏。此外，部分翻译存在充斥中式思维、缺乏中医功法专业知识的直译等问题，标准化术语不统一，无法充分展示中医功法的文化精髓，大大制约了中医功法的推广效果。

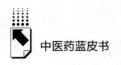

（四）在中医功法类技术的传播渠道上，形式较单一，持续性传播体制尚未建立

现阶段，中国中医传统功法的传播组织单一，传播活动主要依靠政府行为。由政府选派人员到受访国家进行教学，被选派的教师大多来自高校，对中医功法掌握类型和把握程度不尽相同，同时受到语言障碍，功法传播仅停留在功法技术教学与表演展示，影响了中医功法文化的深层次传播。

此外，由于中医功法代表团每次出访的时间、人数均有限制，师资力量与培训时间等客观条件存在制约，造成受访国的学习者虽然兴趣浓厚，但覆盖人群始终有限，无法保证良好的学习效果，后续缺乏延续性的学习与指导，受众的群体也难以扩大，阻碍了中国中医功法类技术在不同国家的传播与发展。

（五）从中医交流的机构看，海外中医机构国际化发展理念尚未构建，发展动力不足阻碍了国际交流合作的步伐

近年中医机构的国际交流合作在各级中医药行政管理部门的大力推动下，取得了瞩目成绩，建立的海外机构数量不断增加，分布广，覆盖的国家越来越多，中医国际交流合作的空间不断扩大，国际交流合作已经步入快速发展阶段，但中医海外机构的可持续深化发展面临较大的挑战。大部分中医机构在开办海外分支机构时缺乏国际运营经验，国际化发展理念还有待革新，市场开发、品牌维护、机构运营、人力资源管理等各方面工作任重道远。中医机构国际化发展动力还不足，海外机构国际交流合作的资金支持力度不大，政府部门对中医海外机构的持续激励机制还有待进一步完善。海外机构的营利能力还有待国际市场检验，机构的服务规模偏小，服务对象以海外华人居多，海外市场潜力还有待挖掘。

（六）在中医交流的主要支撑要素上，国际化专业技术人员匮乏限制了国际交流合作的深化

专业技术人员是中医国际交流合作的关键要素，海外中医机构的运营需

要一支稳定的医术精湛且通晓外语、适应外国工作环境的专业技术队伍支撑。优秀的专业技术人员需要接受数年的学历教育和长期的临床实践，《2021年我国卫生健康事业发展统计公报》数据显示，2021年中国中医类别执业（助理）医师73.2万人，仅占执业（助理）医师的17.1%。专业技术人员有限，加之国内中医药事业的快速发展带来国内人员需求大增，海外机构专业技术人员的需求更是难以满足。

海外中医机构的运营依靠国内定期外派人员的情况较多，人员少，而且工作周期较短，不利于海外中医机构的稳定可持续发展。在海外中医机构工作的人员需要长期驻外工作，若没有有力的激励机制，更难以调动其工作主动性、积极性。目前中国在海外设立的中医机构数量正处于快速增长时期，缺少专业技术人员将严重制约海外中医机构的规模扩张和快速发展。根据《推进中医药高质量融入共建"一带一路"发展规划（2021～2025年）》，"十四五"时期中国要与共建"一带一路"国家合作建设30个高质量中医药海外中心、建设50个中医药国际合作基地，未来国际化对专业技术人员的需求量极大。

## 三 中医国际交流合作创新发展的思考建议

（一）社会国际大环境层面，审时度势顺势而为，为中医国际交流发展探索新路

立足未来，应该重新定位中医在公共外交中的新角色，以国际交流合作为基础，借势健康外交兴起的大环境，建立传统医学全球共同体，开展中医公共外交。通过国家、地区、组织间中医的互动、交流、对话，充分彰显"中医"符号文化特质，提升中医本身的话语权。扩大生命与健康在不同民族、不同国家、不同族群的最大公约数。

（二）文化理念交流层面，加强文化交流，构建多元化合作平台

健全中医医疗技术国际传播的体制机制，加强国家间顶层对接与沟通。

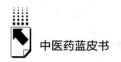

引导相关协会团体、中医药高校、医院、研究所等多元主体主动作为，增强国内外相关机构良性互动协作，互鉴互通。利用国际组织、国际媒体和海外中医药从业人员等社会力量，开展活动、进行宣传，加大力度拓宽对外传播的渠道。通过多措并举，构建中医医疗技术国际传播生态新格局。

同时，梳理中医医疗技术传播逻辑，融合不同国家文化，因地制宜创新医疗技术教学方法，在传授医疗技术的基础上为学习者讲授其中隐含的健康理念，充分释放中医医疗技术文化潜能，进而增加中医技术的认同感与话语表达，促进中医医疗文化在海外健康长久发展。

### （三）功法类技术传播层面，辨析中医功法传播新出路

以健康促进为导向，鼓励并扶持气功爱好者在海外各地成立气功健身组织，扩大中医功法的传播范围。加大涉外健身气功人才的培训力度，通过中医药院校或体育院校（系）成立气功培训班，将具备良好技能的气功人才长期派驻到海外气功协会、团体中任教，为海外气功爱好者提供专业、连续的指导和帮助，进而解决海外气功师资力量的短缺、从业人员质量参差不齐的问题。

编写并丰富中医功法培训国别化教材，严把翻译关，推动中医功法教学内容的规范性建设，促进气功文化本土化发展。积极出版气功类图书、影视、音像、软件等，研发健身气功产品、器材等，打造特色产业链；开发健身气功 App、网站等现代化传播媒介；利用多种民众喜闻乐见的途径充分向世界展示中医药的魅力与活力。

### （四）中医机构自身发展层面，推动海外中医机构的内涵式发展

海外中医机构是当地中医交流合作的前沿阵地，是中医宣传的有力途径。海外中医机构高水平的诊疗技能、高品质的诊疗服务必然会有力提升当地政府和民众对中医的接受度。因此海外中医机构必须加强内涵建设，肩负起中医国际交流合作的重任。要树立国际化发展理念，充分利用国内和国外的各种资源，在公益服务的基础上，开展市场调研，丰富服务项目，对接当

地对中医的管制政策，在中医诊疗、养生保健、中医康复等各领域积极探索和实践能够在当地落地可行的模式。不断开发潜在市场，在提升机构运营能力的基础上充分利用当地华人群体对中医接受度高的优势，以显著的疗效激发口碑效应，不断吸引当地民众前来就诊，打造当地中医品牌，提升中医海外机构的知名度和美誉度。

## （五）中医专业人才培养层面，加大中医国际化技术骨干的培养力度

各级中医行政管理部门应组织全国优质教育资源，定期遴选优秀的中医专业技术人员，并在专业技术、外语、海外文化等方面进行重点培养，壮大中医国际化技术骨干力量。中医机构应多渠道不断充实海外机构人员力量，依托当地中医药教育资源，特别是高等院校和科研院所，有意识地培养中医国际化技术骨干；建立专业技术骨干国际往来机制，吸纳本土专业技术人员，定期来华参加技能培训、业务观摩、业务实操，提升业务水平；在海外机构所在地组建国际化运营团队，充分挖掘各类人员的发展潜力，提升海外机构的服务水平。建立中医国际化骨干的人才激励机制，加强福利待遇各方面的保障，确保其安心在海外工作。

## （六）政府行政管理层面，完善中医机构国际交流合作的长效机制

各级中医行政管理部门近年通过中医药国际合作专项等形式在资金、政策等方面大力支持海外机构的建设，取得了显著的成效。在众多海外中医机构已经建立的背景下，如何确保这些机构的可持续健康发展已成为重要课题。政府有关部门应加强顶层设计，加强国内外各方协调，逐步完善海外中医机构的激励机制；应持续加大资金投入保障力度，引导海外机构不断加强自身建设；应密切与当地国家卫生部门的联系，在合法合规医疗方面给予海外机构充分的帮助，规避法律风险，确保其有序发展；应建立定期评优机制，以评促建，遴选海外中医机构国际交流合作标杆，推广宣传有益做法。

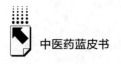

## 参考文献

［1］方廷钰、谢琪、刘君华：《世界卫生组织 2019 年传统和补充医学全球报告》，人民卫生出版社，2020。

［2］Statistics Canada，Find Information Related to This Table ［CANSIM table（s）］；Definitions，Data Sources and Methods；The Daily Publications；Related Summary Tables，2015-11-25，http：//www. statcan. gc. ca/tables-tableaux/sum-som/101/cst01/demo02a-eng. htm.

［3］王泽琳：《针灸在巴西的发展》，《中国民族民间医药》2012 年第 21 卷第 19 期。

［4］何文娟、梁凤霞：《巴西中医针灸发展概况》，《上海针灸杂志》2016 年第 12 卷第 35 期。

［5］《传承中国传统文化 树立文化自信——健身气功搭建起跨文化交流的桥梁》，中国健身气功协会，2019 年 1 月 10 日，https：//www. chqa. org. cn/news. php? cid＝23&id＝2643。

［6］林剑：《弘扬中华优秀传统文化 于细微处见真章》，国家体育总局健身气功管理中心，2022 年 4 月 12 日，https：//www. sport. gov. cn/qgzx/n5401/c24170638/content. html。

［7］陈计智：《英汉对照〈中医气功常用术语辞典〉首发》，《中国中医药报》2015 年 8 月 3 日，http：//www. cntcm. com. cn/news. html？aid＝113098。

［8］杨帆：《没有之一：广安门医院成为全国医院里最重要的中医药对外交流窗口》，中国中医科学院广安门医院，2022 年 4 月 29 日，https：//www. gamyy. cn/zyb/detail/9416. html。

［9］国家中医药管理局、中医医疗技术协作组编《中医医疗技术手册（2013 普及版）》，国家中医药管理局网站，http：//www. natcm. gov. cn/yizhengsi/gongzuo dongtai/2018-03-24/2690. html。

# B.3
# 2022年中国中药国际交流合作发展报告

才　谦*

**摘　要：** 本文通过对中药种植、中药提取物、中药制剂研究、中药进出口贸易及医院和研究机构合作方面在国际交流中的现状进行分析，发现当前中药国际交流主要存在技术性贸易壁垒阻碍中药国际化发展、中药知识产权意识薄弱导致成果损失、生产方式和工艺技术落后致使中药不占据国际竞争优势、文化差异显著造成理解困难等问题。针对此类问题，本文提出要开展广泛的交流与合作来减少技术性贸易壁垒、构建中药知识产权保护体系、推动与现代科技交汇融合以提高中国中药产品的国际竞争力、加快推进中医药文化的传播与交流等建议。

**关键词：** 国际交流合作　中药种植　中药提取物　中药制剂　中药进出口贸易

## 一　中国中药国际交流合作成就

随着中医药日益获得国际社会的认可，中国与其他国家在中药材种植、中药成分提取、中药制剂研究等多个方面开展了广泛的交流与合作，取得的成绩令人瞩目。中药材、中药饮片、中成药、中药提取物等中药产品的进出口总额也保持稳定增长态势。

---

* 才谦，女，1972年6月生，辽宁中医药大学大连校区（药学院）党委副书记、副院长，教授。

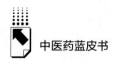

### （一）中药国际交流合作在中药材种植方面取得的成绩

在国务院印发的《中医药发展战略规划纲要（2016～2030 年）》，中共中央、国务院提出的《关于促进中医药传承创新发展的意见》以及国家中医药管理局、推进"一带一路"建设工作领导小组办公室联合印发的《推进中医药高质量融入共建"一带一路"发展规划（2021～2025 年）》文件和政策的指导下，中国与俄罗斯、匈牙利、澳大利亚以及东盟各国建立了中药材合作种植基地。2020 年 12 月 9 日，国家中医药管理局公示了执行单位为广西壮族自治区药用植物园的"中国—东盟药用植物保护与开发合作"项目。中国—东盟传统医药论坛分别于 2009 年、2011 年、2013 年、2016年、2018 年、2020 年、2022 年成功举办了七届，论坛设有"传统药材资源保护与利用"的主题，每届论坛的成功举办都得到了中国和东盟国家传统医药领域人士的广泛认可，为中国与东盟国家在传统医药领域的交流合作搭建了沟通的桥梁，并起到了很好的推动作用。广西壮族自治区中医药局与菲律宾、老挝等 36 个国家的相关机构共同签订了关于药用植物资源保护及利用的合作协议，协议的签订推进了相关国家共同开展药用资源生物多样性保护的工作，也推动了相关国家共同开展药用植物资源的普查工作。2022 年 1月 15 日，国家中医药管理局印发了《推进中医药高质量融入共建"一带一路"发展规划（2021～2025 年）》，该规划中明确提出鼓励与共建"一带一路"国家在中药材种植方面开展广泛的合作，并筛选出肉苁蓉、锁阳等具有良好经济价值的中药材品种以及当地的传统药材开展规范化种植，这样既可发挥中药材种植在荒漠化治理中的作用，也可推进一些紧缺中药材的进口，促进当地经济社会的发展。

在中药材种植国际合作方面，中国注重借用美国、俄罗斯、欧盟诸国在科研发达、药典完善等方面的优势和这些国家或地区先进的科学技术，进行优质中药材本土化栽培方面的研究，优化道地药材的品质。自 2016 年起，长春中医药大学与中国—俄罗斯中医药中心的相关专家共同参与了"俄罗斯 2035 年国家战略发展植物药种植项目"，分别在阿尔泰边疆区、莫斯科州、图拉州、图瓦地区开展药用植物的试验培育，包括黄芪、黄芩、防风等药用植物。在中方技术人员专业的指导下，这些中药材的产业化生产有望大大拉动中药市场的发展。在与老挝、越南、巴西等国家开展中药材种植合作方面，基于这些国家劳动力充足、草药资源丰富，但药用植物的种植业不发达、可持续发展水平较低的现状，中国与这些国家开展的合作主要是选育优质道地中药材进行大面积的栽培，获得价廉物美的中药材，既可增加当地人民的收益，也可促进中医药在这些国家的传播与发展。

## （二）中药国际交流合作在中药提取物方面取得的成绩

有数据表明，从市场占比来看，中国已经成为全球第二大医药市场，中国原料药出口多年稳居世界第一。近年来，中国医药保健品进出口商会与美国国家卫生基金会（NSF）进行联合，共同推出"植物提取物优质供应商"认证（GEP 认证）。通过这一认证的企业，可被授予植物提取物优质供应商的牌匾和证书，还可通过中国医药保健品进出口商会和美国国家卫生基金会的各种平台进行宣传。虽然中国已有多家企业通过了该认证，但中国植物提取物行业还是存在一些亟待解决的问题，这其中的主要问题是植物提取物的标准还不够完善，与国际标准兼容性不强，影响了植物提取物的出口。目前，中国植物提取物的品种已经超过 1000 种，但具有各类标准的植物提取物的数量在现有的植物提取物中占比较小。从 2012 年起，中国医药保健品进出口商会组织国内优秀的植物提取物企业与中国食品药品检定研究院进行合作，共同开展了《植物提取物国际商务标准》的制定工作，制定了白柳皮提取物、槟榔多糖多酚、橙皮苷提取物、橙皮苷（原料药级）、海藻提取物（岩藻黄质）、虎杖白藜芦醇、虎杖提取物、槐米芦丁、积雪草提取物、接骨木提取物、金银花提取物（25%绿原酸）、金银花提取物（5%绿原酸）、灵芝提取物（水提）、罗汉果提取物（50%罗汉果皂苷 V）、罗汉果提取物（25%罗汉果皂苷 V）、绿咖啡豆提取物、绿原酸、木瓜蛋白酶、水飞蓟提取物、葡萄籽提取物、甜叶菊提取物、虾青素油提取物、虾青素油、银杏叶提取物、越橘提取物、杜仲叶提取物、枸杞子提取物、姜黄提取物、总

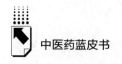
姜黄素、灵芝提取物、苦荞麦提取物、莽草酸、新橙皮苷、显齿蛇葡萄提取物、枳实提取物等5批共计56个国际商务标准。这些商务标准已成为相关国际客户衡量植物提取物质量的考量之一，也成为部分口岸检验检疫的参考。

### （三）中药国际交流合作在中药制剂研究方面取得的成绩

中药逐步进入国际医药体系，在俄罗斯、加拿大、荷兰、越南、古巴、新加坡和阿联酋等国，中药以药品形式进行注册。以地奥集团、天士力集团等为代表的一批中国的中药企业主动申请进行国际注册认证，华佗再造丸、地奥心血康胶囊、通心络胶囊、抗病毒口服液、丹参胶囊、胆宁片、板蓝根颗粒、乐脉颗粒列举了8个等品种在俄罗斯、荷兰、英国、加拿大、越南等国获得批准上市。复方丹参滴丸、HMPL-003、血脂康胶囊、桂枝茯苓胶囊、扶正化瘀片、康莱特注射液、康莱特软胶囊、杏灵颗粒、威迈宁胶囊等中药品种已向美国食品药物管理局（FDA）申请注册，进程最快的是天士力的复方丹参滴丸，已于2016年12月完成了FDA Ⅲ期临床试验。2021年8月6日，复方丹参滴丸开展了一项新的Ⅲ期临床试验，用于治疗急性高原反应。

在巴基斯坦抗疫实践中，作为"三药三方"之一的金花清感颗粒发挥了重要作用。中国—法国中医药中心（巴黎）申报的"黄葵胶囊治疗糖尿病肾病（DKD）蛋白尿的临床研究"获得法国政府资助。该项研究由南京中医药大学附属医院（江苏省中医院）和法国巴黎公立医院集团比提耶—萨勒伯特医院与多家医院联合完成。研究成果在线刊登于国际糖尿病领域权威期刊 *Diabetes Care*，这是中国治疗肾病的中成药的研究成果首次在糖尿病高级别期刊上发表。该论文被美国国立卫生研究院（NIH）PubMed 数据库收录。这一研究成果的取得表明中国中医药肾病专家的临床研究开始被国际顶级期刊认可，也意味着 DKD 蛋白尿的治疗增加了一个全新手段，为 DKD 患者用药提供了更多更优的选择。

### （四）中药国际交流合作在进出口贸易交流方面取得的成绩

国务院在印发的《中医药发展战略规划纲要（2016~2030年）》中将

中医药的国际贸易发展战略纳入国家对外贸易发展的总体战略，构建起政策支持体系，推动了中药国际贸易的发展。有统计数据表明，中国中药类产品2021年出口额50亿美元，同比增长16.5%；进口额27.4亿美元，同比增长24.1%。植物提取物、中药材、中成药和保健品的进出口额均保持了正增长。2021年植物提取物出口额30.3亿美元，同比增长23.9%。甜菊叶提取物、桉叶油、薄荷醇、枳实提取物、万寿菊提取物、银杏叶提取物、辣椒提取物、芦丁、越橘提取物、水飞蓟提取物等品种仍然是植物提取物出口中的大品种，这些大品种的出口额合计占到总出口额的50%以上。随着人们健康意识的逐渐提升，对大健康产品的需求也不断提升，强需求拉动中国植物提取物出口高速增长。中国植物提取物最大的出口国是美国，植物提取物在美国主要作为膳食营养补充剂的原料，2021年中国对美国植物提取物的出口额达到7.7亿美元，同比增长了25.7%。同年，中国植物提取物进口额为9.6亿美元，同比增长了22.5%。在进口的植物提取物中，薄荷醇、柠檬油、橙油等挥发油类产品的进口保持大幅增长。2021年中国中药材的出口额为13.5亿美元，同比增长2.3%。排在前10位的中药材出口产品中，当归、黄芪、茯苓、党参和虫草实现了出口额的增长，而枸杞、人参和半夏则出现了出口额的下滑。从中药材出口市场来看，越南已超过日本成为中国中药材出口的第一大市场，中越边境小额贸易增长迅速。进口方面，中药材进口额为4.5亿美元，同比增长67.7%。其中西洋参、鹿茸、人参、番红花等是进口大品种，这些大品种的进口额均实现了高速增长。为加强对进口药材的监督管理，国家市场监督管理总局颁布了《进口药材管理办法》，该办法自2020年1月1日起开始施行，这一办法的施行保证了进口药材的质量。2021年中成药出口额为3.1亿美元，同比增长17.9%；进口额为3.6亿美元，同比增长24.5%。从中成药的出口品种来看，片仔癀、安宫牛黄丸、清凉油等是中成药出口的主要品种。从中成药的出口市场看，亚洲市场表现良好，东盟、日韩对常规中成药的需求出现回暖态势，拉动了中国中成药出口在亚洲市场的整体增长。

为促进中药进出口贸易的良性发展，相关部门开展了多项活动并采取了有效措施。国家中医药管理局积极参与了第 130 届中国进出口商品交易会（广交会）暨珠江国际贸易论坛和 2021 年中国国际服务贸易交易会，还联合有关部门印发了《关于支持国家中医药服务出口基地高质量发展若干措施的通知》，并与商务部共同开展了国家中医药服务出口基地第二批评审和第一批复审工作。2022 年 5 月 8 日，中国开行了首趟中越班列"中药材进口专列"，从越南同登驶抵广西凭祥，共装载中药材鸡血藤 12 柜，总重 120 余吨、货值 65 万元。江西青山湖海关帮助中药企业（江西古汉精制中药饮片有限公司）设立中药"海外仓"，促进了非洲当地没药的专业化采摘和规范化生产，进一步推动了非洲提供原料、中国研发生产的合作模式。《区域全面经济伙伴关系协定》（RCEP）于 2012 年由东盟发起，2020 年 11 月 15 日由东盟 10 国和中国、日本、韩国、澳大利亚、新西兰等共 15 个亚太国家正式签署。2021 年 3 月 22 日，中国完成《区域全面经济伙伴关系协定》的核准工作，成为率先批准该协定的国家。2022 年 1 月 1 日起，《区域全面经济伙伴关系协定》正式生效。就在同一天，石家庄鹿泉海关签发了河北省首份 RCEP 原产地证书，将出口日本的中药材薏苡仁的关税由 9% 降为零关税。

## （五）中药国际交流合作在医院和研究机构交流合作方面取得的成绩

自 2015 年以来，中国已与 60 余个国家和地区建立了中医药中心或确定了中医药国际合作项目，为在世界范围内推广中医药建立了良好的平台，表 1 是 2018 年以来获批的中医药国际合作专项项目。

表 1　中医药国际合作专项项目

| 序号 | 项目名称 | 执行单位 | 负责人 | 金额（万元） | 获批时间（年） |
|---|---|---|---|---|---|
| 1 | 中国—阿联酋中医药中心 | 上海中医药国际服务贸易促进中心 | 尚力 | 100 | 2018 |
| 2 | 中国—吉尔吉斯斯坦中医药中心 | 甘肃中医药大学附属医院 | 郭玉芬 | 100 | 2018 |
| 3 | 中国—尼泊尔中医药中心 | 泰安市中医医院 | 陈涛 | 100、100 | 2018、2020 |

续表

| 序号 | 项目名称 | 执行单位 | 负责人 | 金额（万元） | 获批时间（年） |
|---|---|---|---|---|---|
| 4 | 中国—以色列中医药中心 | 浙江省中医院 | 黄琦 | 100 | 2018、2019 |
| 5 | 中国—美国中医药中心 | 中国中医科学院附属广安门医院 | 王阶、侯炜 | 100 | 2018 |
| 6 | 中国—德国中医药中心（汉诺威） | 中国中医科学院 | 杨龙会 | 100、100 | 2018、2019 |
| 7 | 中国—法国中医药中心（巴黎） | 江苏省中医院 | 方祝元 | 100、100 | 2018、2019 |
| 8 | 中国—法国中医药中心（塞纳） | 世界中医药学会联合会 | 陈立新 | 100 | 2018 |
| 9 | 中国—挪威中医药中心 | 中国中医科学院眼科医院 | 高云 | 100、100 | 2018、2019 |
| 10 | 中国—西班牙中医药中心 | 北京市中医药对外交流与技术合作中心 | 罗增刚 | 100 | 2019 |
| 11 | 中国—新加坡中医药中心 | 北京中医医院 | 刘清泉 | 100 | 2018 |
| 12 | 中国—澳大利亚中医药中心（悉尼明医堂） | 北京中医药大学 | 孟文 | 0 | 2018 |
| 13 | 中医药针灸临床研究国际合作基地（安徽） | 安徽省针灸医院 | 黄学勇 | 100 | 2018 |
| 14 | 中医药防治糖尿病国际合作基地 | 广安门医院 | 仝小林 | 100 | 2018 |
| 15 | 中医药康复医疗国际合作基地 | 望京医院 | 朱立国 | 100 | 2018 |
| 16 | 中国—日本中医药国际合作基地 | 中日友好医院 | 孙阳 | 100 | 2018 |
| 17 | 中国—新加坡中医药国际合作基地（重庆） | 重庆市中医院 | 左国庆 | 100 | 2018 |
| 18 | 中国—亚欧国家中医药疗养国际合作基地（海南） | 三亚市中医院 | 王天松 | 100 | 2018 |
| 19 | 广西壮医药国际交流合作基地 | 广西国际壮医医院 | 覃裕旺 | 100 | 2019 |
| 20 | 中国—奥地利中医药防治重大感染性疾病"一带一路"联合实验室 | 中国中医科学院 | 黄璐琦 | — | 2021 |

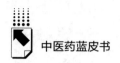

续表

| 序号 | 项目名称 | 执行单位 | 负责人 | 金额(万元) | 获批时间(年) |
|---|---|---|---|---|---|
| 21 | 中国—瑞典中医药合成生物学联合实验室 | 中国中医科学院 | 黄璐琦 | — | 2021 |
| 22 | 中国—巴基斯坦中医药中心 | 湖南医药学院 | 刘新民 | 99.8 | 2021 |

注："—"表示未查到。
资料来源：根据有关机构官方网站及参考文献资料整理。

中国的中医药高等院校十分重视海外国际合作，各中医药院校均以不同形式开展海外交流合作。其中包括以联合办学、学位教育、中短期进修、汉语教育等各种形式开展留学生的招生工作，以中医药海外中心、国际合作基地等国际合作项目搭建国际教育、科研、医疗、文化平台。表2中列出的是27所高等院校与其他国家合作成立的中医药海外中心、研究基地及联合实验室。

表2　国内高等院校国际合作建立的中医药海外中心和研究基地及联合实验室

| 序号 | 高校名称 | 合作形式 |
|---|---|---|
| 1 | 北京中医药大学 | 中国—澳大利亚中医中心(悉尼)、中国—俄罗斯中医药中心(圣彼得堡)、中国—美国中医中心、中国—德国中医药中心(魁茨汀)、中医药慢病防治国际合作基地 |
| 2 | 广州中医药大学 | 中国—马拉维中医药中心、中国—多哥中医药中心、中国—马拉维青蒿素抗疟中心、中国(广东)—巴新疟疾防治中心、中非疟疾防治中心 |
| 3 | 南京中医药大学 | 中国—英国中医药中心(曼彻斯特)、中国—瑞士中医药中心(苏黎世)、中国—法国中医药中心(巴黎)、江苏—维多利亚中医药中心、中国—英国中医药中心、中国—加拿大中医药中心、中国—澳大利亚中医药中心(墨尔本) |
| 4 | 上海中医药大学 | 中国—马耳他中医药中心、中国—捷克中医药中心、中国—摩洛哥中医药中心、中国—毛里求斯中医药中心、中国—泰国中医药中心(华侨中医院)、上海中医药大学附属岳阳医院 |
| 5 | 天津中医药大学 | 泰国中医药培训中心、中意中医药联合实验室 |
| 6 | 黑龙江中医药大学 | 中国—中东欧中医药中心(匈牙利)、中奥合作中医临床培训与科研基地 |

续表

| 序号 | 高校名称 | 合作形式 |
|------|----------|----------|
| 7 | 浙江中医药大学 | 浙江省中医院、中国—罗马尼亚中医药中心、中国—白俄罗斯中医药中心、药食植物活性成分与健康浙江省国际科技合作基地 |
| 8 | 湖南中医药大学 | 中国—卢森堡中医药中心 |
| 9 | 辽宁中医药大学 | 中国—泰国中医药中心(庄甲盛大学) |
| 10 | 湖北中医药大学 | 中国—马来西亚中医药中心(马来西亚) |
| 11 | 山东中医药大学 | 中国—波兰中医药中心、中国—尼泊尔中医药中心、中医外治国际合作基地 |
| 12 | 长春中医药大学 | 中国—俄罗斯中医药中心(莫斯科) |
| 13 | 福建中医药大学 | 中国—菲律宾中医药中心 |
| 14 | 广西中医药大学 | 中国—马来西亚中医药中心(双溪龙)、中国—东盟传统药物研究国际合作联合实验室 |
| 15 | 江西中医药大学 | 中国—葡萄牙中医药中心 |
| 16 | 陕西中医药大学 | 中国—瑞士中医药中心(日内瓦) |
| 17 | 甘肃中医药大学 | 中国—摩尔多瓦中医药中心、中国—吉尔吉斯斯坦岐黄中医中心、泰国岐黄中医中心、匈牙利岐黄中医药中心 |
| 18 | 云南中医药大学 | 中国—缅甸中医药中心 |
| 19 | 成都中医药大学 | 中国—黑山中医药中心、中国—塔吉克斯坦中医药中心 |
| 20 | 山西中医药大学 | 中国—荷兰中医药中心 |
| 21 | 首都医科大学 | 中西医结合高血压病防治国际合作基地 |
| 22 | 青海大学 | 藏医药国际合作基地(青海) |
| 23 | 广东药科大学 | 中医药防治代谢性疾病国际合作基地(广东) |
| 24 | 西南医科大学 | 中国—葡语系国家和地区中医药国际合作基地(四川) |
| 25 | 河南中医药大学 | 中医药国际合作基地(河南) |
| 26 | 复旦大学 | 中国复旦—乌兹别克斯坦国家科学院中医药国际合作 |
| 27 | 贵州中医药大学 | 贵州民族医药国际合作联合实验室 |

资料来源：根据各机构官方网站及参考文献资料整理。

## 二 中药国际交流合作在新形势下面临的多方壁垒

中国中药国际交流合作虽取得了令人瞩目的成绩，但也存在一些问题，例如，中药产品主要以原材料、提取物的形式出口，受技术性贸易壁垒限制，

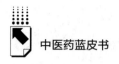

中成药与保健品等复方中药产品在出口产品结构比例中呈缓慢减少的趋势，这反映出中国对外出口的中药产品中存在产品结构不够合理、以低附加值中药类产品为主的现象。再如，中国每年向高校和科研院所等部门投入大量的科研经费，支持科研人员开展基础研究、应用研究等各项科学研究，所取得的研究成果多以论文的形式发表在国际期刊上，这其中就包含了众多的中医药方面的研究论文。这种以论文为主要方式的学术交流，导致一些学术成果被国外的制药企业无偿占用，甚至有些成果被研制成新药。此外，由于东西方在文化方面存在的差异导致东西方用药理念的不同，中医药很难进入西方国家的主流医药体系之中，中医只能作为"补充替代医学"，包括中药在内的植物药只能作为"补充替代疗法"，这些都成为中药国际交流合作面临的壁垒。

## （一）技术性贸易壁垒

当前，技术性贸易壁垒已经成为阻碍国际贸易政策运行的常见形式，发达国家利用技术性贸易壁垒（TBT）对其他国家的产品进行限制，对本国的产品进行保护，这种技术性贸易壁垒已成为中国中药国际化发展的障碍。针对中药的技术性贸易壁垒主要表现在一些西方发达国家对中国出口的中药产品在剂型、重金属含量、农药残留乃至药品包装等多个方面都有着非常严格的规定。而中国中药重金属含量和农药残留量普遍偏高，中药产品的药品标签和说明书存在对药品功效标注不规范，对药品的安全性、毒副作用、不良反应和用药禁忌的描述不规范、不明确甚至是空白的现象，这些都成为中国的中药产品被国外退货的主要原因。再如，根据《美国联邦法规》第210、211条的相关规定，任何想要进入美国市场的药品，必须通过美国食品药品监督管理局（FDA）现行药品生产管理规范（cGMP）的现场检查，以此来确保药品的安全、有效。但FDA现行的药品生产管理规范对药物的检测标准是建立在成分简单甚至是单一成分的西药基础之上，成分复杂的中药难以符合该检测标准。又如，在欧盟的《欧盟传统植物药指令》（2004/24/EC）第16（h）条中规定，欧盟的各个成员国在对有关传统草药药品注册（Traditional Use Registration，TUR）的申请进行审批的过程中，要充分考虑欧盟草药专论（Community

Herbal Monograph，CHM）的意见。但在已经颁布的 186 个专论中，仅 10 个左右的草药有在中国应用的传统。《欧盟传统药注册法令》规定："传统植物药要通过注册必须在欧盟境内应用达到 30 年，或在欧盟内应用达到 15 年但必须在欧盟以外的国家应用达到 30 年，并作为传统草药制品在欧洲销售和使用，如果不能满足这些条件，就必须进行西药相关的临床试验"，这些规定导致中成药在欧盟注册困难，在欧盟市场销售低迷。

## （二）中药知识产权意识薄弱

中国一些中药企业和科研单位对与中药相关的知识产权缺乏保护意识，对知识产权保护的有力武器——专利的运用不够充分。例如，在青蒿素的研究中，中国科研人员没有申请国际专利就将科研成果以论文的形式发表，导致美国、瑞士在国际上抢先申请了大量的专利并付诸新药临床研究，使中国错失了几十亿美元的专利市场，儿茶酚、紫杉醇也遭遇到了同样的境遇。中国目前已有 900 多种中药被国外的企业抢先申请了专利，外国在中国申请的中药专利已高达 1 万多项，而中国在国外申请的中药专利却只有 3000 多项。在国外或境外生产的中药被称为"洋中药"，这种"洋中药"的专利在中国医药高新技术领域的占比竟已达到 80% 以上。虽然中国已经制定和颁布了《中华人民共和国专利法》《中华人民共和国商标法》《中药品种保护条例》等与知识产权保护相关的法律和法规，但中国的知识产权保护机制还很不完善，在知识产权的法律和法规方面仍然存在漏洞和不足。另外，在中药发明专利的三种类型中，中国中药企业主要是产品发明专利，用途发明和创新的生产方法方面的专利较少；主要技术类型中，主要是有关复方的专利，有效部位和有效单体方面的专利较少。与之相反，在欧洲和美国的专利中，以中药有效单体或有效部位、提取方法的专利为主，占比较大。除此之外，国外的一些制药企业在中国搜集传统、疗效好的古方和家传秘方，在中国境内进行中药专利的抢先注册，或者回到其本国借助先进的科研手段开发新药。日本就先后从《伤寒论》和《金匮要略》中精选了 200 多个方剂，打造了在国际上具有影响力的汉方药产业。韩国在 19 世纪 80 年代对中国的 80 余个

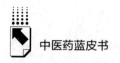

古方、验方进行深入研究，研究成果应用于韩国的中药产业，使得韩国的中药产业表现出强劲的发展势头，韩医也随之驰名海外。中国虽然是中医药方和药资源的原创国，但数千年的成果被他国拿走。

### （三）中药在国际市场竞争力弱

目前，日本和韩国的中成药产品已经占据全世界中成药市场年销售额的80%~90%，而在全球拥有绝对中药材资源优势的中国却只占5%的份额。中国只是中药原料药的出口大国，日本和韩国从中国大量进口价格低廉的植物药原料，再凭借其先进的管理水平和现代化的制药技术将这些原料加工成高附加值的植物药产品，在国际市场上进行销售。以日本为例，日本汉方药的生产原料药主要来自中国，从中国进口的原料药占日本汉方药生产原料药的75%，这些原料药主要是中药材和中药提取物，附加值很低，日本将这些廉价的原料药进行加工制成成药，再以高价格将成药销往全世界。日本现有汉方药厂200多家，每年处方用汉方药以超过10%的速度增长。韩国中药产业也发展迅速，势头强劲，其对中药原料的加工操作规范、标准严格，且对中药产品的包装和宣传到位，韩国等级相同的参类产品的单价竟是中国的25倍。而中国目前的中药产业还在一定程度上存在生产方式和工艺技术落后等现象，导致中国中药企业的现代化水平与日、韩等发达国家相比还有较大差距，进而导致中药在国际天然植物药领域不占据竞争优势。

### （四）东西方文化差异显著

中国中药类商品出口主要集中在日本、韩国、印度尼西亚、马来西亚等亚洲国家，这些国家与中国地缘靠近、文化差异相对较小。而在西方主流医药市场，中药一直未能被接受。究其原因，首先，中药是以中医理论为指导，在临床上用于防治疾病时所使用的药物。中药的产生和发展离不开中国的传统文化，西方国家要先理解中国的传统文化，才能理解中医药。但中国传统文化博大精深，西方国家理解困难。其次，中医药理论体系与西方的医药学理论体系在多个方面存在差异，中医药奉行的是朴素辩证唯物论，以阴阳五行为基础，讲究整体观念、天人合一，治疗时注重辨证论治，看待问题重宏观、重归纳；而西方的医药学主要受西方文化的影响，信奉科学的逻辑分析思维和实践技术，注重的是实证与分析，强调从结构性病变认知疾病，对疾病进行治疗时主要针对发生病变的人体的部位，而非对病人的整体进行调节。最后，中西方在语言文化上存在明显的差异，中医药的概念无法用西方医药理论里的词汇进行准确的表达，这也在一定程度上影响了中医药的海外传播。

## 三　中药国际交流合作创新发展的思考建议

针对中药国际交流中存在的以上壁垒，我们应从完善中药标准、提高中药产业发展水平、加强文化交流等方面着手，不断提升中药的国际认可度，提高中药的国际竞争力，具体建议归纳为以下四个方面。

### （一）广泛加强交流合作，减少技术性贸易壁垒

为减少国际上尤其是西方国家针对中药类产品的技术性贸易壁垒，中国应注重与其他国家的药品监管部门开展广泛的交流与合作，在制定相关法规和药品标准时进行积极的沟通，充分了解各自的需求，努力推动中国现行的中药标准被对方国家的药典收录。同时，根据相关国家对于包括中药在内的传统药物的认识与接受程度，积极推动相关国家建立有别于创新药物的药品注册制度，推动相关国家对传统医药实行分类管理，逐步减少技术性贸易壁垒。此外，还要注重借助国际贸易组织中的相关机制，如谈判机制、纠纷解决和贸易政策审议等机制，对一些技术性贸易措施进行谈判和审议，从而减少技术性贸易壁垒对中国中药国际化的阻碍。

### （二）加强知识产权保护，构建中药知识产权保护体系

中国在专利保护方面存在西化趋势明显的现象，从实际意义上看，将中药西药化的专利保护方案是一种比较有效的手段，但由于现行的专利法并没

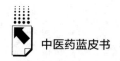

有充分考虑到中药所具备的不同于西药的独特性质，导致现行的专利法在中药产品的专利保护方面存在缺陷。因此，应在实际适用专利法的层面做适当的变通，也就是在一定程度上降低中药专利申请的新颖性、创造性和实用性这"三性"要求。针对中药的特点，开展相应的知识产权研究，构建中药知识产权保护体系。另外，还应当加强与其他国家开展广泛的交流与合作，尤其要与在传统医药知识产权保护方面取得一定成绩的国家加强交流，推进合作，积极参与以传统医药知识产权为主题的国际会议、国际论坛。这样既可以完善中国的中药知识产权保护体系，也可以推动国际立法进程，争取制定与中药知识产权保护有关的国际规则，进而促进中国中药知识产权保护制度"走出去"战略发展。

### （三）推动与现代科技交汇融合，提高中国中药产品的国际竞争力

要想提高中国中药产品在国际市场的竞争力，首先，应阐明中药的科学内涵，在这个过程中，我们应注重用现代先进的科学技术来对传统的中医药理论进行深入研究，尤其应加强与大数据、人工智能以及系统生物学等多学科的前沿技术进行交叉融合开展基础研究。其次，除了采用先进的研究手段外，还应注重研究策略的优化，全方位推动中医药这一复杂体系在研究手段和研究策略上的变革，以此来深入揭示中医药的科学内涵。在开展基础研究的同时，也应注重应用研究，要充分利用现代科学技术手段，从安全、有效、质量可控入手，深入开展药效物质基础研究，开展中药成分的体内药代动力学以及各成分在体内相互作用等多方面的研究，进而开发出安全、有效、质量可控、作用机制明晰的现代中药产品。此外，还应加快中药生产保障体系建设的推进速度，构建起规范、合理的质量管理体系，对中药新产品的研发和生产过程加大监管力度，从源头入手，从中药材的种植、采收，饮片的炮制、提取直到制剂的生产，建立起全过程、全产业链的中药生产和质量管理体系。

### （四）加快推进中医药文化的传播与交流

针对中西方的文化差异阻碍了中药国际交流与合作这一现状，应加强与

其他国家的文化交流，尤其要紧紧抓住中国正在实施的"一带一路"倡议这样一个历史机遇，依托在共建"一带一路"国家中建立的中国文化中心、中医药国际合作基地和中医药海外中心等平台，开展深入而广泛的学术方面的交流，开展国际合作，以及通过联合办学等方式，共同推进中外文化交流，推动中医药文化的对外传播。同时，应加强中医药的标准化建设，紧密结合中医药的特点和规律，以中国为主导制定中医药的国际标准。进一步规范在其他国家的中医药医疗、教育、科研以及管理等各项工作，有利于中医药取得国际社会的广泛接受和认同，进而促进中医药进入世界主流医学体系之中。此外，也应通过加强中药产品的质量和服务，进行中药品牌的打造，尤其是要打造一批国际影响力较强、具有文化内涵的中药品牌，形成稳定的品牌效应和具有影响力的中药文化传播氛围。

## 参考文献

［1］国家中医药管理局国际合作司：《关于2020年度中医药国际合作专项委托办事项目清单的公示（国中医药国际亚美便函〔2020〕82号）》，国家中医药管理局网站，2020年12月9日，http：//ghs. natcm. gov. cn/zhengcewenjian/2020-12-09/18849. html。

［2］国家中医药管理局、推进"一带一路"建设工作领导小组办公室：《推进中医药高质量融入共建"一带一路"发展规划（2021～2025年）》，国家中医药管理局网站，2022年1月15日，http：//www. natcm. gov. cn/guohesi/zhengcewenjian/2022-01-15/24182. html。

［3］朱德伟、余群、宋欣阳等：《海外中草药种植问题及对策研究》，《中药材》2021年第44卷第7期。

［4］郭佳：《中医药海外交流日益深入》，中新网吉林新闻，2020年10月26日，http：//www. china. com. cn/txt/2020-10/26/content_76843788. htm。

［5］贾慕熙：《中国中药产业国际竞争力评估及对策研究》，硕士学位论文，江西财经大学，2017。

［6］李若鹏：《植物提取物行业现状与发展》，《管理观察》2018年第2期。

［7］中国医保商会：《三批植物提取物国际商务标准面世》，中国医药保健品进出口商会，2017年5月26日，https：//www. cccmhpie. org. cn/Pub/5961/156181. shtml。

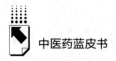
［8］唐雪阳、谢果珍、周融融等：《药食同源的发展与应用概况》，《中国现代中药》2020 年第 22 卷第 9 期。

［9］中国产业经济信息网：《植物提取物标准促行业规范发展》，2019 年 5 月 13 日，http：//www. cinic. org. cn/hy/yy/516356. html。

［10］中华人民共和国国务院新闻办公室：《〈中国的中医药〉白皮书》，国新网，2016 年 12 月 6 日，http：//www. scio. gov. cn/ztk/dtzt/34102/35624/35628/Document/1534714/1534714. htm。

［11］王梦昕、刘国秀、史楠楠等：《中国中药产品对美出口贸易现状分析及发展战略思考》，《世界中医药》2021 年第 16 卷第 7 期。

［12］朱仁宗：《中药进出口两旺　西药出口大增——我国医药外贸 2021 年形势简析与未来展望》，《中国医药报》2022 年 4 月 11 日。

［13］唐仁凌：《全国首趟中越班列中药材进口专列经凭祥铁路口岸入境》，中华人民共和国海关总署，2022 年 5 月 9 日，http：//www. customs. gov. cn//customs/xwfb34/302425/4335597/index. htm。

［14］周勃、朱子佳：《江西中药企业推动中非医药合作》，中华人民共和国海关总署，2021 年 8 月 12 日，http：//www. customs. gov. cn//customs/xwfb34/302425/3813073/index. html。

［15］李春顶、何传添、林创伟：《中美贸易摩擦应对政策的效果评估》，《中国工业经济》2018 年第 10 期。

［16］国家中医药管理局国际合作司：《关于 2019 年度中医药国际合作专项项目清单的公示》，国家中医药管理局网站，2019 年 6 月 6 日，http：//www. natcm. gov. cn/guohesi/gongzuodongtai/2019-06-06/9983. htm。

［17］国家中医药管理局国际合作司：《关于 2018 年度中医药国际合作专项项目清单的公示》，国家中医药管理局网站，2018 年 5 月 28 日，http：//www. natcm. gov. cn/guohesi/gongzuodongtai/2018-05-28/7225. htm。

［18］中国中医科学院国际合作处：《中国中医科学院举行中医药国际联合实验室启动仪式》，中国中医科学院，2021 年 11 月 22 日，https：//www. cacms. ac. cn/news_ dynamic/detail/2170. html#。

［19］《孙达出席中医药—尤纳尼传统医药国际研讨会暨中国—巴基斯坦中医药中心揭牌仪式》，国家中医药管理局，2021 年 6 月 10 日，http：//www. natcm. gov. cn/guohesi/gongzuodongtai/2021-06-10/21999. htm。

［20］白宇、周东雷、杨玉赫等：《基于人类命运共同体理念的高等中医药院校国际合作的对策研究》，《中国医药导报》2022 年第 19 卷第 2 期。

［21］《中国—东盟传统药物研究国际合作联合实验室挂牌成立》，人民网，2020 年 10 月 15 日，http：//gx. people. com. cn/n2/2020/1015/c398580-34352195. html。

［22］《教育部贵州民族医药国际合作联合实验室》，贵州中医药大学药学院，2020

年 11 月 13 日，http：//yaoxue. gzy. edu. cn/info/1112/2842. htm。

[23] 刘长秋：《我国中医药知识产权保护的问题与对策》，《中华中医药杂志》
2019 年第 34 卷第 11 期。

[24] 郑丽君：《中药国际化的问题和策略研究》，硕士学位论文，山东中医药大
学，2018。

[25] 孙芙蓉：《我国中草药的知识产权保护研究》，硕士学位论文，郑州大
学，2004。

[26] 罗爱静、张艳艳、谢文照等：《基于信息分析的中国中药专利保护对策研究》，
《高校图书馆工作》2009 年第 29 卷第 2 期。

[27] 王硕、孟凡英、周瑛桃：《"一带一路"背景下中药产品海外注册发展研究》，
《世界中医药》2021 年第 16 卷第 9 期。

[28] 尚增辉：《欧盟植物药与我国中草药法律制度对比研究》，硕士学位论文，中
国政法大学，2020。

[29] 刘云浥尘、姜棋楦、林焕彩：《中药知识产权保护的问题及对策研究》，《法
制与社会》2021 年第 14 期。

[30] 王梅、孙朋悦、梁文等：《复方中草药进入欧洲市场的关键成功因素》，《中
国药理学与毒理学杂志》2020 年第 34 卷第 2 期。

[31] 阳长明、陈霞、赵巍等：《基于源头控制的中药制剂质量研究》，《中草药》
2021 年第 52 卷第 2 期。

[32] 莫莉、李迎秋、严暄暄：《浅论"一带一路"倡议背景下因地制宜促进中医
药国际化》，《世界科学技术-中医药现代化》2017 年第 19 卷第 6 期。

[33] 林燕、周宜菲、马莎：《老字号药店发展之路——以胡庆余堂品牌建设为例》，
《时代经贸》2019 年第 20 期。

# B.4
# 2022年中医药文化国际交流合作发展报告

杨宇峰*

**摘 要:** 本文就中医药文化交流传播的历史研究和成就总结,结合新时代中医药发展形势进行分析,着眼于中医药文化国际交流存在的问题,提出加快中医药文化国际传播的建议和措施,旨在通过中医药文化传播,让更多的国家和地区感知中华文化,感受中医药魅力。

**关键词:** 中医药国际交流合作 中医药标准化 旅游 中医药国际服务贸易

## 一 中医药文化国际交流合作成就

随着中国5000多年的历史文明传承,中医药拥有非常深厚的文化底蕴。从遥远的神农尝百草,春秋时期扁鹊确立的中医诊断技术"望闻问切"四诊法,发明了麻沸散、五禽戏的"外科圣手"华佗,到李时珍耗尽一生创造出的"东方医药巨典"《本草纲目》,这些举世闻名的中医药瑰宝展示了中国人民对医药领域的不断探索,体现了中华文明深厚的哲学思想和人文精神。

弘扬中医药文化是展现中国数千年文明的主要方式之一,是提升国家文化软实力的重要途径。正如凭借青蒿素研究获得诺贝尔生理学或医学奖的中国著名药学家屠呦呦,她将传统中医药文化展现在了世界舞台。中医药文化不仅传递了以人为本的治疗原则,也体现了人与自然、社会和谐统一的整体

---

* 杨宇峰,男,1979年4月生,辽宁中医药大学中医学院院长、教授。

观念。通过中医药文化在国际社会间的广泛传播，可以让更多的国家和地区通过中医药文化重新了解中国、感知中华文化。通过一代又一代中医人的不懈努力，中医药文化"走出去"这一战略方针得到持续深入实施，已取得了瞩目的成绩，中医药文化的国际传播力有了显著提升。

## （一）持续推广中医药文化，展现中华文明对外窗口

综观中医药传播史，早在西汉时期，中国中医药文化就开始通过古丝绸之路逐步远播到海外，且自唐代以来，中医药学相关理论和经典著作开始传播到邻近的日本、韩国、朝鲜等亚洲地区。近现代，中医药文化逐渐被认可的科学性已获得越来越多的国际社会关注。21世纪以来，随着2011年中国著名中医药经典《黄帝内经》和《本草纲目》入选"世界记忆名录"、2015年中国药学家屠呦呦获得诺贝尔生理学或医学奖、2020年在新冠疫情时中医药发挥了重要作用等一系列重要国际事件，中医药文化国际传播已进入了快速发展阶段，让世界重新认识中医药、接受中医药、使用中医药，已成为中国对外展现中华文明与国际交流的重要手段。

国家中医药管理局统计数据显示，在共建"一带一路"和构建人类命运共同体的方针指导下，中医药目前已广泛传播到全球196个国家和地区，此外，通过打造"互联网+中医药"新模式，建立远程医学教育与远程医疗服务，中医药服务贸易从线下向线上转移，中医药国际传播有了新的宣传与推广途径。

## （二）推进中医药标准化，提高中医药国际传播影响力

中医药文化国际传播影响力的不断扩大，对中医药行业的市场监管、诊疗技术标准等相关中医药标准化进程的要求与日俱增。中医药的标准化不仅是中医药走向世界必须遵守现代国际贸易准则的要求，更是符合国际主流传播模式的必经之路。

目前，中医药在大部分国家和地区不具备成熟的专项法律约束及标准规范从业人员水平良莠不齐的现状，对中医药在国际上的声誉造成一定不良影

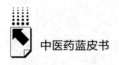

响，阻碍了中医药国际化传播的脚步。因此，推动中医药标准化已势在必行。

通过对中医药诊疗特点和诊治规律的把控，中国应当在制定中医药国际标准的进程中起到主导作用，并循序渐进地完善这一体系，使之成为规范国外中医药相关医疗行业、教育行业、科学研究等各项工作的标尺和准绳，真正做到全球的中医药事业与中国标准匹配。并且通过中医药国际标准化可最大限度地维护中国中医药产业利益，为中国中医药行业的研究者、从业者提供明确的方向和路径，更有利于成果转化和国际传播。

当然，标准化不是自说自话的一纸规定，是建立在坚实的理论基础研究与扎实的临床实践基础之上得来的一套科学标准。作为流传千百年的文化瑰宝，中医药传统与现代的有机结合不仅是对过去经验的总结，也是对现代科学理论和研究方法的尊重。不同于其他基础学科和近现代科学门类，中医药的标准化更需要时间的积累和成果的沉淀，我们需要静下心、耐下心，用心守护、不忘初心，才能实现理想的标准化目标。

根据 2017 年《中医药"一带一路"发展规划（2016～2020 年）》文件，至 2019 年 5 月，国际标准化组织批准的相关中医药国际标准有 45 项，由中国专家担任标准提案人的比例高达 71%。2019～2022 年中医药国际标准化取得的成果详见表 1。

表 1　2019～2022 年中医药国际标准化取得的成果

| 年份 | 取得成果 |
| --- | --- |
| 2019 | 《ISO 21316:2019 中医药—板蓝根》《ISO 22584:2019 中医药—当归》《ISO 21317:2019 中医药—金银花》《ISO 21315:2018 中医药—灵芝》《ISO 21370:2019 中医药—铁皮石斛》《中医药—中药材商品规格等级通则》 |
| 2020 | 《ISO 23193:2020 中医药—枸杞子》《ISO 22256:2020 中医药—辐照中药光释光检测法》《ISO 22213:2020 中医药—玻璃拔罐具》 |
| 2021 | ISO《中医药—诊断词汇—第一部分:舌象》《中医药—诊断词汇—第二部分:脉象》 |
| 2022 | 《ISO 22585:2022 中医药—党参》《ISO 22586:2022 中医药—白芍》 |

资料来源：根据有关新闻报道资料整理。

### （三）探索"中医药+旅游"模式，开拓中医药国际传播新途径

中医药文化旅游项目是以道地中药材原产地作为依托和当地传统中医药

文化为载体的汇集了旅游、休闲、度假、养生、保健、中医药知识科普、文娱、购物为一体的新型旅游形式。"中医药+旅游"这一新模式的出现是应市场所需，同时也为传承创新传统中医药文化、普及中医药知识、振兴中医药开辟了新的路径。

20世纪90年代，"中医药+旅游"在北京启动进行试点；2009年，"中医药+旅游"这一新模式吸引了各地目光，广东省启动"中医药养生文化旅"旅游专线，也为行业学者、投资人研究和发展"中医药+旅游"提供了宝贵经验；2014年起，随着中央一系列增强中医药文化软实力相关文件的出台，"中医药+旅游"模式进入"多点开花、日趋成熟、全面发展"的快速发展阶段。在不久的将来，随着旅游业在第三产业中地位的进一步提升，以及中央和地方的系列支持性政策、项目的出台与落地，"中医药+旅游"模式将刮起世界性流行风。成果详情见表2。

**表2　2019~2022年中医药文化旅游项目开发取得的成果**

| 省（区、市） | 取得成果 |
| --- | --- |
| 北京市 | 2019年17家单位获批第四批"北京中医药文化旅游示范基地"，5家单位获批"北京中医药文化旅游建设基地"；2021年7家单位获批第五批"北京中医药文化旅游示范基地"，6家单位获批"北京中医药文化旅游建设基地" |
| 四川省 | 2019年5家单位获批"四川省中医药健康旅游示范基地"，10家单位获批"四川省中医药健康旅游示范项目"；2020年新增6家旅游示范基地以及6个旅游示范项目；2021年新增10家"四川省中医药健康旅游示范基地" |
| 广西壮族自治区 | 2019年16家单位获批"广西中医药健康旅游示范基地"；2020年新增10家单位获批"广西第二批中医药健康旅游示范基地" |
| 浙江省 | 2019年12家单位获批"浙江省中医药文化养生旅游示范基地" |
| 河北省 | 2020年13家单位获批"河北省中医药健康旅游示范基地" |

资料来源：根据有关机构官方网站资料整理。

## （四）中医药文化与影视媒介有机融合，实现中医药传播效果最大化

中医药文化通过影视作品创作的形式进行展示是中医药文化传播的主要

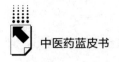

方式之一，将中医药源远流长的历史文化与影视媒介有机融合，通过影视作品这一载体可以实现最大化的中医药传播效果。此外，与其他中医药文化传播方式不同，影视作品这一传播载体拥有趣味性、内容丰富性、形式多样性、形象生动立体性、话题性强、受众度广泛等特点，使得中医药文化传播更易被大众接受，传播性更强。

20世纪50年代，就已经开始出现中医药文化相关影视作品，如《李时珍》；70年代有《丹心谱》《无影灯下颂银针》等；80年代以名医为原型的传记类影视作品相继出现，如《华佗与曹操》《神医扁鹊》等；近年来则陆续创作出了以当代国医大师为专题的影视作品《国医》《精诚大医》《苍生大医》等。2006年的中医药纪录片《彷徨·回眸百年中医》展现了近百年来中医药的发展与改革，深入浅出、发人深思；另如《中医》《黄帝内经》《中医药民族医药探秘》等，均是系列性制作；2016年开播的《本草中国》则是中国首部大型中医药文化系列纪录片，其以"本草"作为切入点，通过众多温暖真实的中医药传承人的故事，展现了中医药文化的悠久历史和奥妙精髓。

## （五）加强多渠道中医药图书出版，增强中医药文化国际话语权

两晋、南北朝时期是中医药典籍海外传播的初始阶段，东晋时期一些知医的中国僧侣前往朝鲜一边传教，一边施治，传播中医药文化；其后《肘后方》《本草经集注》等中医药经典著作相继传入朝鲜。隋唐时期是中医药文化海外传播的兴盛阶段。明代至清代中期，延续了此前的发展趋势。1840年初始，西方医学传入中国，否定中医药科学性和临床效果的声音越来越多，但仍然有一批斗志昂扬的中医药界仁人志士，积极向海外传播中医药文化。中华医学会首任会长伍连德与国内研究医学史的先驱王吉民合作，撰写了第一部用外文向世界介绍中医中药的著作——《中国医史》。

2020年人民卫生出版社和全球40多个国家签订了版权合作协议，《石学敏针灸学》《国医大师文丛》系列等图书实现了多语种的版权出版。2021

年中医药保健科普类图书《海外疾病中医药防护指南》正式出版，初步建立了海外疾病的中医药防治诊疗框架。

## （六）围绕推进"一带一路"建设，深化中医药国际服务贸易交流合作

近年来，中国高度重视中医药文化国际交流合作，积极推动中医药行业高质量融入共建"一带一路"之中，使中医药成为民心相通和文明互鉴、构建人类卫生健康共同体的重要载体，充分发挥中医药文化国际传播的多元价值，不断提升中国中医药的国际影响力和认可度。

自提出"一带一路"和构建人类命运共同体倡议以来，中医药文化服务贸易合作项目在"一带一路"相关共建国家已获得稳步推进，与相应"一带一路"国家和地区合作成立了30个中医药海外研发中心，建立了59家中医药对外交流合作示范基地，共有388项跨国合作中医药研究项目（见表3）。通过国际交流合作，中医药文化产业发展对就业和民生的带动效应更加明显，行业发展的动能有了显著的提升。中医药的迅猛发展也正是抓住了"一带一路"倡议所带来的良好机遇，并以此为契机，因地制宜制定方略，促进国与国之间行业发展合作，实现共赢。

表3　2019~2022年中医药国际服务贸易取得成果一览

| 时间 | 中医药国际服务贸易取得的系列成果展示 | | | |
|---|---|---|---|---|
| 2019年 | 北京中医药大学与罗马尼亚布拉索夫特兰西瓦尼亚大学建立合作，开设中医硕士学位项目 | 天津中医药大学与新加坡同济医药研究院建立合作，开设"远程中医师继续教育课程项目" | 国家中医药管理局与埃塞俄比亚、加纳、马拉维、坦桑尼亚、摩洛哥、科摩罗在内的6个非洲国家达成传统医学领域合作谅解备忘录，建立了中非政府间基本合作框架 | 昆药集团参与抗疟药研发五十多年，推动青蒿素走向国际舞台 |
| 2020年 | 云南中医药大学立项国家中医药管理局中医药国际合作专项——"中国—缅甸中医药中心" | 中国—白俄罗斯在明斯克建立中医药中心 | 昆药集团在乌干达建立医疗产业园，并正式投产 | |

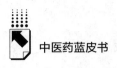

续表

| 时间 | 中医药国际服务贸易取得的系列成果展示 | | |
|---|---|---|---|
| 2021 年 | 北京中医药大学与优莎纳＆葆婴签署战略合作协议 | 2021 年服贸会·第四届"一带一路"中医药发展论坛在北京召开 | 第 130 届中国进出口商品交易会暨珠江国际贸易论坛开幕，中医药抗疫展品亮相广交会 |
| 2022 年 | 2022 年中国国际服务贸易交易会中医药主题日启动仪式暨第七届海外华侨华人中医药大会在北京举行 | | |

资料来源：根据有关新闻报道资料整理。

　　此外，推动中医药国际化的进程，还需要加大中医药行业内相关企业单位的参与和投入，鼓励企业参与中医药文化的国际传播，以产业化、规模化、品牌化加强中医药的影响力，并注重提升中医药知识产权保护意识，不断提高中医药在国际上的竞争力。

## 二　中医药文化国际交流工作在新形势下面临的多方壁垒

### （一）从事中医药国际化传播的人员专业素质有待提高

　　中医药传统文化的国际化传播者，不仅要有深厚的中医文化底蕴，还要有一定的专业传播能力。当前，从事中医文化传播和对外交流的人员有：从事中医临床工作的医护人员、从事中医文献翻译的翻译人员、从事中医教育的教师、从事中医药相关媒体的工作人员、从事中医药生产和销售的企业和机构。由于国内缺乏专业的对外宣传中医药文化的传播类人才，所以，中医药文献翻译多依赖于从事中医工作的医护人员和高级中医学校的老师，但中医药文献大多是从古代传承下来的，词汇专业程度较高，且蕴含的哲学思想较难理解，很难通过外语词汇表达出来，很多中医药理论文献的翻译解释浅显，往往词不达意，在翻译时，如果盲目地顺应现代医学体系的语言结构和相应的词汇表达，就会丧失中医药语言的特性，很大程度造成国际上对中医药术语的认知偏差，从而影响中医药文化在国际上的推广和应用。另外，很多中医药企业并没有新媒体的运营部门，而新媒体从业人员对中医的基础知识也不了解，这就造成了中医文化的传播效果极不理想。简言之，现阶段中国缺少既精通中医药领域，同时精通外语，又有较高的现代科学素养的复合型人才。

人才是文化传播的关键，传统中医药文化要走向世界，必须要有一批优秀的国际传播人才。现阶段，中医传播类的人才较少，主要的培养方式以学校为主，但中医类院校主要培养中医诊疗类型的人才，与传播类相关的专业开设较少，极少有人将中医药传统文化向国际传播。因此，目前中国中医药对外交流的传播类人才培养远远不能适应中医的快速发展。

## （二）国际化传播的中医药文化核心往往被忽视

中医药文化经过几千年的传承与发展，其核心价值观主要是：大医精诚、医乃仁术、以人为本、调和致中、天人合一等理念。当前，中医药因其安全性与有效性而广受关注，但人们的关注点仅限于养生、治病等方面，却忽略了中医药文化的人文价值，忽略了中医药文化的生命理念、价值观、道德观，忽略了中医智慧和中国人的精神追求。现在，世界上大多数国家都有中医馆等中医诊所，但当地居民大多数只能接受针灸、拔罐等疗法，中医药传统文化的核心没有得到充分的弘扬和传播。同时，国际上许多学者认为可支撑这些中医药文化核心观念的证据不够，仍不认为其是真正的科学观念。当前，传统中医药文化的国际传播内容，主要集中在卫生、经济与科技等方面，其本身的特点和价值却被忽视。

中医药文化所蕴含的历史文化价值、哲学思想，乃至今后如何融入现代文化体系等内容是中医药文化的重点传播内容，但目前多局限于中医养生保健，且缺乏完整性、层次性、系统性。要使中医药文化"走出去"，就必须让世界人民认识到中医的文化本源与理论建构。

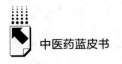 

### （三）国际化传播的渠道单一

当前，中国中医药文化在世界范围内的传播仍是以国家为主，主要以宣传、科普等方式，形式比较单一；此外，有一些是利用中医相关的诊疗技术、书籍、产品的方式传播，但是因为自身的局限性，使得其受众受到了很大的局限，影响了它的广泛传播。近几年，大众媒体层出不穷，但是中医药文化传播在这些新媒体中没有充分显现，不仅如此，其中与中医药有关的内容还不乏大量错误与虚假信息。总体而言，中医药文化在传播途径上缺少多元性，没有形成有效的合力。

新媒体时代的来临，使得人们在社交媒体上更加具有话语和选择的权利，这极大地改变了过往人们沟通交流与信息传播的方式，为中医药文化在世界范围内的形象塑造和弘扬提供了新的方式。比如 YouTube，它是世界上最大的视频资源网站，拥有 23 亿的用户，成为文化国际传播的重要平台，但目前中医药文化国际传播在新媒体等社交媒体的运用上还有很多不足，对新媒体技术的运用和对传播内容的把控等方面，还有很大的提升空间。

### （四）国际化传播的效果不佳

传播和发展中医药文化，是促进中医药事业可持续发展与繁荣的重要任务。截至 2017 年 3 月，国家中医药管理局已正式批准北京、辽宁等地的 17 个单位成为"全国中医药文化宣传教育基地"，对促进中医药为公众健康服务具有标志性的意义。不过，总体而言，中医界对中医药传播的社会意义、宣传宗旨、宣传手段等层面的了解还不够，未能满足大众对了解中医药的迫切需要，以及社会对中医药人文传播的切实需求。当前，中国中医药文化宣传工作主要是以"兼职"为主，人员学术背景复杂，数量不足，人才质量不高，宣传视野和专业知识有待进一步提升，远远不能适应中国中医药文化日益发展的趋势，同时，对于人民群众希望通过了解中医文化来获得健康生活的需求也没有得到充分的回应。在弘扬和发展中医药传统文化方面，我们还有很长的一段路要走。

尽管中医药文化的国际传播由来已久，自唐代以来，中医药的理论和著作在中亚、西亚、日韩等国家及地区都广泛流传，然而，在国外推广和传播中医文化方面，并没有取得明显的成效。在国外，虽然部分名人愿意接受针灸、推拿、拔火罐等治疗方式，并掀起了世界范围内的"中医热"，但是，中国中医文化的跨文化交流仍存在诸多问题，而中医药文化在国外的发展与传播也未达到应有的效果。

## 三 中医药文化国际交流合作传承创新发展的思考建议

### （一）推动中医药开放发展，促进国际专项合作

中医药文化虽然在世界上得到了一定程度的认同，但多数仍停留在中医诊疗技术的普及和中药使用的层面上。当前，在中医药文化层面上的传播，由于众多因素的制约，如不同的文化差异等，其发展还有很长的道路要走。

中西医的本质是一样的，即防病、治病、保护和促进人类健康。在了解人体组织、器官的生理功能、病理状况以及疾病的发生、发展、治疗等方面，中西医学有很多共同点。在中医和西医的交流中，要坚持传统的文化传承，要在双方的地位上达到对等，互惠互利，实现中西医相结合，推动中医药科技走向世界，提升中医药传统文化的国际影响力。

随着时代的发展，传统中医的传播方式也随之发生了改变，从"小众"逐渐向"大众"转变，那么运用现代信息技术，则是实现中医药文化国际化传播的有效途径。例如，运用数码手段，构建中医科学图书馆，发行中医科普图书，以现代资讯科技为载体，以数字技术为载体，增加声音、图片等元素，让信息的趣味性更足。在翻译过程中要做到标准化、规范化、科学化，保持文献资料原来的叙事风格，以达到文化的融合和语言的交流。使各类中医药文化的国际宣传展示会数量不断增多，内容更加全面、覆盖面更

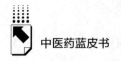

广，有效地提高人们对中医药文化的认知。

中医药旅游业是中医药开放发展的重要组成部分之一。"中医旅游"是以传统旅游为依托，以发展中医产业为目的，将中医文化中的养生与保健理念结合其中，形成的一种新型的旅游形式。它具有休闲、养生、养老、保健和康复的特色。结合中医药文化的特点，开展中医药特色旅游项目，例如，结合药膳、理疗、按摩、温泉、药浴、中药材种植采摘、中医美容、足部保健等。同时，要大力发展中医药特色旅游品牌，丰富特色旅游产品，推动其走向世界。发展中医药国际旅游，必将成为推动世界中医文化交流的一个重要途径。

## （二）推动制定中医药国际标准，参与相关规则制定

近几年，中国中医药国际标准的数量在逐步增加，国际标准化的发展势头也越来越好，但起步工作较晚，国际标准体系尚未健全，各国际组织标准化活动分散、标准应用范围不广、人才缺乏等问题在一定程度上制约了中医药国际标准化进程，对中医药文化在国际上的传播产生了较大的影响。完善基础标准和管理标准是促进技术标准提升的保证，重点强化基础标准和管理标准研究，扩大中医药国际标准的领域和范围，并根据中医药发展的需要，从中医诊疗、中药向中医教育、服务、科研及管理等领域拓展，加强中医药的国际标准建设，促进标准的质量、数量、结构、效益的协调发展，对于推进中医药标准化的发展有着重要的作用。

国际标准的制定是一个多方协调的过程，在标准制定过程中要加强国际组织间协调合作，加强协调各组织范围，避免标准制定的重复交叉和矛盾。熟悉各国际组织的标准制定规则，针对其宗旨和标准化工作特点，明确中医药国际标准制定的指向性，创新协调机制，加强组织间交流互通，将各类别、各级别的标准相协调、衔接，实现优势互补。标准的执行和评价是实现标准化工作中的关键，也是衡量标准质量的一个重要指标。

在中医药的医疗、科研和教育工作中，要强化国际标准的实施、推广和应用，建立行之有效的工作机制，强化标准实施和动态管理，对已经颁布的

标准进行反馈与评价，围绕提升中医药标准的有效性和适用性，开展标准实施评价和评价共性技术研究，形成"制定—实施—评价—反馈"机制，以评估推动标准质量的提升。要加强中医药标准化工作，严格复审，切实推动中医药标准化建设，促进中医药标准化工作的顺利进行，提升中医药国际标准质量。

## （三）推动中医药海外中心建设，打造国际合作基地和服务出口基地

中国的中医药文化不仅是中国传统文化中的瑰宝，也是世界文化中的瑰宝，在当前国内外众多的机遇面前，中医药文化要走出国门、走向世界，应建立高质量的中医药海外研究中心、国际合作基地和服务出口基地。当前，中国的中医发展已初见成效，形成了"六位一体"的医疗、科研、教育、文化卫生、产业等全方位协调、可持续发展的新局面，推动了国际间的交流与合作。在加强中医药文化建设、培育优秀临床人才、培育特色优势、整合诊疗资源、提升医疗质量等方面，中国已积累了丰富的经验，可建设中医药海外中心、国际合作基地、服务出口基地，与各国有效合作，形成共建、共创、共赢的新局面。

## （四）推动现有中医药交易平台改革，促进国际交易稳步开展

中医药在长期临床实践中显示出"个性化的辨证论治、人性化的治疗方法、天然化的用药取向、多样化的给药途径、求衡性的防治原则"五大特点，同时具备"临床疗效确切、文化底蕴深厚、用药相对安全、创新潜力巨大、服务模式灵活、发展前景广阔"六大优势；应搭建优秀的平台，夯实基础，丰富中医药资源。要通过与世界卫生组织的合作，把中医药产品推向世界，进行国际贸易。在文化传播方面，应鼓励中医与其他行业相结合，从不同的角度、不同的切入点，为全世界广大人民群众的生活提供全方位的服务。

"医疗体验"是中医走向世界的一个重要方面。中医诊疗体验的时间周

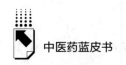

期短、直观感受强，这是中医药文化向外展示的很好切入点。可通过体验馆、诊所等形式来体验中医文化，或者通过设立"传统型"或"数字型"的中医博物馆，增强"中医"产品的"文化属性"，促进"文化"的传播。

医药产业基地建设是促进区域经济发展的重要途径，而在区域经济发展过程中，中医药作为经济发展的动力之一，必将引起当地政府的高度关注，并借此促进中医文化的传播和推广。

将中医药文化的产品与内涵以植入的方式融合进影视、书画等作品中，使其更易于被其他国家人民所接受，此种方法在国际上已经进行了一些尝试，并获得了普遍的认同。手机 App、动漫、视频游戏等当前流行的元素都可以是推广中医药文化的助力剂。

### （五）将中医药纳入构建人类命运共同体和"一带一路"国际间合作的重要内容

"一带一路"的倡议构想涉及东亚、中亚、东南亚、南亚、欧洲、非洲等的诸多国家与地区。"一带一路"将推动中国改革开放，建设一个包容、互惠、互利的新平台。在"一带一路"的国家发展倡议中，中医药文化的国际传播将与"一带一路"国家科学发展观相结合。要加强顶层战略部署，根据国家实际情况，制订切实可行的中医药文化长期发展与交流规划。

有关中医药人才发展的"十三五"规划指出：要培养具有扎实基础、精通外国语言、熟悉国际规则的中医药国际教育、翻译、文化交流、服务贸易的复合型人才。为此，我们应以坚持对外开放为基础，通过加强联合办学、外语教学、出国进修等途径，培育大批高水平中医药人才。同时，中国中医院校要采取多种途径、方法，把更多的优秀留学生、优秀的海外中医从业人员引进中国、来华深造，提升学校的办学质量，为海外培养出高水平的中医药人才，使他们成为中医药文化的有力传播者。

中国传统中医药文化在世界范围内的传播，受到各个国家和地区的法律、体制等因素的影响。当前，中医在世界范围内还是主要作为一种辅助疗法和替代疗法，这极大地限制了中医药的发展和传播。为此，有关部门应该在国际合作中充分发挥其权威性，积极加强中医药领域的合作，并通过高层对话，推动中国制定的中医药文化"走出去"战略的实施。顺应"一带一路"倡议，加强中医药文化在世界范围内的传播，不仅要国家和地方各级政府等官方层面进行全面的规划和部署，更要通过非官方渠道积极协调和落实。在中医药产、学、研等领域，构建跨学科、跨行业的中医药文化对外传播新格局。

## 参考文献

［1］王振岭、陈振山、田继红：《以人为本推动中医药文化建设》，《中国中医药报》2011年2月17日，第2版。

［2］海霞、陈红梅：《"一带一路"视域下中医药典籍与中医药文化传播》，《国际中医中药杂志》2019年第41卷第7期。

［3］关波：《互联网+中医药诊疗在疾病防治管理中的实践与思考》，《中医药管理杂志》2022年第30卷第16期。

［4］王晶亚、李慧珍、宗星煜等：《中医药国际标准化现状、问题与对策分析》，《中华中医药杂志》2022年第37卷第4期。

［5］赵恒伯、张彪、吴海波、喻松仁：《中医药康养旅游产业发展模式与路径探析》，《企业经济》2022年第41卷第9期。

［6］袁斓、王云、王雪梅：《影视对中医药文化传播的影响研究》，《成都中医药大学学报》（教育科学版）2020年第22卷第2期。

［7］訾晓红：《中医药海外传播与译介研究：现状与前瞻（2009～2018）》，《上海翻译》2021年第3期。

［8］蚁淳、叶大庆：《中医药文化在"一带一路"沿线国家的传播策略研究》，《新中医》2022年第54卷第15期。

［9］张媛、欧阳静、王宇：《疫情防控背景下中医药文化全媒体传播路径探析》，《中国医学伦理学》2022年第35卷第4期。

［10］董建华：《中医药文化国际传播现状研究》，《新西部》2017年第27期。

［11］李和伟、宋瑞雪：《中医药文化国际传播的理性思考》，《中医药导报》2021年第27卷第7期。

［12］傅文第：《中医药文化传播的现实困境与对策选择》，《中国医药导报》2018年第15卷第31期。

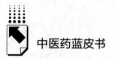

［13］余浏洁、朱珠：《互联网时代中医药文化传播新思路》，《现代商贸工业》2016年第37卷第11期。

［14］方平、钱放：《中医药文化国际传播的困境与对策研究——以YouTube为例》，《南京中医药大学学报》（社会科学版）2022年第23卷第2期。

［15］许冠玉：《"他者"视角下中医文化国际传播的问题与策略研究》，硕士学位论文，中原工学院，2022。

［16］刘艳飞、孙明月、姚贺之等：《大数据技术在中医药领域中的应用现状及思考》，《中国循证医学杂志》2018年第18卷第11期。

［17］王跃溪、刘玉祁、王丽颖等：《中医药标准化发展迎来新的机遇与挑战》，《中华中医药杂志》2018年第33卷第6期。

［18］韩学杰、王跃溪、刘玉祁：《实施标准化战略　促进中医药标准化新发展》，载中国标准化协会主编《第十四届中国标准化论坛论文集》，《中国学术期刊（光盘版）》电子杂志社有限公司，2017。

［19］王青云：《〈基于中医药特色优势和科技影响力的中医医院评价研究报告（2020年）〉发布》，《中医药管理杂志》2021年第29卷第1期。

［20］张莉、肖丽、金菲等：《"一带一路"背景下的中医药文化传播》，《中医药管理杂志》2022年第30卷第5期。

# B.5
# 2022年中医药人才国际交流合作发展报告

凌常清 *

**摘　要：** 本报告从中医药高校接收外国留学生、中外校际合作办学、非学历教育三个方面入手，梳理中医药人才国际交流合作取得的瞩目成绩，分析中医药人才国际交流合作在新形势下面临的多方壁垒，进而有针对性地提出推动中医药人才国际交流合作创新发展的思考建议，要推动形成促进国际中医药人才交流合作的共识，积极推进中医药产业化、现代化和国际化进程，健全国际中医药人才交流合作机构，探索创新国际中医药人才交流合作机制和方式，加大高校中医药国际人才培养力度，进一步完善国际中医药人才培养的相关资源。

**关键词：** 中医药人才　国际交流合作　人才培养

## 一　中医药人才国际交流合作成就

《中医药人才发展"十三五"规划》中提出："通过多种途径和渠道，培养一批中医药基本功扎实、熟练使用外国语言、熟悉国际规则的中医药国际教育、中医药翻译、中医药文化交流、中医药服务贸易等复合型人才。在'一带一路'战略发展中造就和培养一批在国际传统医学领域具有影响力的中医药人才，逐步打造一支高素质的国际人才队伍。"在推进中医药人才国

---

* 凌常清，男，1981年3月生，辽宁中医药大学党委组织部（人才工作部）部长。

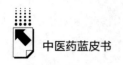
际交流合作中，全国各省市、高校在国家中医药管理局的指导和带领下，深入落实《中医药人才发展"十三五"规划》，立足优势、协同发力，积极融入中医药"一带一路"发展倡议，着眼于推动中医药服务贸易国际化发展，助力共建人类卫生健康共同体，推动中医药人才国际交流合作取得令人瞩目的成绩。

### （一）中医药高校接收外国留学生情况

中医药高校作为培养中医药人才的重要机构，对于中医药人才国际交流合作的主要贡献就是接收外国留学生。根据国家中医药管理局《2019年中医药事业发展统计提要报告》发布的数据，2019年，全国高等中医药院校招收外国留学生总数为2215人，在校留学生数8777人，当年毕（结）业生数2343人，授予学位数929人，分别比2018年减少423人、增加452人、增加550人、增加83人。

根据《国家中医药管理局办公室关于印发〈2020年中医药事业发展统计提要报告〉的通知》发布的数据，2020年，全国高等中医药院校招收外国留学生总数为1164人，在校留学生数8187人，当年毕（结）业生数1702人，授予学位数819人，分别比2019年减少1051人、590人、641人、110人，降幅分别为47.4%、6.7%、27.4%、11.8%。

目前，国家中医药管理局暂时还没有公布2021年的相关数据，由于新冠疫情的不利影响，预计2021年留学生人数相较2020年会有所减少，但基本保持在7000~8000人的外国留学生总体规模。与此同时，各中医药高校还积极"走出去"，推进中医孔子学院、孔子课堂建设，吸引更多海外人才深入研习中医药学知识，与依托中医药高校资源在国内吸收留学生的院校共同发力，跨越地域的限制，成为推动中医药人才国际交流合作的一支重要力量。

### （二）中外校际联合人才培养、合作办学情况

为了适应中医药事业的发展和社会对中医药国际化人才的需求，中医药

院校纷纷行动起来，在药学、护理学、医学影像技术、眼科、公共事业管理等专业，与国外大学开展合作办学，在培养中医人文素养的基础上，培养具有较强外语能力和掌握相关药学知识、涉外护理能力或者医学事业管理能力的综合性人才。各所中医药高校的对外合作办学项目不尽相同，我们选取了2021年上海、山东、贵州、河南、江苏五所中医药大学对外合作办学的情况进行说明，详见表1。

表1　上海、山东、贵州、河南、江苏五所中医药大学
**2021 年对外合作办学项目及招生计划**

单位：人

| 高校 | 2021 年合作办学项目 | 招生人数 |
| --- | --- | --- |
| 上海中医药大学 | 药学（英国伦敦都市大学） | 90 |
| | 护理学（英国纽卡斯尔诺森比亚大学） | 60 |
| 山东中医药大学 | 国际眼科与视光（美国） | 80 |
| 贵州中医药大学 | 药物制剂（英国利兹贝克特大学） | 120 |
| 河南中医药大学 | 护理学（意大利锡耶纳大学） | 120 |
| | 医学影像技术（意大利基耶地—佩斯卡拉大学） | 120 |
| 南京中医药大学 | 公共事业管理 | 120 |
| | 康复治疗学 | 100 |

资料来源：根据有关院校招生简介整理。

与此同时，北京中医药大学等高校还在英语（中医药国际传播）专业招生，2021 年度招生 30 人。综合表1，2021 年度全国中医药院校对外合作办学招生计划在 3000 人左右，为培养中医药外向型人才作出了重要贡献。

## （三）非学历教育为中医药人才国际交流创造新途径

在非学历中医药国际人才的合作交流方面，国家中医药管理局积极推动，各省份中医药管理局积极响应，以挑选中医师加入援外医疗队、依托地方中医院等建设中医药人才国际交流合作基地、组织国际传统医学论坛等方式，积极推进中医药国际人才的交流与合作。

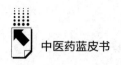

"一带一路"中医药国际合作基地，为推进中医药人才国际交流合作、不断扩大中医药服务贸易提供了平台。截至 2008 年，经国家中医药管理局认定的中医药国际合作基地已有 46 家，包括 28 家医疗机构、11 家教育机构和 7 家科研机构。这些单位均满足五项基本条件：一是具备较好的国际交流合作工作基础；二是在中医药专业领域拥有特色和优势项目；三是有相应的中医药知识产权保护、传统知识保护及中医药保密制度；四是设有专门的外事管理机构和外事管理制度；五是对本领域或本地区开展中医药国际交流与合作具有引导和示范作用。同时，根据《国家中医药管理局　推进"一带一路"建设工作领导小组办公室关于印发〈推进中医药高质量融入共建"一带一路"发展规划（2021~2025 年）〉的通知》，国家中医药管理局将在"十四五"期间建设 50 个中医药国际合作基地和一批国家中医药服务出口基地，这都将为深入推进中医药国际人才的交流与合作提供不断优化的平台。

依托各类中医药国际合作基地，各地不断扩大中医药人才国际交流与合作的范围。尤其是近年来，中国边境省份充分发挥地理优势、民族医药在传统医药中的地位和作用，组织开展跨国家、跨地区的中医药人才交流，推广传统医药和民族医药医疗服务，成效显著，比如内蒙古以蒙医蒙药为核心开展蒙医药高层论坛和国际蒙医药展览；长春发挥东北亚地理优势，与俄罗斯共同建设传统医学实践发展中心，在日本建设日本中药教育中心；上海在捷克、阿联酋、意大利、马耳他等地建设中医中心；广东与多哥、马拉维、柬埔寨、美国等地开展广泛的中医药合作交流；广西与老挝、柬埔寨、新西兰、奥地利、马来西亚等国展开广泛联系，促进海外专家与传统医药专家互访，开展深入的考察培训、学习交流。这些都为促进中医药人才国际交流开辟了新的渠道。

## 二　中医药人才国际交流合作在新形势下面临的多种问题

人才战争是新形势下战争的转型，尤其在中国不断崛起、目前已经成为世界第二大经济体的情况下，某些国家针对中国展开了各种遏制活动，这也是当下中国人才"走出去"开展中医药国际交流面对的最大困境。此外，中医药人才国际交流合作在新形势下还面临多种问题。

## （一）因专业特色国外对应机构较少

中医药的专业特色，是其自身独有的优势，但在现代科学体系下，尤其是在深受现代科学影响下的国外，对来源于中国五千年治疗养生实践的中医药学，他们的认知和理解尽管在慢慢发生改变，但仍然是知之甚少、知之甚浅，所以国外对应开展中医药人才国际交流的机构比较少。

从目前的情况来看，中医药人才走出去开展国际交流，主要的渠道有两个：其一是通过教育科研机构，其二是通过医疗服务机构。

国外对应的教育科研机构主要是医科大学或科研机构，而国外很少有专门的中医药大学或者民族医学院校，这大大减少了中医药人才的国外深造机会；从合作办学的角度也能看出，中国派出的中外合作办学学生主要集中在护理学、药学相关专业，而对于中医临床、针灸等中医药主干专业的人才来说，是没有明确的对应机构的，能够出国深造的中医临床、针灸等专业人才，基本都集中在现代医药科学体系下的实验研究、疾病研究等领域。

从医疗服务的机构来说，国外的中医诊疗中心多为中方所建，目前还没有实现全方位覆盖，中医药人才国际交流主要集中在学习国外医院的先进诊疗技术上，以此作为提升中医诊疗水平的手段；鉴于国外对中医药诊疗效果的认可度不断提高，比较多的中医药人才到国外开办中医诊所，这为中医药人才走出国门开展国际交流提供了更多的机会。

## （二）国内的中医药人才国际交流合作机构不健全、机制方式比较单一

目前，国内开展中医药人才国际交流合作的机构主要有以下三大类，其一是包括国家中医药管理局、各省份中医药管理局在内的中医药管理部门，其二是分布在各省份的中医药高校，其三是中医诊疗机构，以上三大类机构

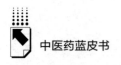

在建立广泛的国际联系、创新人才交流工作载体、推动中医药人才国际交流合作方面作出了重要贡献。

从中医药人才国际交流的范围、途径来看，相关国内机构虽然主体明确、覆盖面广，但是缺少社会机构的参与；而社会机构在推动人才国际交流方面更加灵活，联系也更加广泛，但是相关社会机构数量不足、参与度不高、专业对接度不强。另外，现有机构推动中医药人才国际交流合作的机制方式仍需要进一步扩展，中医药高校的合作办学范围集中在护理学、药学等相关专业，中医药传统优势专业合作办学涵盖不全甚至缺失，在接收留学生的能力和水平方面也有进一步提升的空间；中医诊疗机构在推进中医药人才国际交流合作中，更多倾向于学习外国先进治疗技术、手段，在推动中医诊疗技术、中药应用走出国门进入国外医疗机构方面，仍有巨大空间。

### （三）国内的中医药国际人才培养资源不完备

推动中医药国际人才培养，有两个重要的"关口"，其一是语言关，其二是文化关。从语言这一方面来看，为了推动中医药国际人才的培养，我们探索推进中医药术语标准化工作，同时也在积极做好英语版中医药教材编写、用英语讲授中医药专业课等具体工作，为推动中医药人才国际交流合作作出了积极贡献，但能否用英语完整阐释出传统中医药知识的丰富内涵以及师资力量水平高低、学生的接受理解程度如何，都是值得深入研究、认真测评的。从文化这一方面来看，中医药知识来源于中国传统哲学思想、来源于五千年中国人民的实践探索，是极具民族特色、地域特色的知识体系，这对于留学生来说是一个与其认知体系、知识体系不完全兼容的、全新的知识范畴，仅仅在短时间内是无法全面掌握、深刻理解的，这一道跨越知识体系的"鸿沟"，使得留学生或者外国医疗行业从业者只能习得一些实用的中医药技法、手段，而不能融会贯通、灵活应用。

### （四）学科优势造成人才培养过程中的独特心理

中医药学凝聚着深邃的哲学智慧和中华民族几千年的健康养生理念及其

实践经验，是中国古代科学的瑰宝，也是打开中华文明宝库的钥匙。中医药学的根在中国，只有深耕中华大地，才能比较系统地掌握中医药学知识，在独特的学科优势、地域优势下，国内的中医药相关专业学生会产生一种独特心理，出国学习参与国际交流的积极性并不高，究其原因，除了之前所述的专业对接匹配度的原因，也有合作办学集中在护理学、药学相关专业的深层次原因。

# 三 中医药人才国际交流合作创新发展的思考和举措

2016 年 8 月 19 日，习近平总书记出席全国卫生与健康大会时指出："要着力推动中医药振兴发展，坚持中西医并重，推动中医药和西医药相互补充、协调发展，努力实现中医药健康养生文化的创造性转化、创新性发展。"推动实现中医药与西医药的相互补充、协调发展，离不开中医药国际人才的交流合作，在推动中医药国际化的同时，吸收来自国际西医药发展前沿的最新成果，服务全世界人民健康，积极构建人类命运共同体。推动中医药人才国际交流合作再上新台阶，我们要在形成并筑牢共识的基础上，积极推进中医药产业化、现代化和国际化进程，不断建立中医药人才国际交流合作机构，打造合作交流的平台，探索创新合作交流机制和方式，大幅提升高校中医药国际人才培养力度，进一步丰富完善师资、术语标准等配套资源，切实形成工作合力，以此推动中医药人才国际交流合作再上新台阶。

## （一）推动形成促进中医药人才国际交流合作的共识

2015 年 10 月，因创制新型抗疟药——青蒿素和双氢青蒿素的巨大贡献，屠呦呦获得了 2015 年度诺贝尔生理学或医学奖。"青蒿素"的问世，不仅提振了中医药人才的发展信心，同时也吸引了国际对中医药的高度关注，以此为契机，中医药国际交流合作也进一步提升到新的水平，也推动形成了促进中医药人才国际交流合作的共识。形成共识，是推动中医药人才国际交流合作的基础。打牢这一基础，要坚持"双管齐下"。

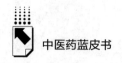

一方面，要进一步明确，中医药不仅仅是中国的，同时也是世界的，在服务全人类健康、实现全人类健康福祉进程中发挥着重要的作用，中医药事业的发展离不开对外交流，要在对外交流中不断提高中医诊疗水平、推进中药现代化，在与时俱进中实现中医药质的飞跃。

另一方面，要把握住青蒿素治疗疟疾显奇效的机遇，吸引更多国际医药专家对中医药知识的兴趣，以此带动更多外国留学生、医药专家来华对中医药知识进行深入的学习研究。

### （二）积极推进中医药产业化、现代化和国际化进程

打铁还需自身硬，这是一个亘古不变的规律。广大中医药从业者要进一步深耕细作，传承精华、守正创新，积极推进中医药产业化、现代化和国际化进程，做大做强中医药事业，吸引更多的国外人才学习研究中医药知识。

在2021年全国"两会"期间，农工党中央向全国政协十三届四次会议提交了《关于积极推进中医药"产业化、现代化、国际化"进程的提案》。提案建议：一是建立中医药科技创新国家队新型举国体制，要从组织领导、优化整合科研力量配置共享、改革中医药科技创新评价机制等方面不断强化；二是进一步提高中医药制造业、服务业产业链供给链的完整性，要在全面梳理全国中药资源普查成果、突破一批中药关键核心技术装备、推进中医药传统方法与现代医学操作路径有机结合等方面下功夫；三是加快推动中医药走向全世界，积极推动开展中医药"抗击疫情"国际交流合作和中医药国际标准的制定，推动中医药进入"一带一路"共建国家药典、美国药典和欧盟药典，确立中医药在世界传统医药领域的主导地位。

### （三）健全中医药人才国际交流合作机构

丰富多样的中医药人才国际交流合作机构，将有效畅通渠道、实现便捷对接。要持续推进海外中医药研究中心、临床中心的建设工作，让更多中医药人才走出国门，扩大中医药服务范围，在彰显中医药优势的同时扩大影响力、增强吸引力；要积极推进中外高校合作，做大做强中医孔子学院、中医

孔子课堂，培养一批海外中医药人才，同时推进中外科研院所的合作，深入推进中医学术的现代阐释和中药的现代化；要进一步鼓励中医医疗机构与海外医院建立合作关系，在合作中坚定中医医疗机构的中医药发展信心并借鉴有效手段，也让海外医院认识中医药的独特优势并推广临床应用，实现共同促进、互利共赢；要积极鼓励创建中医药国际贸易公司等社会机构，不断扩大临床应用广泛且有实效、国际认可度高的常用中药材和相关中药大品种的出口范围，同时将中医药服务纳入其中，丰富中医药国际贸易内涵，促进中医药国际人才的交流。

### （四）探索创新中医药人才国际交流合作机制和方式

依托交流合作机构，探索创新机制方式，系统推进中医药人才国际交流合作。接收留学生与合作办学同步推进，鼓励中医药高校打造国际教育品牌，不断提高接收留学生的能力和水平，同时积极拓展合作办学专业类别，引导更多优秀中医药人才学习国外高校前沿知识；学历教育和非学历教育相结合，做大中医药国际本科教育，做强中医药国际研究生教育，广泛推进包括国外进修、学者访问等在内的非学历教育；全面开展中医药文化交流，组织开展中医药国际翻译、中医特色疗法国际展示、中医治疗现场观摩、中医药博物馆参观等活动，打造中医药文化圈；常态化推进中医药国际贸易，扩大中医药产品、服务出口，以经济双赢拉动中医药标准的形成和中医药人才的交流；定期组织召开中医药国际学术会议，发挥各省份中医药管理局、高校、科研院所和世界中医药学会联合会、各地中医药人才国际交流合作基地的作用，在中医药国际学术会议上交流学术思想、借鉴先进经验。

### （五）加大高校中医药国际人才培养力度

中医药高等院校是培养中医药人才的主阵地，面对国际化需求，必须要做到学生来源国际化、教师队伍国际化、办学主体国际化、教学内容国际化以及办学机制与体制国际化。要积极打造优质留学生教育品牌，外国留学生承担着中医药高等教育形象大使的责任，他们回国后能否灵活运用在中国学

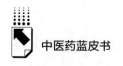

到的中医药知识，是检验中医药留学生教育的标准，所以必须要提高留学生教育质量，亮出优质留学生教育品牌；要深入培养国际化意识，引导学生打破不愿出国参与中医药人才国际交流的思维定式，促进学科、专业的交叉融合，培养综合能力突出的新型中医药国际人才；加强高校的国际合作，办好中医孔子学院和中医孔子课堂，同时提升国际合作办学水平，在国际合作中借鉴国外课程体系、学分体系，全方位提升国际化水平。

### （六）进一步完善中医药国际人才培养的相关资源

优秀中医药国际人才的成长，需要优秀的培养资源。第一，需要一流的师资资源，要培养或引进中医药专业素养高且具有国际眼光的教师，教育学生打牢中医药专业基础，同时开拓学生的国际视野；第二，需要优秀的语言教学资源，发挥语言的工具优势，修订中医药英语教材，促进中医药知识国际传播，吸纳中医药翻译人员担任教师，建设良好的语言教学环境；第三，需要完善的中医药国际标准资源，中医药国际标准能够极大地增强国外对中医药知识的认同程度，有助于在规范性的框架内提高中医药国际人才的培养水平。

## 四　中医药人才国际交流合作展望

在推进中医药国际化的进程中，中医药国际人才发挥着举足轻重的作用。尽管目前中医药国际人才的交流合作还面临一些问题，但是展望未来的中医药人才国际交流合作，仍然可以用"大势所趋、大有可为"八个字来概括。《"十四五"中医药人才发展规划》（征求意见稿）针对新时代中医药国际人才工作提出了明确的目标："实施中医药英才海外培养合作项目。每年遴选一批骨干人才留学访学，开拓国际视野，培养一批国际复合型中医药人才"，"建立中医药国际化骨干人才库和储备人才库，加大国际复合型中医药人才培养力度，培养一批专业过硬、通晓国际规则的中医药国际化人才"，"培养中医药标准化人才。加强中医药标准化人才培养的顶层设计，培养具有国际视野、掌握中医药和标准化知识的复合型领军人才。加大中医药标准化骨干人才培训力度，提高标准化业务能力"。这些目标，为未来中医药人才国际交流合作指明了方向。

## （一）中国的不断振兴为中医药人才国际交流合作创造了广阔空间

中国的振兴崛起，是在中国共产党的领导下、全国各族人民共同创造的不争事实。随着中国的综合国力显著增强，中国的文化自信被源源不断地激发出来，这为中医药人才的国际交流合作创造了广阔的空间。

中国的振兴崛起，一方面推动中医药事业不断发展壮大，为中医药人才走出国门奠定基础。2019年10月，全国中医药大会召开，《中共中央　国务院关于促进中医药传承创新发展的意见》印发，习近平总书记对中医药工作作出重要指示，那就是"传承精华，守正创新"。在习近平总书记的重要指示和全国中医药大会精神的指引下，各省（自治区、直辖市）纷纷召开本地区的中医药大会，设置专项资金用于推动中医药强省建设，推动中医药事业不断发展壮大，广大中医药人才在获得更多政策支持、资金投入的大趋势下快速成长，他们更加重视推动中医药走出国门、服务全人类。

中国的振兴崛起，另一方面势必会吸引更多的国际人才来国内深研中医药知识。可以说，随着中华文明的历史演进，中医药事业得到了发展，同时，也正是因为中医药的庇护，中华民族才得以延续五千年而薪火不断、绵延不绝。当世界各国人民把目光投向振兴崛起的中国时，他们必然会思考，中国的"成功"因素都有哪些？作为中国古代科学的瑰宝——中医药学，必然会得到更多国际人才的关注，促使他们来国内深研中医药知识。

## （二）"一带一路"为中医药人才国际交流合作提供了充分条件

根据国家中医药管理局网站发布的相关数字，截至2023年中医药已经走入了世界近200个国家和地区，中国政府同40多个国家和地区签署了专门的中医药合作协议。中国已支持在国内建设17家中医药服务出口基地，在"一带一路"共建国家也建设了一批中医药海外中心。这表明，中医药

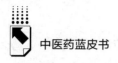
作为重要的国际名片和健康使者，已经成为"一带一路"民心相通的重要内容。

为了推动中医药深度融入"一带一路"发展倡议，2021年底，国家中医药管理局、推进"一带一路"建设工作领导小组办公室联合印发了《推进中医药高质量融入共建"一带一路"发展规划（2021~2025年）》（以下简称《规划》），《规划》提出，"十四五"时期，要与共建"一带一路"国家合作建设30个高质量中医药海外中心，颁布30项中医药国际标准，打造10个中医药文化海外传播品牌项目，建设50个中医药国际合作基地和一批国家中医药服务出口基地，加强中药类产品海外注册服务平台建设，组派中医援外医疗队，鼓励社会力量采用市场化方式探索建设中外友好中医医院。众多任务目标举措为推动中医药人才国际交流提供了充足的条件。

## 参考文献

［1］《国家中医药管理局关于印发中医药发展"十三五"规划的通知》，国家中医药管理局网站，2016年8月11日，http：//www.satcm.gov.cn/renjiaosi/zhengcewenjian/2018-03-24/1842.html。

［2］《2019年中医药事业发展统计提要报告》，国家中医药管理局网站，2021年1月15日，http：//www.natcm.gov.cn/guicaisi/zhengcewenjian/2021-01-15/19555.html。

［3］《国家中医药管理局办公室关于印发〈2020年中医药事业发展统计提要报告〉的通知》，国家中医药管理局网站，2022年1月20日，http：//gcs.satcm.gov.cn/gongzuodongtai/2022-01-20/24293.html。

［4］《上海中医药大学2021年中外合作办学项目简介》，上海中医药大学信息公开网，2021年10月28日，https：//xxgk.shutcm.edu.cn/2021/1028/c1342a137713/page.htm。

［5］《山东中医药大学2021年分省专业招生计划》，山东中医药大学，2021年6月22日，https：//zhaosheng.sdutcm.edu.cn/zsxx/zsjh.htm。

［6］《贵州中医药大学2021年分省招生计划》，贵州中医药大学招生信息网，2021年6月10日，http：//zs.gzy.edu.cn/info/1024/1254.htm。

［7］《河南中医药大学2021年招生计划一览表（总表）》，河南中医药大学招生网，2021年6月21日，https：//ptzs.hactcm.edu.cn/info/1019/2886.htm。

[8]《南京中医药大学 2021 年（省内/省外）招生计划》，南京中医药大学，2021 年 10 月 24 日，http：//zs. njucm. edu. cn/4153/list. htm。

[9] 高新军：《国家中医药局认定 46 家机构为中医药国际合作基地》，中央政府门户网站，2008 年 4 月 24 日，http：//www. gov. cn/gzdt/2008－04/24/content_9 53236. htm。

[10]《国家中医药管理局 推进"一带一路"建设工作领导小组办公室关于印发〈推进中医药高质量融入共建"一带一路"发展规划（2021~2025 年）〉的通知》，国家中医药管理局网站，2022 年 1 月 15 日，http：//ghs. natcm. gov. cn/zhengcewenjian/2022－01－15/24182. html。

[11] 新华社：《全国卫生与健康大会 19 日至 20 日在京召开》，中国政府网，2016 年 8 月 20 日，http：//www. gov. cn/xinwen/2016－08/20/content_5101024. htm。

[12] 刘尤罕、秦华：《农工党中央：关于积极推进中医药"产业化、现代化、国际化"进程的提案》，人民网－中国共产党新闻网，2021 年 2 月 24 日，http：//cpc. people. com. cn/n1/2021/0224/c436823－32036017. html。

[13] 王通讯：《人才国际化目标及国际化人才内涵》，《中国人事报》2016 年 1 月 16 日，第 3 版。

[14]《习近平讲故事》（第二辑），人民出版社，2022。

[15] 张梦雪：《〈推进中医药高质量融入共建"一带一路"发展规划（2021－2025 年）〉印发推动中医药国际合作》，《中国中医药报》2022 年 1 月 15 日。

# B.6
# 2022年中医药国际交流合作全球区域发展报告

刘景峰　邰东梅　张海婴*

**摘　要：** 中医药在亚洲、欧洲、美洲、非洲和大洋洲的传播发展史，目前正逐步呈现交流互动与多元合作的势头。在亚洲，中医药在东亚的传播开始较早，与南亚和西亚诸国传统医学之间的合作共荣积淀深厚。在新时期，与东亚的韩国、日本以及南亚的合作交流频繁。在欧洲，中医的传播最早可以追溯到13世纪。近年来，欧洲各国在传统医药政策法规、中医服务机构、教学培训机构、科学研究等方面均有较大发展。在美洲，早在18世纪中后期，中草药率先在美国面世。美洲国家对中医针灸与中草药的认可程度不同，其中美国、加拿大等国持续推动针灸立法进程。在非洲，自西汉丝绸之路开始，中国就开始与非洲进行传统医药等方面的贸易往来。近年来，中医文化也逐渐得到包括南非在内的越来越多非洲国家的认可。在大洋洲，19世纪中叶，中医药开始了在澳大利亚传播的发展历程。此后，中医药交流合作在教育、学术活动、医药企业政府间合作等方面逐步开展并发展起来。在现有与各洲合作共赢的基础上，应从深化医疗卫生合作、科技创新合作、国际贸易合作、教育合作、文化交流合作几个方面进一步加快中国与世界五大洲各国中医药交流多元化合作发展的进程。

---

\* 刘景峰，男，1971年9月生，辽宁中医药大学国际教育学院院长、副教授；邰东梅，女，1971年5月生，辽宁中医药大学国际教育学院副院长、副教授；张海婴，女，1980年10月生，辽宁中医药大学国际教育学院副院长。

**关键词：**　中医药　国际交流合作　区域发展

# 一　中国中医药与亚洲其他国家交流合作的历史和现状

## （一）中国中医药与亚洲其他国家的交流合作历史

### 1. 中医药在东亚——日本

中医药传入日本可追溯到公元前 3 世纪，秦始皇嬴政统一六国，中国史上第一次完成统一。当时的中国一度成为亚洲政治、经济、文化中心，逐渐走向兴盛。中日作为邻国，来往日益频繁。日本天皇派药师惠日、留学生倭汉直、福因等到中国学习中医，时间长达 15 年，回国时带回《诸病源候论》50 卷等著名中医典籍，此后，中医药在日本逐渐得到传播。到了唐代时期，中日交往更深，日本医事制度及医学教育完全参照中国唐代模式。此后的宋、元时期，有更多的中医学著作流入日本。日本到了江户时代，当时的医学教育模式与中国的课程设置、教材选择都基本相同，加快了中医学日本化的步伐，最终形成了日本传统医学——汉方医学，这是中医药在日本发展的鼎盛时期。到了 1868 年，日本打破闭关锁国，日本政府放弃传统医学，只认可西医的地位，至此中医药在日本也逐渐衰退。到了 20 世纪 70 年代，中日建交后，日本又通过立法、规范流程等手段重新完善汉方医学管理，并且很多汉方医药（中医药）获得日本健康保险的承认。到了 20 世纪 80 年代，汉方医学被更多日本民众所接受，中医针灸和推拿诊所遍布日本全国各地。

### 2. 中医药在东亚——朝鲜、韩国

中医药在公元前 2 世纪传入朝鲜。当时朝鲜境内著名的白附子、延胡素、海藻等草药流入中国，多部中医经典著作也开始流入朝鲜。到了 5 世纪，朝鲜民众在治病时已普遍使用中医药。新罗统一后，中朝两国来往日益

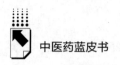

频繁，医学交流更进一步，以中医药学为基础的朝鲜医学从理论到应用实现进一步完善，并最终发展成为朝鲜传统医学——东医学。到了公元15世纪，《乡药集成方》《医方类聚》《东医宝鉴》三部医学著作的问世，更是标志着朝鲜医学已形成较为完整的民族医学体系。到了19世纪末，西医学开始传入朝鲜，政府实行东医、西医两种医学同等共存、各自发展的政策。第二次世界大战结束后，朝鲜半岛被分为南北两个国家，北为朝鲜，南为韩国。在对待东医学上，韩国政府通过颁布相关国民医药法令、朝鲜通过建立国家东医科学研究院等方式，使中医药在两国都得到持续发展。

3. 中医药在南亚——印度

公元前2世纪，张骞开辟了"丝绸之路"，由此中医药学开始传入印度。到南北朝时期，中国求法印度的佛教僧徒逐渐增多，他们大多数人也精通中医药的知识。到了唐代，僧徒们用中医药为印度人民治疗疾病，并讲解养生之道。中国有多种中草药在较早时期就进入了印度，如13世纪著名的《药草志》一书中就提到在驱小儿蛔虫治疗上有一种良药叫使君子是来自于中国。印度自身的传统医学发展比较成熟，19世纪以来，印度民众对中医药的认可更多是对针灸的使用，在临床中，中印两种传统医学各有优势。

4. 中医药在东南亚——印度尼西亚

公元17世纪，荷兰殖民印度尼西亚（以下简称"印尼"）后，有大量华人前往务工，中医药也随之进入。在20世纪50年代，中国的中医专家治好了时任印尼首脑苏加诺的疾病，此后印尼政府宣布建立东方医学研究小组，政府层面肯定中医药，使中医药得到了稳定的发展。在1960~1990年，印尼先后成立了印尼中医协会、印尼针灸师协会，政府对中医进行了相关立法。到了21世纪，中医药被越来越多的印尼民众所认识和接受，印尼政府也颁布相关法令以鼓励其发展。

5. 中医药在东南亚——马来西亚

公元前1世纪，就有记载中马两国的交流来往。15世纪，郑和下西洋带到马来西亚不少中药材，包括茯苓、肉桂、大黄等。当时在马来西亚行医的中医师匡愚，至今为人所传颂。1878 年，马来西亚第一家中医诊所——中医留医所正式创办。一些中医药团体组织机构也相继成立，他们在促进中医药学术交流、提高学术水平以及促进中医药教育、培养中医药人才方面都发挥了一定的作用。1955 年 4 月，马来西亚第一所中医药教育机构马来西亚中医学院正式成立，这为马来西亚的中医药教育事业奠下基石。21 世纪以来，越来越多的马来西亚人民正在接受中医药服务。

6. 中医药在东南亚——越南

公元前 257 年，越南史书记载了来自中国的崔伟医师在越南治好了两位将军的虚弱症，其撰写的《公余集论》也被越南民众所熟知，随着更多的中医著作如《内经》《本草纲目》等传入越南，中医药在越南越来越受到欢迎。到了南宋时期，中国与越南的贸易往来商品中中药材已成为重要部分。明末清初是中医药在越南发展的重要节点，首先是当地医生受到中医书籍的启发，写下了很多有价值的著作；其次是越来越多的华人进入越南，在越南行医的中医师不断增多，这个时期中医药在越南得到了兴盛发展。到了 20 世纪 70 年代末，很多的当地医院都开设中医部。越南的东医研究机构河内民族医药研究院、越南针灸研究院、胡志明民族医药研究所及针灸研究所等都得到了政府的支持。越南有 98% 的中成药来自中国，包括消炎药、风湿药、哮喘药等在当地都非常受欢迎。

7. 中医药在东南亚——泰国

大约在 700 多年前，有大批的华人移居泰国，当时中医药也随之传入。到了清代，在中泰的贸易往来中，人参、甘草等中药材成为主要商品。1906年，泰国国王还亲自参加了一家中医私立医院的开业仪式，中医药的发展受到了王室的重视。1929 年，泰国华侨成立了"暹罗中医药联合分会"，并在次年根据当地法律正式申请，另更名为"泰国中医总会"。到了 1958 年，泰国新一届政府上台，随即颁布了《禁止与中国贸易条例》，其中中药也被收入在列，这段时期的中医药在泰国发展几乎停滞。直到 1975 年，中泰两国正式建交，开放交流，中医药才在泰国逐渐崛起，并受到中医药爱好者的欢迎。在 20 世纪 80 年代前后，中国曾派出多名中医专家团队前往泰国进行

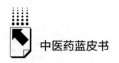

中医药学术交流。1995 年 7 月，泰国卫生部成立了"泰中医学交流中心"。进入 21 世纪，中泰两国在中医药方面的合作更加密切，在传统医学教学、科研等多方面开展广泛合作。中医药在泰国的发展得到了泰国政府和民众的高度认可。

### 8. 中医药在东南亚——新加坡

早在 14 世纪以前，便有华人移居今天的新加坡（新加坡 1965 年退出马来西亚联邦，成立新加坡共和国）的记载。新加坡的中医药业也随着大批华人的不断流入而逐渐发展起来。新加坡对中医药有着极高的重视，不仅仅是在中医药应用上，在中医药教育上也非常关注。早在 20 世纪 50 年代，中医药教育就被纳入新加坡学校教育中，新方先后成立了十多所中医药院校。在 20 世纪末，"中医药团体联合委员会""中药团体联合委员会"先后被新加坡卫生部宣告成立。在中新贸易往来中，中药材相关商品已成为重要组成部分。新加坡最早的中医药刊物《新加坡中医学报》已被国际连续出版物数据系统（ISDS）收录。从 1999 年 7 月至今，新加坡卫生部与中国国家中医药管理局多次签署了中医药合作计划书。2000 年 11 月，新加坡国会顺利通过决议并正式成立了传统中医管理委员会。进入 21 世纪，中新两国友好的伙伴关系，更加推动了中医药在新加坡的发展。新方积极与国内多所高校及科研院所开展中医药方面的合作，有越来越多的新加坡人民肯定并接受着中医药的服务。

### 9. 中医药在西亚——阿拉伯国家

公元前 2 世纪，张骞开辟了"丝绸之路"，打通了中国通往中亚、西亚的古商道。20 世纪 50 年代，在中东地区执行医疗援助的中国国家援外医疗队，运用中医药给当地人民进行临床救治，良好的中医药疗效得到了阿拉伯人民的肯定，这也在阿拉伯国家掀起"中医药热"之潮。改革开放后，中国更是多次派遣中医药人才到伊拉克、科威特、阿联酋、沙特阿拉伯等地进行医疗援助，这些都积极推动了中医药在阿拉伯国家的进一步发展。在阿拉伯国家街道上经常可以看到阿拉伯医生开的中医诊所，他们大多是到中国留学学成中医回国的。中医的针灸、推拿已成为阿拉伯国家中医门诊最受欢迎的治病方法。随着中医药在阿拉伯国家的影响力越来越大，中药材市场贸易也在逐年增加，相当多的中成药如咳嗽糖浆、清凉油及各种保健药等在当地都非常受欢迎。

## （二）中国中医药文化与亚洲其他国家的交流合作现状

### 1. 亚洲医药的现状

世界医学分为现代医学和传统医学两大类。现代医学是近 200~300 年才发展起来的，在临床上主要通过运用物理、化学、生物等科学实验进行诊疗活动。现代医学在各国的卫生体系都占有一定的应用地位。传统医学则分类较多，在亚洲的传统医学主要有中医学、印度传统医学。

中医药学历史悠久，其理论主要来源于人们对生活经验的总结，是中国古代科学的瑰宝。中医著作《黄帝内经》的问世，标志着中医学理论基础的奠定，《神农本草经》《伤寒杂病论》《难经》《针灸甲乙经》等著名中医药古籍先后问世，标志着中医学理论体系的基本确立。

目前，中国健康卫生领域里中医与西医并存，两者在临床治疗上相互补充，教育、科研、产业等共同发展；东亚邻国朝鲜、韩国和日本对传统医药的态度是，虚心学习中国中医药学经验，结合自身文化特色，吸收发展本国传统医药。韩国颁布法令支持东医与西医的地位相同，待遇同等。朝鲜在各医学教育机构都设立了东医部或科。朝韩会不定期选派当地医师到中国进修学习中医。日本的汉方医药得到健康保险行业的承认，汉方医学医疗、科研、教育机构等都较为齐全，大多数日本民众都肯定和相信汉方医药。蒙古国的蒙医学结合蒙古国人生活在高寒地区，多户外活动、多肉食的生活特点，发展形成了有自身特色的蒙医学体系。东南亚的泰国、马来西亚、新加坡等国家都居住着大量的华侨华人，因此当地的传统医药也多以中医药为主。泰国已经通过颁布法律来批准中医合法化。马来西亚已将中医、针灸纳入医疗保险。新加坡一半以上的人口是华人，他们将中医药视为重要的医疗体系。

著名的印度传统医学历史悠久，印医体系主要包括 5 个系统：阿育吠陀

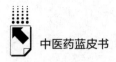

学、尤纳尼医学、悉达医学、瑜伽医学和自然疗法。其中阿育吠陀学被认为是世界上最古老的医学体系，被印度人看成一种尊重生命科学的医学。自阿育吠陀学体系形成的5000多年来，它拯救了无数的生命，还被誉为"医疗之母"。目前在南亚国家中如尼泊尔、斯里兰卡等国仍把阿育吠陀学作为主流医学应用于健康领域。尤纳尼医学强调疾病是因为血、痰、黄胆汁、黑胆汁这4种体液的平衡失调，代谢废物不能被及时排出体外所导致的，它主要以草药、动物、矿物和海产作为治疗药物，帮助人体发展自愈能力来克服失调状态。悉达医学体系和阿育吠陀学体系非常相似，它还利用黄金和汞炼制药物来祈求返老还童。瑜伽医学在印度非常流行，尤其在健身领域，其强调保持和恢复人体健康，以更好地防治疾病。自然疗法是根据饮食习惯、生活习惯、卫生习惯等简单的自然规律的控制，来达到保持身体健康的作用。

**2. 中医药在亚洲的发展现状及交流合作情况**

（1）中医药在东亚国家的发展现状

东亚国家的传统医学和中医同源，其中的代表国家是日本和蒙古国。

日本。在秦代时期，中国的医药文化已传到日本。宋元以后的中日医药交流更加频繁，促进了中日医药理论、技术等方面的发展，为后世医学和文化的发展提供了良好的氛围和基础。到了明清时期，有大量的中国医药书籍经过贸易渠道输入日本，对日本医药事业的发展和汉方医学的形成产生了重大影响，并形成了日本汉方医学的几大派别。日本明治维新后，日本很少教汉方医学。随着日本经济的快速现代化，中医药的大量成果再度被介绍到日本。日本把中医学称为"汉方医学"，就是日本化了的中医药学。在日本进行明治维新后，西医被广泛采用，中医学从根源上被排斥。近年来，高龄化是日本社会正在发展的形势，医疗负担一直呈加重趋势。在此背景下，中医药传统医学，比如推拿，以其副作用少、疗效好、费用低等的优势受到欢迎。《教育核心课程设置》是日本文部省1972年发布的，汉方医学被纳入该教育的核心课程设置。1976年，厚生省将汉方药列入了健康保险。

蒙古国。蒙古国在中国北部，与中国毗邻。蒙古国的卫生保健体系由三部分组成，分别是国有国营医疗机构、私营诊所和混合所有制医疗机构，其特点是覆盖面广，但医疗资源不均衡。中蒙医学交流由来已久，由于与中国文化亲缘、地理相近的原因，蒙古国的民众比其他东亚国家的民众更能接受中医药文化的发展与传播。1992 年蒙古国重新重视传统医药，为了重新发展蒙医药，与中国签订了《中蒙传统医药合作协定》，并将中蒙传统医药交流推向了前所未有的高度。

（2）中医药在东南亚国家的发展现状

秦汉时期，中医药就开始在东南亚地区传播，其中的代表国家是泰国和新加坡。

泰国。1967 年，通过《泰国药品法》规定进口中药执行药品生产质量管理规范（GMP）标准，泰国发展中医药的大门打开，中国正式向泰国出口中药材和中成药。2000 年，中医药在泰国合法化，在这以后的时间里中医药在泰国重新得到了发展。2000 年 7 月，泰国成为中医实现合法化最早的国家之一。学习中医的人士经过一定时间的中医知识学习，可以有资格参加中医执业考试，成绩合格者，泰国医疗部门将颁发医师资格证，从而拥有行医资格。2015 年以来，中泰两国通过三河流域机制、澜湄合作机制、《东盟互联互通总体规划 2025》等的合作，共同推进中国"一带一路"倡议同泰国"东部经济走廊"实现高度对接，促进了中国传统医药在泰国的传播。

新加坡。19 世纪开始，大量华人迁徙定居新加坡。20 世纪上半叶，一些中国东南沿海一带的知名中医师因为战乱等原因移民至新加坡行医，这些中医师创办了中医药团体，开展中医教学、临床研究。新加坡的替代医学中，中医药应用最为广泛。新加坡中医中药联合会在 1929 年成立。新加坡中国医学会后来又被更名为新加坡中医师公会。新加坡 1952 年建立了中华医院。中华医院的成立也被认为是新加坡中医药发展史上的里程碑。1953 年，新加坡中医学院成立。1973 年，新加坡中医药促进会又创办了中医学研究院。1999 年 7 月，中国与新加坡签署中医药合作计划，加强了教育、医疗、科研等多方面交流。高水平的中医药人才被新加坡政府引入，旨在帮助新加坡政府制定新加坡中医药发展的政策。2000 年，新加坡正式确立中

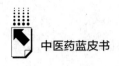

医师的合法地位。

（3）中医药在南亚国家的发展现状

南亚各国的传统医学特点是，他们都受到中医或藏医影响，并对中医药非常推崇，其中的代表国家是印度。

1996年，针灸在印度合法化。2019年2月21日，印度正式颁布法令承认针灸为独立的医疗系统。在印度，中医药没有立法，但中医药的显著疗效还是使中医受到印度民众的欢迎。公元前2世纪以后，随着中国对世界其他国家的经济、文化交流增多，中医学与印度传统医学交流也更加频繁。到了现代，两国将传统中医和西医相结合来治疗各种疑难杂症。

（4）中医药在西亚国家的发展现状

西亚是世界的富裕地区。由于大量的石油财富迅速改变了国家面貌，人民生活水平快速提高，发达的经济非常强有力地支撑了西亚国家的医疗卫生事业，其中的代表国家是阿拉伯联合酋长国（以下简称"阿联酋"）。

中国与阿联酋的医药文化交流非常频繁。20世纪80年代，中国中医药人员支援阿联酋，两国的官方合作特别是在中医药方面的合作开展了很多。

1981年起，阿联酋建立了最早的中医诊所，其中在当地民间影响最大的主要还是中药、气功、针灸、按摩等诊疗手段。由于境内中国诊所增多，目前阿联酋正在为中国中医大夫制定行医资格考试标准。这些现象说明，中医已经在当地产生了比较重要的影响，得到了部分认可。

（5）中医药在中亚国家的发展现状

中医和针灸在中亚5国中具备深厚的基础，中医以及针灸的传入大约可追溯到10世纪。"反射疗法"是在针灸疗法的基础上发展来的，发展该疗法的代表性国家是哈萨克斯坦。

《中苏友好同盟互助条约》是20世纪50年代签订的，在此之后，包括哈萨克斯坦在内的诸多地区开始应用和研究针灸。中哈传统医药交流最近可追溯到1999年，2002年哈萨克斯坦与中国的中医药医疗联系密切，接受了越来越多的中医药疗养服务。

## （三）推进中国中医药与亚洲各国多元化交流合作发展进程

### 1. 在深化医疗卫生合作方面

中医药的医疗卫生属性是中医药国际合作的核心，我们应当从亚洲国家的不同国情、从各国民众对医疗保健的需求出发，围绕服务病种、服务方式、处方标准、指南规范等多个方面，开展符合亚洲国家特色的高质量中医药服务。围绕当下新冠疫情防治的需要，发挥优势、精准设计、互惠互利，实现中医药可持续发展。

### 2. 在深化科技创新合作方面

要加快中医药产业国际化合作，可从以下几个方面入手。一是提高中医药人才数量的同时也要保障中医药人才质量；二是加大经费投入的规模；三是加强对中医药的基础研究与创新；四是建立中国与亚洲传统医药产业基地；五是建立科学统一的中国与亚洲传统医药质量监控机制；六是加大亚洲国家传统医药的监控，建立一整套监管体系。

### 3. 在深化国际贸易合作方面

一是分析市场，扩大中医药占有份额；二是研发中医药新品；三是搭建中医药服务贸易平台。建立这个平台的目的是提升中医药服务的影响力和国际认可度。

### 4. 在深化教育合作方面

中国与亚洲国家之间需加快双边或多边中高端医药人才培养和交流。一是搭建国际传统医药人才培训基地；二是搭建中医药国际术语翻译人才培训基地；三是提升科研人才培养和师资培养人才质量。

### 5. 在深化文化交流合作方面

在 2022 年全国两会上，就有政协委员提出《关于以中医药为依托，推动中华文化海外传播的建议》的提案。增加中医药乃至中华文化在亚洲各国的传播是一项系统且复杂的工作。一是应当运用不同媒介，有针对性地进行中医药文化信息传播；二是加强对外话语体系建设，让亚洲国家民众在自己熟悉的语境中对中医药文化进行了解和学习；三是开通中医药文化相关微

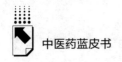

博、微信公众号、Facebook 账号等；四是充分利用孔子学院和中医孔子课堂，开展"中华养生周"等主题活动，努力推动中医药课程进入高等教育体系；五是讲好"中医故事"，提升中医文化软实力。

## 二 中国中医药与欧洲国家交流合作的历史和现状

### （一）中国中医药与欧洲国家的交流合作历史

中医在欧洲的传播最早可以追溯到法国传教士鲁布鲁克记载的旅行，他曾在 1253~1255 年到访蒙古国。从那时起，有关各种中医治疗方法的信息便在欧洲逐步传播。著名的威尼斯商人马可·波罗是第一个向西方介绍古代中国科学和文化成就的欧洲人，他在 1299 年出版的游记中记录了中国医学，并在西方传播了中医医学理论，更进一步促进了中国与欧洲医学知识的交流和研究。然而，由于介绍内容不够系统，当时并未激发欧洲人民相应的学术研究兴趣与探索热情。到 16 世纪中期，随着传教士到达日本，欧洲人对中医文化学产生了兴趣，并对其开展了广泛研究。到 18 世纪末，以学术兴趣作为起点的中医研究热情逐步衰减，中西医间的关系也随之产生一些转变。由此可认为，从 16 世纪中期到 18 世纪末的这段时间，为中国中医药学在欧洲地区传播的开始。

在 18 世纪，一些欧洲国家对中国进行了大量研究与调查，其中法国学者的研究尤为瞩目，在对中国医学文化的探索中，中医中药研究是重点项目之一。俄罗斯作为"一带一路"沿线的重要国家之一，其中医事业的发展可以追溯到 18 世纪。

1979 年，英国建立了首所"传统针灸学院"。作为欧洲早期科学的主要研究形式，自然史不仅塑造了当时人们对于知识的普遍理解，也使他们对整个历史概念有了新的认识，这对于理解后期医学，尤其在中医学的传入与逐步发展方面，具有一定意义。从对中医传入发展过程和中医理论广泛应用的分析，可以得出，中世纪早期的历史概念和历史学总是与方法论问题紧密相连，正是在这种思维方式的影响下，修辞式的历史概念被削弱，对真理与真相本身的要求在历史学中也变得越来越重要。

早在汉代，陆路和海路因商用打开，欧洲也在一定程度上接触到了中医中药。中药材在 10 世纪时，通过阿拉伯地区传入欧洲，因此中医也通过丝绸之路传到欧洲。

在宋代，中国商品深受欧洲人欢迎，中国的中药材也不例外。13 世纪蒙古帝国崛起，许多欧洲商人因此来到了中国，更多欧洲人开始了解关注中医药文明。明末清初，西方传教士的进入大大促进了中西方的医学交流。在雍正皇帝禁教之后，传教士也对中医中药展开过研究，并将其传到了欧洲。

虽然针灸疗法已在欧洲传播过一段时间，但直到 18 世纪，欧洲人才对针灸有了较之前更多的了解。中医在 20 世纪二三十年代起就已经在欧洲获得了一定的发展，但中医的快速发展还是从 20 世纪 70 年代美国总统尼克松访华后开始的，当时随行的记者非常详细、写实、生动地报道了他在北京接受的中医治疗情况和对针麻的观察。这一重大消息瞬间传向全世界，也因此掀起了针灸和中医治疗的热潮，欧洲国家对中医也越来越感兴趣。

在欧洲，对于针灸和使用中药的认识，最早出现在 16 世纪末 17 世纪初，后来针灸从法国和奥地利等邻国逐步传入德国。欧洲对中医的了解始于 Ten Rhyne 的中医学术论文，该书于 1683 年在英国伦敦出版，重点介绍了经络系统和针灸疗法，文中将中医"针刺"一词对应为"acupunctura"，但文中涵盖中医理论的内容较少，从中医诸多方面进行分类详述文字记载的资料较多，再一次用丰富的资料和详尽的事实阐释了较为客观的中医发展文明观。在当时欧洲崇尚科学与实证精神，并强调理性为上、以冷静和公正的调查破除偏见和臆测的时代背景下，该文的文字记载力图用坦诚公正的态度和丰富审慎的资料来描绘中医中药的真实情况。

从 16 世纪中期到 18 世纪末，中国与欧洲的文化交流主要集中在中医中药、脉学和针灸疗法上。在 18 世纪下半叶，耶稣会士和海外医生都"积极"地发现中国医药的宝贵元素，并努力将其传播到欧洲。1991 年，由北京中医药大学和德国巴伐利亚州卫生局联合创办的巴伐利亚州魁茨汀中医医

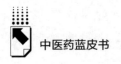

院在当地正式开诊，这是中医药在德国发展的重要里程碑。这所医院是德国第一家同时也是欧洲第一家中医院，是第一家也是唯一一家将"中草药""针灸""气功""推拿"等医疗治疗保健手段纳入医保范围的中医院。

在中医医学文化的欧洲交流传播研究方面，人们更倾向于将欧洲视为接受中医药文化熏陶的文化实体，这种观点有助于全面了解中医药在推动和传播欧洲中医药发展和性质归属方面的作用。虽然在同一时期，欧洲国家关于中医的主要知识来源基本相同，但仍要结合各国的实际情况，这些实际因素都影响着他们对于中医的关注、研究和接受。通过中欧间中医文化的交流与推进，欧洲引入中医中药的知识文化与临床诊疗经验后，西方医生在日常医疗实践中也使用了其中的一些技术。例如，荷兰东印度公司的一名职工布绍夫在中国接触到针灸疗法并将其用于治疗痛风之后，将针灸治疗手法也传到了欧洲，这在一定程度上引发了欧洲对中医中药和针灸研究的热潮。中药的引进也使得西方医生能够使用中药进行临床实践治疗。

文化交流是国际交往的重要内容，医疗交流也是文化交流的一个重要方面。随着中医药传入欧洲，在一定程度上，中医药将在世界范围内更快地传播，为人类的健康和医学科学的发展作出更大的贡献。

14 世纪之前，中医药西传主要以药材流动为介质。14 世纪之后，西方开始变被动为主动，积极研究与中医有关的医学知识，如拉什德、卜弥格等主动翻译和撰写与中医相关的书籍，但大部分西方人只是有选择地采用东方药材和针灸疗法。16～20 世纪初，许多著名的传教士与汉学家都讨论过中医的五行、阴阳、脉学等理论，一些中医书籍或章节也被翻译成西方语言。近几个世纪以来，由于政治、历史和文化等因素，中医中药文明得以传到欧洲，并在那里得到了一定发展。自 2013 年习近平总书记先后提出"新丝绸之路经济带"和"21 世纪海上丝绸之路"的合作倡议以来，中国的中医药医疗发展受到国际和国内的持续关注，欧洲国家也迎来了前所未有的中医药发展新机遇。

古丝绸之路连接了亚欧两个古老文明，21 世纪以来，中国提出了"中国文化全球化"、"增强国家文化软实力"与"中国梦"等国家发展战略，尤其"一带一路"合作倡议的提出，为孔子学院的发展提供了不竭的发展活力。

几千年来，中医药为中国人民的健康作出了无法替代的贡献。随着中国改革开放和人类健康观念的改变，中医药在养生保健和疾病治疗方面日益展现出其灿烂的光彩，并得到了世界许多国家政府和人民的认可，中国将中医药向国外推广，广泛参与到全球医学的交流与合作中。从世界医学史的角度看，中国和欧洲在16世纪与17世纪都还处于传统的医学阶段，同样有着基于机体整体观念的疾病感知理论。中医中药是中国传统医学的支柱，是世界传统医学的重要组成部分，是中华民族伟大的传统文化遗产，也是中国最具民族特色的中医药特色疗法。随着交流合作渠道和领域的拓展，欧洲地区也初步形成了多形式、多渠道、多层次的交流合作模式。改革开放以来，中国的医疗机构和学术团体不断涌现，成为中国中医药医疗对外交流与合作的重要推动者。中医药在国际上的影响力和地位显著提高，国际交流与合作也迅速发展，欧洲国家对中医药医疗经验的研究日益重视，成立了中医药科研研究基金会，开展中医药的基础理论与临床诊疗研究。

近代以来，针灸在英国开创了中医诊疗先河。在英国，西医被称为主流医学，包括中医在内的其他传统医疗方法通常被称为补充和替代医学（Complimentary and Alternative Medicine，CAM）。从20世纪60年代开始，一些英国人在中国短期培训班学习针灸的基本知识后，在伦敦等地逐步开办针灸诊所。英国的中医药在过去十年中迅速发展，成为欧洲共同体的第三大中药材市场。近年来，部分国内的中医药院校毕业生纷纷加入英国的中医行业，这对提高中医从业人员的临床水平起到促进作用，同时有利于进行中草药的技术质量把控，对于中医药在英国的进一步发展与传播也起到了积极作用。英国是欧洲第一个引入补充和替代医学并进行立法保护的国家，其中医立法是整个欧洲对于中医临床实践的典范，也预示着中医走向世界的未来。

在西欧，法国是最重视中医药及其发展的国家，也是中医药发展历史最悠久的国家，早在1671年，《中医秘典》就在法国出版，其专门记录中医理论的内容。法国把主要用草药和针灸治疗疾病的中医认为是一种温和医

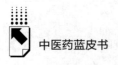

学，即"软医学"。

中医药的国际传播受到了多种因素的影响，首先是经济发展。隋唐时期，中国经济繁荣，国家富强，国都长安成为中外文化和经济交流的汇集地，中医对周边国家也产生了较大影响，但到了清朝末期和民国时期，国内受到各种势力的欺负和恐吓，国库不满，经济发展受到严重影响，西药也进入中国市场，中医药发展因此受到压制。改革开放后，伴随着国内经济的平稳向好发展，中国与世界各国逐步建立了良好的外交关系，中国在世界的影响力也逐渐扩大。近年来的"一带一路"倡议极大地促进了共建国家的经济发展，中国医疗领域的交流与贸易合作也日益频繁。中医药由于临床疗效好、防治效果独特、治疗方法个性化、费用较西医相对低廉等优势，许多国家也已将中医药特别是针灸治疗纳入其医疗体系。

针灸在欧洲国家的临床应用十分普遍，已有 10 个欧洲国家正式承认针灸治疗。在德国，有 48 个中医中药学术组织，数额在欧洲国家中排名第二。针灸是德国医学界认识和了解中医的先导，也因此在德国国内受到民众广泛认可，发展一片向好，德国全国各地设有许多针灸诊所。据统计，目前在德国巴伐利亚州的首府慕尼黑，已有近 300 家针灸诊所。针灸作为现代医学的重要补充和替代疗法，受到德国民众和政府的一致认可，针灸治疗的部分费用也由医疗保险支付。

阿维森纳的《医典》，为中医在欧洲的传播及其对西方医学影响历史时间轴的研究作出了贡献。公元 11 世纪，宋代的中国和欧洲之间的中医药文化交流为研究中医药对西方医学的早期影响提供了学术线索。传统草药和生物学的现代化研究发展，一定程度上也为传统医学指明了发展方向。随着中医药在西方国家的普及，中医中药也在"一带一路"合作倡议政策的影响下逐渐走出国门，步入西方市场。在这种情况下，加强中药材的研究非常重要。

中医在 20 世纪 60~80 年代被引入捷克共和国，当时在捷克医学院为当地的研究生开设了为期三周的中医学习培训课程。近年来，随着"一带一路"的推进与实施，中医药在捷克发展迅速，双方的大学和医院也建立了一定的交流合作关系。自20世纪60年代以来，欧洲国家一直在使用针灸疗法，在20世纪80年代，针灸治疗在临床已取得一定成果。中草药和针灸的使用目前在波兰也已广泛流行，逐渐普及，但主要是在"补充和替代医学"的范围内。

到了21世纪，特别是正式加入世界卫生组织之后，中国面对着更加开放平等的医疗市场，中医从药品到医疗技术的各个领域都得到了更快的发展，追赶着与国际医疗诊疗发展之间的距离。21世纪初期，中国大陆中医院校与国外及中国港澳台地区的交流与合作有了深远发展，积极响应构建人类命运共同体号召。中国多次通过政府间对话开展积极的双边和多边外交，推动召开大型学术论坛和会议，通过中医孔子学院与海外校友会等多种文化交流形式，促进了中医药对外交流的深入。

随着中医针灸疗法被列入人类非物质文化遗产代表作名录，国际标准制定组织逐步成立了中医药技术委员会，中医药等传统医药也首次被列入《国际疾病和编码分类》（ICD），中医药在世界范围内得到了更广泛的关注和应用。这有利于加强国际合作与医学文化交流，加快中医药实施国际标准，坚定中医药走向国际化的道路。2010年，上海世博会"中医药发展暨中药在欧洲注册国际论坛"提出通过推进中医国际标准化进程，促进中医药国际化发展，这也将是中国在世界范围内推广中医药的长期战略决策。通过国际交流，中国一定程度强化了中医药在欧洲政府决策层间的影响力。在中国"一带一路"的合作倡议带领下，中医药国际间合作发展计划顺利实施。2015年11月9日，中法（巴黎）中医药中心成立，这是世界上第一个在中国境外建立的、以中医药临床研究为主的中医药研究中心。中法中医药中心是在中法中医药合作委员会的框架维护下，在两国政府的支持下，在法国建立的第一个中医药中心。这对促进中医药文化在国外扎根、增强中医药文化的吸引力与传播力具有里程碑意义。

中医药的现代化发展道路是历史的趋势，也是时代的要求。要建立中医药合作交流平台，支持多种形式与渠道促进中医药的国际化发展，中医文化的传播和发展应在保持中医特色的同时，走国际化发展道路，在整合现代医

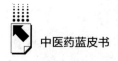

学发展的内容时，必须尊重和坚守独立独特的中医整体观点，将辨证论治思维与临床理论经验结合，在传播过程中，要切实做到"继承精华，守正创新"。随着结构完善的国际交流平台的建立，中医药文化将不断在国际发展中找到新的生机，为双边或多边医疗卫生政策的设计和实施提供更加灵活高效的工作思路，推动中医药文化在国内外的传播，促进跨文化交流与合作。中医药的医学文化是打开中国和西方文化交流的关键，经过几千年的发展，中医药文化广为流传，也是中国传统文化中最具代表性的名片。中医药不仅承载着中国几千年来独特的中医思维与中医药文化的产业成果，成为共建"一带一路"的有效载体，更迎来了参与塑造更具挑战性的国际医学新规则、新秩序，建立中医药全球贸易体系的重要发展时机。

### （二）中国中医药与欧洲国家的交流合作现状

#### 1. 欧洲医药的现状

欧洲国家普遍具有先进的医疗体系、领先全球的医疗技术、完善的医疗保险制度。世界卫生组织（WHO）统计数据和《欧洲健康报告 2021》显示，欧洲国家每万人口拥有医生 47.2 人，居全球第一，每万人口护理和助产人员 81.9 人，为全球第二，每千人床位数从 2.03 张到 7.91 张，居世界前列。欧洲各国在世界公共卫生核心指标中的公共卫生协调能力、监测能力和实验室能力评价中，获得 74% 的得分，在世界卫生组织六大区域中得分位列第一。据统计，包括心血管疾病、癌症、慢性呼吸道疾病、糖尿病等为主的慢性非传染性疾病是威胁欧洲大部分国家居民健康的重要因素，90% 的死亡和 85% 的残疾与这些疾病有关，而且大多数慢性疾病是由可预防和可缓解的风险因素引起的。

新冠病毒的大流行也严重影响了欧洲国家发展，给欧洲地区实现全面健康覆盖增加了压力。2020 年，世界卫生组织第一次调查的结果显示，世界卫生组织欧洲地区超过 40% 的基本卫生服务至少部分中断，卫生系统的各个方面都发生了中断。2021 年第二次调查的结果表明，仍持续存在大量中断，2021 年前三个月约有 29% 的服务处在部分中断状态。欧洲地区卫生服务中断的主要原因也在发生变化。在供应方面，由个人防护设备的短缺转向工作人员和住院病床的短缺。在需求方面，人们不愿意寻求医疗保健，对基本卫生服务中断的影响更加严重。这在一定程度上是由于政府呼吁公众在非必要的情况下避免使用卫生设施，以及民众对可能通过卫生设施感染或传播新冠病毒的担忧。同时，旅行限制和经济障碍也导致了医疗服务使用的减少。

在新冠疫情期间，欧洲国家有目的地寻求调整医疗保险覆盖政策，以尽量减少阻碍获得新冠病毒疾病治疗的资金障碍。世界卫生组织一些成员国已免除了与 COVID-19 相关服务的共同支付，少数国家已将这些豁免扩展到其他医疗服务，如远程会诊。此外，一些成员国已将其医疗保险政策扩大到非正常移民和其他通常被排除在保险范围之外的人。但与此同时，新冠大流行可能增加了未满足的医疗保健需求，并在多个方面加剧了财政困难。新冠疫情的经济冲击也降低了家庭收入，尤其是较贫困家庭的收入。这些经济冲击也减少了政府收入，同时增加了对公共资助医疗保健的需求，导致医疗费用的自付增加，因此可能加剧财政困难。

**2. 中医药在欧洲的发展现状简述**

2016 年以来，随着国家中医药"一带一路"规划的实施，中医药国际化进程不断加快。无论是英国、法国、德国、西班牙等西欧国家，还是匈牙利、斯洛伐克、波兰等中东欧国家，各国传统医药政策法规、中医服务机构、教学培训机构、科学研究等方面均有较大发展。随着 2020 年全球新冠疫情持续暴发，中医药在欧洲各国的预防和治疗新冠中发挥了重要作用。

（1）政策法规

欧洲国家对中医药及相关传统医药的立法行为相对保守而谨慎。其中，匈牙利、捷克、葡萄牙、瑞士等国家走在前列，已完成国家范围内统一正式立法。马耳他在国家医疗法案中设有明确的全国使用章节。英国、比利时、意大利等国家有中医药及传统医药立法草案提交议会，但尚未正式表决。大部分欧洲国家没有明确的政府立法方案，仅对于传统中医疗法默认行业自治或委托机构间接监管。而对于中药、草药的进口与使用管理严苛，多执行

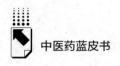
《欧盟传统草药指令》或本国的药物相关法规。俄罗斯对中国中药实行保健食品注册许可制度。

（2）传统医学服务

鉴于欧洲国家与政府对传统医学和中草药的立法现状，欧洲国家中医学与传统医学的服务范围和从业方式也相对单一。

对于针灸、推拿、太极等自然疗法，大多数欧洲国家的官方认可度要比对中草药的认可程度高，大多数国家都认可针灸是一种医疗方法或归属于补充和替代疗法，但是在执业注册和医保纳入方面普遍欠缺政策支持。部分国家将针灸纳入西医管辖，传统的针灸师仅有开业权，无诊断及处方权。例如西班牙目前对行医者是否需要具备医疗背景并未作出明确规定，在西班牙国内的自然疗法中针灸占 31.5%，太极则占 13.3%，服务皆主要由中医诊所提供，而且服务人员背景参差不齐。而在葡萄牙，针灸师需通过 ACSS 平台进行申请注册。申请者需提供身份证件、3 个月以内无犯罪的记录、传统治疗活动经历的证明和传统治疗培训的证明等，方可进行申请。申请通过后由指定机构进行进一步的定期培训，在得到认证并购买专业赔偿保险后，才可从事相应医疗活动。

少数国家可以注册"针灸师"，部分国家如英国、捷克、匈牙利等，西医使用针灸须进行资格认证，部分国家如法国，需要取得该国的行医执照才能使用现代诊疗设备，同时还应前往专门机构办理登记注册手续。在意大利，中医师大多以针灸医生的身份行医，专业注册针灸医生至少有 1.5 万人。这些医生在补充与替代医学领域相对活跃。

相较于欧洲各国普遍接受的针灸、推拿、太极等自然疗法，中草药、中成药的使用与推广在欧洲国家具有较大阻力。英国于 2014 年 4 月 30 日结束了传统植物药销售过渡期，2014 年 5 月 1 日以后，将全面禁售未注册的中草药。欧盟国家还需要遵守《欧盟传统草药指令》，市场上可供流通使用的中草药、中成药品种非常有限，极大地限制了中医师和中医诊所的服务范围。

在服务病谱范围方面，捷克、匈牙利、英国等国疾病病谱相对广泛，临床各科均有涉及，而且相关的中药使用率较高，针灸穴位选择也更灵活。马耳他、比利时、法国、荷兰等国针灸治疗病谱较广泛，但中药使用率较低，而意大利、德国、西班牙等国病谱以痛症为主，取穴以阿是穴等止痛穴位为主，中药使用限制相对较多。

欧洲国家医疗保险体系相对完善，对于传统疗法的保险各国政策也各不相同。瑞士对针灸与中药均设立了保险，保险设定的额度比较高，但大多数国家对中医传统疗法不设立险种，保险额度也比较有限，患者多需自费进行治疗。

（3）教学培训

欧洲各国传统医学教育包括学历教育、定向教育、职业教育等种类，学历教育包括本科及硕士、博士教育，或与中国中医院校联合办学并授予学位。例如英国大学的中医课程归属卫生学院的教育课程。除了这些课程和学院外，英国还有一些机构和组织自己承办的课程，现今较为普遍的是英国医学针灸协会（BMAS）与英国认证理疗师针灸协会（AACP）举办的课程教学。在学习完规定的课程后，学员不但可以加入协会，还会被授予合格证书。

另外一部分国家针对西医开展中医、针灸类定向课程，或将基础、进阶教育限定为西医、药学、生物学专业。在葡萄牙，仅有中医针灸被立法管理。申请就读中医专业的学生需要满足两个条件：一是完成医科的本科学习；二是参加葡萄牙医学会，成为会员。除此之外葡萄牙医生针灸社团、皮亚杰学院、波尔图生物医学科学院等5个机构也可攻读研究生学位。

另外一些国家的传统医学主要以职业教育为主，中医、针灸仅作为就业技能开展教学培训，形式包括职业学院、短期班、同等学历教育等，毕业时颁发学位。在瑞士的大学目前尚无中医专业，但有关于自然疗法的学校10余所。另外，瑞士还有以中医继续教育为主的学校。荷兰神州中医大学和南京中医药大学积极接洽，2018年双方已经签署了在荷兰和欧洲合作开展中医硕士和博士研究生培养项目的协议，完成学业的学员将获得南京中医药大学的毕业文凭和中华人民共和国学位办颁发的学位证书。

（4）中医药的科学研究与产业发展

欧盟具有严格的药物认证与注册程序，对中草药、中成药的注册与审核

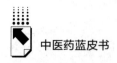

非常严格。尽管如此，在中医药科研人员的努力下，部分中药或含中药成分的药品还是成功通过了欧盟注册标准。在英国，内含豨莶草成分的凡诺华缓解关节肌肉疼痛片于 2015 年 3 月被药品和保健产品管理局（MHRA）批准，是首个被批准的中药产品，香雪剑桥板蓝根颗粒用于缓解感冒及流感，获英国 MHRA 批准销售许可证号。在荷兰，地奥心血康胶囊于 2012 年 3 月 14 日获批，具有缓解头痛、颈部、背部和腿部肌肉疼痛与痉挛的作用，成为首获欧盟认可的传统草药产品。

除了中医药产品的注册，中药材的推广与准入也迫在眉睫。目前人参、陈皮、白术、三七等 66 种中药材进入欧洲药典，未来有望把常用的 300 种中药材也纳入其中。同时中国拟与欧盟达成协议，共同研究起草《本草专论》，使其成为中药进入欧盟市场的有益支撑。国际标准化组织（ISO）已发布板蓝根药材国际标准。另外，德国、法国、美国等欧美国家也在积极开展药用植物相关的新药发现研究，例如，通过柳属植物发现阿司匹林，英国等国家通过洋地黄发现了洋地黄苷等。相关中药成分的科学研究也非常多。

在装备制造领域，欧洲国家，尤其西欧国家是老牌的工业强国，具有优秀的工业装备制造环境、发达的制造业技术，掌握大量的知识产权和专利，在中医药现代化装备制造领域拥有广阔的合作前景。

3. 中医药在欧洲国家的交流合作情况

2016 年以来，随着一系列中医药发展规划政策的逐步实施，中国与欧洲的中医药合作与交流更加频繁。中欧国家政府间交流合作频繁，大力开展双边、多边合作；依托国家中医药管理局国际合作专项，中国与英国、俄罗斯、意大利、法国、匈牙利、捷克等多个欧洲国家建立了国家级海外中医药中心；中国积极加强与"一带一路"共建国家的人文交流，积极促进中医药文化传播，分别在罗马和匈牙利举办第十五届、第十六届世界中医药大会，在英国、波兰举办中医针灸"一带一路"风采行活动；中国推动中医药传承创新和产业化发展，与白俄罗斯签署协议，中医药项目得以入驻白俄罗斯中白工业园。

### （三）推进中国中医药与欧洲国家多元化交流合作发展进程

**1. 深化医疗卫生合作**

（1）加强政府主导、激活民间力量

国家在《推进中医药高质量融入共建"一带一路"发展规划（2021~2025年）》中提出，"坚持政府引领、市场运作，更好发挥中央、地方和各方面积极性"，要深入推动中国与欧洲国家医疗卫生合作，既需要中央及地方政府积极推动，构建合作交流顶层设计，也需要社会组织、民间机构牵线搭桥，提升海外国家中医药认同。

在政府层面，重点是促进与推动欧洲国家对中医药的立法，加强官方中医药宣传。通过政府间沟通与多元化的宣传推荐，积极促进欧洲国家政府对中医药疗法的认同，提升中医药纳入政府医疗保险体系的份额，给予中医、针灸、推拿医师合法的地位，从而减少中医药服务的阻碍。同时需要探索更丰富的中医药合作领域与合作方式，借助欧洲国家的中医药民间行业组织、中国乡会团体等机构，扩大中医药在欧洲国家的影响力，维护中医药在欧洲国家的名誉，积极保护中医药从业人员的合法权益。

（2）深化医疗卫生合作，提升中医药服务质量

中医药的医疗卫生属性是中医药国际合作的核心，我们应当从各个欧洲国家的不同国情，从各国民众对医疗保健的需求出发，围绕服务病种、服务方式、处方标准、指南规范等多个方面，开展符合欧洲国家特色的高质量中医药服务。

**2. 深化科技创新合作**

（1）加强中医药科技交流合作

围绕欧洲常见病、多发病和中医优势病种，开展中医药联合科研攻关，力求以高水平的临床试验获得循证证据，同时围绕中医药基础理论、中药及植物药药理、针灸及神经生理等多个方面开展中医药基础研究，力争把中医药临床疗效的机理机制说清楚、讲明白。

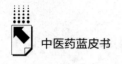

（2）推动中医药标准化及术语研究

中医药翻译，特别是中医术语翻译在中医药国际化中发挥着基础性的作用。中医药文化国际传播相关术语的整理、译介和传播是一项长期任务。此次中医药抗疫术语的发布是对外宣传中医药在中国抗击新冠疫情过程中的作用与成果，是推动国家中医对外话语体系构建的一次积极探索，也为新形势下如何向世界更好地传播中医药文化提供了借鉴。

（3）提升中医药国际科研平台建设水平

鼓励中医药科研院所、高校及企业与欧洲共建中医药联合实验室，围绕欧洲国家特有药用植物共同开展生物医药与自然疗法防治疾病的相关研究。

（4）推进中医药装备研发

促进中医药医工结合，逐步实现中医健康检查和如脉诊仪、舌诊仪、康复治疗仪器等的中医药装备的现代化发展。

**3.深化国际贸易合作**

中国与欧洲贸易往来越来越密切，围绕中医药相关的贸易也不断提升。应当夯实中医药质量，扩大贸易合作范围，提升中医药"走出去"的能力。

（1）提升中药质量标准

近年来，随着各行各业对中药质量研究与发展越来越重视，我国不断建立与完善中药质量标准，为中药的种植与工业化生产提供了重要支撑，也为中医药走出国门奠定了基础，应当加快中药质量体系建设，打造中药强国。

（2）开展中医药医养产业发展

中医药国际贸易方面，除了中药产品贸易，医养产业、药食同源及保健品产业也是中医药国际贸易的重要支柱。森林康养、医学疗养的相关产业在国内也蓬勃发展。要通过旅游推介、国家媒体宣传等方式邀请国内、国际游客体验中医药养生文化。应鼓励中医药服务与旅游等产业的融合发展，提升中医药文化内涵。

（3）推动全方位、多渠道的中医药产品注册

积极探索中医药产品多种渠道、多种方式在欧洲国家开展注册活动，开展中医药药食同源和中医药保健产品研发，通过多种渠道推广中医药产品。

同时应当抓住中医药"互联网+"发展趋势，提升中医药跨境服务能力，全方位提升中医药服务贸易与发展。

**4. 深化教育合作**

中医中药在欧洲有一定的影响力，受访者普遍对中医表现出一定兴趣，但对中医中药的理解、认识和使用其进行治疗的意愿各不相同。目前，中医药在欧洲还没有得到正向的认知，这可能由以下原因导致。第一，欧洲公众接受的是基于现代医学的健康知识教育，对基于中国哲学思想的中国中医药学文化了解较为缺乏，因此有人不愿支持或希望提出更科学的实验论据。第二，中医药学体系广泛庞大，目前被公认的范围却仅限于针刺、艾灸、推拿等领域。中药理论缺乏公众认可的更权威机构的认证和更多的研究支持，中药复方制剂的研究还不够完善，部分药的成分尚不清楚，难以获得全球认可，实现完全普及有一定难度。第三，中医药的推广在力度与角度的策略方面需要进一步进行优化与完善。例如，我们或可对相应有益的疾病治疗方法做具体推广，分析针刺、艾灸和推拿被高度接受的原因。监督其他中医疗法的推广，鼓励国外年轻人在互联网交流平台进行相应推广。同时结合现阶段对教育现状的研究与分析，可以得出这样的结论：许多国家并非缺乏中医中药培训课程，正向认知不够的原因在于人们对于中医的了解与认知水平不够，这说明中医的推广程度有限。

（1）加强中医院校间的稳步交流与合作

为提高各所中医药高校的国际化水平，在保证当前一定教学质量的前提下可以相应扩大国际留学生的规模，加强教学人员的培养，以鼓励和吸引更多对中医药文化感兴趣的优秀留学生到中国进行中医药文化的学习与熏陶。鼓励中医药高等院校与"一带一路"共建国家认可的院校开展教育合作与交流，利用中医内科学、针灸学、医学英语等中医系统学科，在促进中医医学交流的同时，努力在开发高质量的在线课程等领域开展国际合作，积极推动中医药融入"一带一路"共建国家的高等教育体系。注重治疗效果优先，不断加强学术交流水平与能力，促进国际间交流和教育协同合作。制定全球中医药教材标准化统一指南，树立中医药国际教育品牌，不断树立中国作为

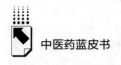

中医药起源国的学术权威形象。

（2）鼓励学术培训合作

开发线上线下相结合的多语种中医课程学习云平台，成立统一的标准化短期中医学习班，为"一带一路"国家的中医从业人员提供学习培训指导，提升当地从业人员的中医临床实践能力与水平，吸引更多人员来华进行中医药文化学习培训，提高学术能力。加强对当地中国医生的海外培训。重点推进现代医生的中医培训，加大中医宣传科普力度，促进和增强"一带一路"国家人民对中医文化和中医知识的理解。

（3）促进国际人才的培养与发展

加大对中医人才的国际培训力度，实施海外合作项目，培养中医药医疗人才。加强世界各中医院校之间的人才培养交流并组织学术研讨，引进具有一定中医药管理能力与一定临床诊疗研究经验的精英人才。

5. 深化中医药文化交流合作

（1）加强国际间传播力

提升对外宣传中医药文化的能力和水平，推动中医药文化影视作品的制作，编撰出版各类受众"通俗易懂"的中医药知识科普书，促进与国际各主流媒体合作，充分利用动画等表达形式与海外社交媒体平台，展示真实、立体、全面的中医药形象，继续增进对中医中药文化的认知，对于人类非物质文化遗产代表作名录中的中医药物品，加强保护意识并加强传承教育培养。

（2）凸显特点及形象

将中医药纳入国家重大文化宣传活动，开展中医药海外行、"一带一路"针灸诊疗行等一系列宣传活动。通过在当地进行中医健康咨询、现场体验与诊疗实践，在"一带一路"国家范围内推广中医品牌和中医标志性文化产品，打造具有全球影响力的中医药文化品牌。发展国外中医药文化产业，开发与中医药相关的文化创意素材，努力打造一系列具有一定国际知名度的中医药新媒体联合品牌。

中医药文化的全球传播意义重大，中国作为积极传播者的角色更需同步发展。近年来，通过新媒体技术和产业的发展，中国传统文化的传播渠道增多，为传播中医中药文化提供了更多机会。中医药的国际推广形式需要不断更新，与时俱进，优化推广的角度和力度，避免侵扰性的强硬制作，利用各种新媒体对国外的民众甚至政府机构产生有效的、有质量的、持久的积极影响。

# 三　中国中医药与美洲各国的交流传播历史和现状

## （一）中国中医药与美洲的交流传播历史

在美洲的不同国家，中医药覆盖医保的范围不一。其中，美国未实行免费全民医保政策，而巴西国家卫生部将针灸、草药等纳入全国统一医疗体系（SUS），90%以上居民受免费医疗覆盖。中医针灸疗法也已部分纳入墨西哥的医保体系。

美洲国家对中医针灸与中草药的认可程度不同，总体而言，较为认可针灸的美国、加拿大等国持续推动针灸立法进程。中草药的认可度与其本国的医药传统有着密切关系。诸如巴西、墨西哥、巴拿马等具有悠久传统医药历史的国家，在临床中倾向于优先使用本国传统医药；对于美国等有自成体系的药品质量监督检测系统和管理办法的国家，可应用的中草药品种有限。

此外，在中医药教育方面，中医药陆续进入各国的学校教育体系。美国中医教学层次齐全，包括高等学历教学（中医学院教育、综合医学院的中医教育、国立卫生研究院博士后教育）和职业教育（中医执业者和西医师的中医继续教育等），拥有较为完善的针灸师培训体系和认证程序。加拿大以针灸学校教育为主，繁盛时期开设了50多所中医针灸学校，到21世纪初，数量有所下降。巴西的中医药教育以针灸为主，多所高校开设针灸课程。墨西哥已有10多所国家公办大学有针灸类课程，并开办了50多所私立针灸学院。中西医结合的针刀医学（Acupotome）在墨西哥反响较大，并开

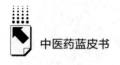

始进入大学讲堂。

1. 中医药文化在美国的交流与传播历史

美国的中医药文化交流合作起步较早，中医针灸和中草药在美国发展态势良好。根据其发展的趋势可以分为以下几个时期。

第一个时期：中草药的传入与衰退

主要是伴随药材贸易而兴起的中医药文化传播。早在18世纪中后期，随着中美经贸交流的开始，中草药率先在美国面世。中草药一传入便产生了较好的反响。此时植物药在美国社会的接受度较好，这从当时美国药典中植物药的占比情况（占全部内容的近2/3）便可见一斑。除了其土著的印第安人和欧洲移民者少量使用草药（植物药）以外，美国使用植物药的历史短，植物药暂时衰退。随着美国对化学药物的重视，20世纪40年代后，植物药逐渐淡出美国药典，传统生药学等与研究植物药有关的课程也被陆续排除在药学院课程之外。中草药在美国迎来短暂的"低谷"期。

第二个时期：中医针灸的传入

关于针灸在美国的传入，比较符合逻辑的推理是沿着欧洲—美洲的传播路线。最早可考的文献见于1820年美国医学杂志，对欧洲应用针灸治疗的报告进行了转载。同时期，又出现介绍针灸的医学报告和针灸专著——译著《针灸回忆录》，因此19世纪20年代可以看作针灸传入美国的开始。

第三个时期：针灸在美国的迅速升温与本土化

针灸自19世纪上半叶传入美国以来，在100多年的时间中并未受到美国主流文化的关注。针灸真正意义上进入美国的大众视野，与两则重要的新闻报道密不可分。首先是赖斯顿在北京治疗阑尾炎的经历，由1971年7月26日的《纽约时报》以大幅版面加以介绍。此后他又进行了针灸治疗的后续报道，这些报道引起了当时美国民众的极大兴趣。神秘的针灸术成为美国民众期望了解中国文化的一个引子，这也为翌年的针灸热潮奠定了基础。1972年美国总统尼克松访华，随行医生 Walter R. Thach 参观了针刺麻醉手术，随后美国电视台公开播放了针刺麻醉过程，这在美国引起了轰动，从而掀起了一股"中医热"。该事件为针灸传入美国和美国社会了解针灸打开了一扇窗户，在热点事件效应下，一些著名医学期刊和其他报纸杂志上开始发表有关中医、针灸的文章，部分美国学者对中医、针灸充分肯定，他们认为中医药在美国应该具有合法地位。随着美国大众对针灸的热度持续升温，自1973年马萨诸塞州始，美国各州陆续立法承认针灸的合法地位。迄今为止，美国已有47个州及华盛顿特区政府颁布了针灸法案。

针灸教育也在美国迅速发展开来。自1975年新英格兰针灸学院（New England School of Acupuncture）成立以来，已建有60余所中医药、针灸学校和学院，其中有21所由国家针灸与东方医学院认可，大多可授予中医硕士学位。

第四个时期：中草药在美国的"回暖"与持续升温

中草药在美国"遇冷"的状况直至20世纪90年代才有了改善。伴随着替代疗法和植物疗法的热度，作为植物疗法的主体，中草药再次受到民众的关注。基于良好的受众基础，早年淡出美国医学院、药学院的植物药相关课程再度开启，美国食品药品监督管理局（Food and Drug Administration, FDA）近年来逐步调整了植物药的管理政策（见表1）。中医药也跟着这股潮流，打开了美国市场。2012年，俄亥俄州通过了针对东方医学的法案（Sub. H. B. 251），该法案规定："东方医学执照的持有者可以在行医时采用草药疗法，包括食品、草药、维生素、矿物质、器官提取物以及顺势疗法。"

尽管中草药在美国迎来"回暖"局面，但是与中医针灸的"大热"趋势相比，其发展步伐还相对缓慢，主要表现在以下三个方面。

一是中草药从业者并未获得真正意义的医生身份认可，在美国的中医从业者只能被称为"东方医学执业者"（Oriental Medicine Practitioner）。

二是医保并未完全覆盖中医药费用，美国仅将针灸疗法纳入医保，患者需要自费支付中草药替代疗法产生的费用。

三是中草药多用于食品业，作为食品补充剂使用，而非医用。一方面，缺乏适当的法规管理；另一方面，因误用而导致FDA对部分中药发出了禁

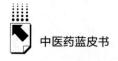
令。反观对针灸的管理，早在 1995 年，FDA 就已承认针灸的医疗性质，将针灸器材归入医疗器械。这也反映出针灸和中草药在美国的不同发展地位。

**表 1 中医药在美国发展历史大事记**

| 年份 | 大事记 |
|------|--------|
| 1820 | 美国医学杂志转载欧洲应用针灸的治疗报告 |
| 1822 | 美国的医学报告（Medical Repertory）发表了关于针灸的社论 |
| 1825 | 出版第一本英文针灸专著（译著），作者为巴彻·富兰克林（Bache Franklin） |
| 1971 | 詹姆斯·赖斯顿（James Reston）在《纽约时报》报道其在北京的针灸经历，引发民众对针灸的兴趣 |
| 1972 | 尼克松访问中国期间，美国电视台播放了针刺麻醉过程 |
| 1973 | 马萨诸塞州立法承认针灸的合法地位 |
| 1975 | 加利福尼亚州签署"针灸职业合法化提案"等系列提案，为中医在美国合法行医的开端 |
| 1975 | 第一个正规针灸教育机构——新英格兰针灸学院（New England School of Acupuncture）成立 |
| 1982 | 美国国家针灸及东方医学认证委员会（NCCAOM）成立 |
| 1982 | 美国国家高教部正式承认针灸和中医学，授权美国针灸与东方医学学院资格审查委员会督导相关院校 |
| 1995 | 美国食品与药品管理局（FDA）将针灸器材归入医疗器械 |
| 1997 | 美国国家卫生院针灸听证会承认针灸疗效，针灸被美国主流医学体系接纳 |
| 2006 | 美国白宫批准将世界上 43 种传统医学和疗法正式纳入美国补充和替代医学体系，其中"中国传统医学"作为独立医学体系正式列入白宫文件 |
| 2012 | 俄亥俄州通过东方医学的法案（Sub. H. B. 251） |
| 2014 | 非营利医药机构——克里夫诊所设立中医门诊 |

资料来源：作者整理。下同。

### 2. 中医药在加拿大的交流与传播历史

加拿大位于北美洲北部，在那里首先受到关注的是中医针灸，针灸在加拿大的发展经历了"迅速繁荣—短暂下降—持续发展"的历程。

20 世纪 80 年代末，加拿大中医针灸教育有一定发展，不列颠哥伦比亚省的温哥华、安大略省的多伦多、魁北克省的蒙特利尔等地纷纷开办中医针灸学校。到了 20 世纪 90 年代中后期，中医针灸学校的数量迅速增加，继而进入了发展的高潮期，开设了 50 多所中医针灸学校。21 世纪初，中医针灸学校的数量开始下降。详见表 2。

#### 表 2 中医药在加拿大发展历史大事记

| 年份 | 大事记 |
|---|---|
| 20 世纪 80~90 年代 | 加拿大多地连续兴建多所中医针灸学校 |
| 1974 | 受美国"针灸热"影响,不列颠哥伦比亚省的中医协会成立 |
| 1999 | 加拿大政府宣布对包括中草药在内的"天然保健产品"的管理方式进行改革 |
| 1999 | 不列颠哥伦比亚省成立"中医师及针灸管理局",成为首个宣布中医合法化的省,可以颁发针灸师注册执照 |
| 2000 | 不列颠哥伦比亚省通过《中医师及针灸师法规》 |
| 2001 | 不列颠哥伦比亚省地方立法承认中医师和针灸师的合法地位 |
| 2005 | 安大略省议会通过中医立法第 50 号法案,中医和针灸在该省合法化 |

### 3. 中医药在巴西的交流与传播历史

巴西位于南美洲,是南美洲领土面积最大、人口最多的联邦共和制国家。巴西在历史上经过了葡萄牙殖民时期(中国移民潮),随后经历了日本移民潮和朝鲜移民潮。这三个时期,分别由不同的移民主体带入具有各自特色的中医针灸疗法和中草药疗法。

目前针灸治疗在当地已得到较广泛的认可和应用,针灸疗法成为巴西广为认可的中医疗法,被纳入巴西统一医疗体系,多所高校开设针灸课程。详见表 3。

#### 表 3 中医药在巴西发展历史大事记

| 年份 | 大事记 |
|---|---|
| 19 世纪初 | 葡萄牙殖民时期的巴西,中草药和针灸由中国移民传入 |
| 20 世纪上半叶 | 日本移民又将独到的针灸理论和技法带到巴西 |
| 1958 | 第一个针灸与中医培训课程开设 |
| 1958 | 巴西针灸与东方医学学会组织成立 |
| 1961 | 第一个针灸诊所开办 |
| 1963 | 朝鲜移民的抵达进一步丰富了巴西针灸的内涵和形式 |
| 1972 | 巴西针灸协会成立 |
| 1972 | 针灸被巴西国家联邦医学委员会禁止使用 |
| 1977 | 巴西劳工部、国际劳工组织和教科文组织承认针灸师 |
| 2003 | 针灸被巴西政府列为住院医师培训项目 |
| 2006 | 巴西国家卫生部将针灸、草药等纳入全国 SUS 医疗系统,向境内 90% 以上居民提供免费医疗服务 |

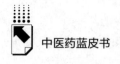

### 4.中医药在墨西哥的交流与传播历史

墨西哥位于北美洲南部，拥有深厚的传统医学底蕴。墨西哥的传统医学来自南美洲古印第安人文明——玛雅文明，历史悠久，这种传统医学与中医药有着互通之处。墨西哥传统医学中的诊断法、植物药、针刺法与中医药十分接近，颇有重合之处。以上传统文化决定了墨西哥中医药合作方面的优势。

中医针灸于2002年5月8日在墨西哥取得合法地位。墨西哥针灸学科的发展相对较好，并已形成规模，中医针灸疗法已纳入国家部分医保体系（见表4）。但与此同时，中药教育和临床应用则较差。

针刀医学由朱汉章教授于1976年首创，在墨西哥发展为中西医结合的典范，目前发展态势良好，受众较为广泛。针刀（Acupotome）作为专业术语在墨西哥的中医药领域竟拥有一席之地。当地成立针刀医学会，创办培训班，针刀医学进入墨西哥州立大学等公立大学。

**表4 中医药在墨西哥发展历史大事记**

| 年份 | 大事记 |
| --- | --- |
| 1980 | 公派西医师前往中国进修中医针灸 |
| 2002 | 针灸开始合法化 |
| 2001 | 开办拉美第一所以"中医针灸"为主的本科大学——墨西哥州立埃卡特佩克（Ecatepec）大学 |
| 2002 | 墨西哥州立托卢卡（Toluca）大学设"针灸本科"系 |
| 2012 | 首届世界中联美洲中医药国际合作与发展论坛召开 |
| 2013 | 墨西哥州立埃卡特佩克（Ecatepec）大学开设中药硕士班 |

### （二）中国中医药文化与美洲国家的交流合作现状

#### 1.中医药文化在美洲的发展现状

从整体上看，美洲国家中医药发展规模并不均衡。以美国为代表的北美洲国家发展较快。拉丁美洲国家中医药的发展历史和规模都不及美国、加拿大等发达国家，但近年来该地区的中医药影响力呈现上升势头，如巴西、智利、哥伦比亚等国家均呈发展态势。

（1）**传统医药基础较好，市场需求潜力大。**传统医学和药用植物在美洲多个国家具有较好的群众基础，在其医疗体系中占有重要地位。美洲区域整体具有多民族和多文化的特点。特别是在拉丁美洲和加勒比地区，土著人口约为5000万人，约占人口的8%～10%。在整个美洲区域，有700多个土著民族。据泛美卫生组织的数据，拉丁美洲约有一半及以上的人口使用传统医药。以秘鲁为例，约47%的秘鲁人口为原住民，原住民社区依靠传统和现代医学相结合，对疾病进行治疗。药用植物和传统医学仍然在秘鲁的医疗体系中占有一席之地。

美洲地区民众对传统医药的需求量日益增大，传统医药使用人数也在逐年增多，具有较大的市场潜力。近年来，消费者对替代疗法与植物疗法的热情逐渐升高，许多患者将西医与替代疗法或植物疗法并用。以美国为例，美国皮尤研究中心（Pew Research Center）2017年的一项调查显示，近一半的受访者表示尝试过使用替代医学（Alternative Medicine）进行治疗。其中包括20%的受访者曾全部使用替代传统医学疗法进行治疗，另有29%的受访者则将替代医学疗法和现代医学疗法结合使用。相较于非慢性病患者，患有慢性病的受访者使用替代医学疗法更多，为33%。草药作为膳食补充剂在美国的总体使用量显著增加，且单一草药膳食补充剂在总销售额中占主导地位，复方草药产品销售额也在持续增长。

（2）**中国与美洲双方合作与交流互访频繁。**近年来，中国与美洲国家在诸多领域开展了广泛合作，交流互访频繁。中国在巩固与原有美洲国家合作的基础上，同时致力于拓展新合作，扩大中医药对外"朋友圈"，不断完善扩大中医药海外中心和国内合作基地布局，加强多边、双边政府合作。2017年6月，中国与巴拿马正式建立外交关系，两国关系进入新阶段。2018年11月，中国—墨西哥传统医药合作委员会成立，中国与墨西哥成为传统医学战略伙伴，中医药在国家战略中的重要性和国际影响力进一步体现和提升。2021年10月，中国—拉美中医药中心在智利首都圣地亚哥成立。该中心作为南美洲第一家中医药服务出口基地，将为推动中医药在智利及整个拉丁美洲地区的发展、实现中医药事业"走出去"提供有力的支点，助力智利及整个拉丁美洲地区中医药专科医

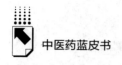

疗水平和综合能力提升。

此外，在医疗学术交流领域，中国与美洲国家也积极开展交流合作，促进了中国与美洲国家在卫生医疗方面互学互鉴，同时进一步促进双方在传统医学领域的交流与合作。详见表5。

表5　近年来中国与美洲国家合作交流互访事件（部分）

| 时间 | 事件 |
|---|---|
| 2016 年 7 月 | 巴拿马、乌拉圭、墨西哥等 11 个国家的行政、技术官员到上海中医药大学附属曙光医院进行中医药文化、标准、疗效等的交流 |
| 2016 年 12 月 | 江西卫计委官员和江西中医药大学专家到阿根廷进行学术交流，介绍中医药发展现状、临床应用及治疗效果 |
| 2017 年 10 月 | 国家中医药管理局代表团访问巴西 |
| 2019 年 4 月 | 国家中医药管理局代表团访问哥伦比亚 |
| 2019 年 9 月 | 智利卢马科市市长等人一行到辽宁中医药大学附属医院康复中心参观访问 |
| 2019 年 10 月 | 贵州中医药大学举办"巴西来华留学生针灸研习班" |

（3）中医药协会、公会、华人团体等组织发挥巨大作用。中医药协会、公会、华人团体等组织在美洲地区的中医药交流合作和中医药文化传播领域一直发挥着重要作用，积极推动和促进世界中医药界与传统医学领域之间的了解和合作，加强国际间的学术交流。

世界中医药学会联合会、世界针灸学会联合会等中医药国际性学术组织，以"推动中医药国际交流与传播"为宗旨，已与世界卫生组织、国际标准化组织、联合国教科文组织等国际组织建立了合作和沟通机制，为中医药更好地走向国际提供了良好的交流与展示平台。2016 年 12 月，第二届世界中医药学会联合会美洲中医药合作与发展论坛在美国洛杉矶开幕。本届论坛吸引了来自加拿大、美国等国家和地区的 300 余名专家学者、中医从业者以及中医爱好者参加。

很多美洲国家都先后成立了区域性中医药协会，如美国中医药协会、美国针灸协会、全加中医药针灸协会、墨西哥针灸学会等。2017 年 8 月，智利中医药协会（AMTC）正式成立。这些区域性组织在推动中医药文化在当地传播中作出了重要贡献，在推动立法和纳入所在国医疗保险体系、密切与当地学术机构联系、组织培训和学术交流等方面开展了具体而卓有成效的工作。

（4）针灸发展态势普遍较好。针灸疗法在美洲大部分地区发展态势良好，深受民众欢迎。相较于多数国家对中药制剂的使用和引进所持的保留态度，美洲国家的教育体系更为完善，针灸疗法认可度较高。随着针灸在临床的广泛应用，美国国立临床诊疗指南数据库（National Guideline Clearinghouse，NGC）已经将针灸疗法纳入指南的推荐意见中。包括美国在内的多个国家已经出台针灸合法性文件，将针灸纳入法律规制和框架下，这是传统医学的医疗价值得到认可的体现。

2018年5月，世界针灸学会联合会的重要主题系列活动——"'一带一路'中医药针灸风采行"先后在阿根廷、乌拉圭开展，取得了良好效果。其中，在阿根廷站同时还举办了首届世界中医针灸论坛暨传统医药产业交流大会。次年4月，又分别在古巴、巴拿马举办。该活动自2014年起由世界针联发起，旨在通过中医针灸与其他传统医学间的学术与文化交流，让"一带一路"共建国家民众更好地了解中医针灸这一人类非物质文化遗产。

（5）传统医学教育与中医孔子学院稳步推进。美国、加拿大等国家的中医教育已具有一定的规模，传统医学教育院校发展较为成熟，教育体系逐渐完善。在拉丁美洲，也有很多著名的传统医学教育学校，比如智利的医学针灸学会和拉丁美洲中医学院、阿根廷华佗中医学院、巴西岐黄中医学院等。

此外，在美洲建立的中医特色孔子学院也通过授课、讲座、培训、展览、义诊以及交流互访等活动，将古老的中医学知识与健康文化传播到世界各地，促进了世界多元文化的发展，为打造人类命运共同体提供中国智慧、中医处方。2019年10月，孔子学院总部与巴西戈亚斯联邦大学签署相关协议，由戈亚斯联邦大学、河北中医学院与天津外国语大学三方合作建立了中医特色孔子学院。巴西戈亚斯联邦大学中医孔子学院目前正在平稳运行。

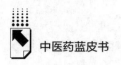

**2. 中国中医药文化在美洲各国的交流合作情况**

**（1）中医药文化在美国**

中医药法律与政策立法问题一直是各方关注的热点。截至 2019 年，全美 51 个州和特区中已有 47 个州和 1 个特区（华盛顿哥伦比亚特区）承认中医针灸合法。现在美国联邦政府尚未公布全美有关针灸或者中医方面的法律法规，主要以州立法的形式对针灸进行规范和管理。各州在中医针灸执照的申请条件、执业范围以及从业者的管理方面仍存在差异。2018 年美国出台联邦法案 HR6（Support for Patients and Communities Act），针灸疗法作为一种证据充分、行之有效的阿片药物替代疗法被首次写入联邦法律。

在美国少数州，中医疗法已经纳入社会医疗保险。俄亥俄州政府于 2018 年 1 月 1 日将针灸治疗腰痛和偏头痛纳入医疗补助保险，美国联邦政府主管的医疗保险和医疗补助服务中心（Centers for Medicare and Medicaid Services，CMS）于 2020 年 1 月 21 日宣布将针刺治疗下背痛纳入联邦医保，但是针对中医药和针灸医疗病种的保险政策仍然十分有限。

美国国家针灸及东方医学认证委员会（NCCAOM）负责对美国中医师、针灸师进行资格考试和认证。该机构的宗旨是推广国家承认的针刺疗法、中草药学以及东方身体疗法的资格标准和安全标准，达到保护人民身体健康的目的。NCCAOM 每年组织全国范围内的针灸、中草药疗法及东方身体疗法资格考试，并向通过考试者颁发国家认证证书。该证书现已被全美 34 个州及华盛顿特区认可，持有该证书的执业者服务的安全性和可靠性达到了国家认可的标准。

中医医疗与科研状况。随着针灸在临床的广泛应用，美国国立临床诊疗指南数据库（NGC）将针灸疗法纳入指南的推荐意见中。截至 2017 年 9 月 1 日，NGC 中有 38 条推荐针灸疗法的意见，其中 27 条（占 71.05%）为疼痛类疾病的推荐意见。

相较针灸而言，中药方面发展相对缓慢。食品和药品归属联邦法管理，中药目前仍不能以药品身份进入美国。目前中药产品大部分是作为膳食补充剂在美销售。中药产品在美国有两种常规的进入市场的途径，一种是以膳食补充剂的身份进入，另一种是通过新药申请或非处方药（OTC）专论以药物身份进入。近年来，草药作为膳食补充剂的总体使用量显著增加，且单一草药膳食补充剂在总销售额中占主导地位，复方草药产品销售额也呈稳步增长态势。另外，美国国家卫生研究院（National Institutes of Health，NIH）所辖研究机构美国补充与综合医学中心（National Center for Complementary and Integrative Health，NCCIH）开展了针对草药的膳食补充剂研究计划。随着针灸及中药的推广，太极、气功等非药物疗法也得到美国医学界的接受与推广。

中医教育状况。美国中医教学形式包括中医学院教育、综合医学院的中医教育、美国国家卫生研究院（National Institutes of Health，NIH）博士后教育、中医执业者和西医师的中医继续教育等。

美国中医学院的学制一般在 3~5 年，要求修完 2000~3000 学时课程，内容包括中医基础理论、中医经络学、针灸治疗学、中医诊断学、推拿学、中药学、方剂学等，还有一些西医基础课程。

针灸师的培训与认证亦相对完善。负责教育监管和认证的机构主要包括美国针灸与东方医学院校认证委员会（CCAOM）、美国针灸和东方医学院校认证委员会（ACAOM）和美国国家针灸及东方医学认证委员会（NCCAOM），分别主管教学课程、教育质量及资格考试和认证。美国的中医教育已具有一定规模和体系，考试制度、学校论证、执照颁发等均已较为成熟。据统计，2009~2018 年，ACAOM 认证的美国中医院校每年平均招生总人数将近8000 人。

（2）中医药文化在加拿大

法律与政策。同其他联邦制国家一样，在加拿大，根据宪法规定的中央和地方分原则，对医疗从业人员的管辖权在各省，而对医疗性产品的管辖权属于联邦政府。

目前，加拿大已有魁北克省、阿尔伯塔省、不列颠哥伦比亚省（卑诗省）、安大略省、纽芬兰与拉布拉多省五个省份通过了针灸法案。其中不列颠哥伦比亚省、安大略省还通过了中医法。全国几个主要大省均已为针灸立法，涵盖人数已超过全国总人口的 90%。

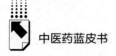

中医医疗与科研状况。加拿大的中医针灸临床活动大部分是以个人开办诊所的方式进行。有学者曾统计，截至2017年，加拿大约有6500名中医针灸执业者。不列颠哥伦比亚、安大略和阿尔伯塔三省是加拿大针灸师、中医师较多和最活跃的地区。上述五个立法省份均设有监管机构。每个监管机构在中医实践和培训项目的范围方面都有所不同。五家省级中医监管机构成立了一个全国性组织，名为"加拿大中医针灸管理局联盟"（Canadian Alliance of Regulatory Bodies of Traditional Chinese Medicine Practitioners and Acupuncturists，CARB-TCMPA）。该组织负责为加拿大的中医或针灸医师设置初级职业能力考试，并负责管理泛加拿大中医考试（Pan-Canadian Entry-level Examinations in TCM and Acupuncture）。五省的所有中医药专业应届生都必须通过国家考试，才能在加拿大合法执业。

中药在加拿大的发展与认可度远不及针灸。中药产品目前在加拿大可作为天然健康产品（Natural Health Products，NHPs）进行注册。加拿大的中药注册已有多年实践经验，形成了较为完备和系统的证据管理体系。截至2021年，中国内地（大陆）已有17家企业在加拿大注册上市了92种中成药。中国部分中成药在加拿大市场具有良好的发展前景。

中国与加拿大一直保持密切的合作关系。2016年6月，浙江中医药大学与加拿大昆特兰理工大学签署合作备忘录，双方同意在中医培训和中医护理教育等方面进行合作。

中医教育状况。加拿大自20世纪80年代末起，陆续出现了一些中医针灸院校。加拿大的中医教育主要以针灸中医学院、部分大学开设的中医针灸课程，以及中医团体举办的针灸短训班等形式开展。现通过资格评审的中医针灸院校共有22所。以2013年的"泛加拿大中医考试"为标志，加拿大中医针灸教育进入了成熟期。

加拿大中医针灸学校目前分为学院（College）、学校（School）、研究所（Institute）或研究院（Academy）等。如传统中医针灸的专门学院安大略中医学院（Ontario College of Traditional Chinese Medicine）和多伦多中医学院（Toronto School of Traditional Chinese Medicine）。

目前，加拿大的中医针灸教育为学历教育，尚未有学位（Degree）教育。学历教育包括：针灸师教育、中医师教育、中药师教育、高级中医师教育及继续再教育。而学位教育则是与中国的中医药大学合作，联合培养学士、硕士和博士学位人才。加拿大中医针灸教育的目的是培养社会需要的个体行医者。

（3）中医药文化在巴西

法律与政策。巴西是在初级公共卫生方面提供传统和补充医学（Traditional and Complementary Medicine，T&CM）的主要国家，并对 T&CM 和卫生促进组织（HP）给予政策支持，此二者均属巴西全民统一医疗制度（SUS）。2017 年，巴西卫生部正式将针灸纳入替代疗法目录。

中医医疗与科研状况。在针灸取得合法地位后，巴西民众对针灸的接受度也逐渐提高。随着针灸的推广，在门诊和住院患者中针灸疗法的运用呈持续增长趋势。以 2016 年为例，巴西全国一共实施了 200 万次替代疗法治疗，其中 77 万次是中医与针灸治疗。2018 年，巴西又将另外 10 种中医疗法纳入 SUS 体系，截至 2022 年，在初级保健中包含中医针灸等 29 种 T&CM 疗法。

据巴西卫生部统计，2011～2016 年，在 SUS 系统内接受针灸疗法的人数成倍增加，由 68 万人次上升至 120 万人次。据不完全统计，目前，在巴西的正式中医针灸医师已达 15 万人，其中，华人针灸医师 3 万人。巴西全国近 500 所公立医院和 2500 多家诊所设有针灸治疗室，为民众提供免费针灸治疗服务。

目前，巴西的中医治疗方法主要包括针灸、推拿、拔罐、中药、食疗、太极及气功等。中草药、中成药等中药产品主要在巴西亚裔人群中使用。中医针灸在临床中常与其他疗法同时用于康复治疗，应用广泛，收效良好。

随着中国与巴西两国关系的友好发展，两国的针灸交流也越来越频繁。2018 年，中国江苏省侨办组织的"中医关怀团"在巴西圣保罗为当地华侨华人举行义诊活动，受到侨界的欢迎和好评。2020 年 8 月，世界针灸学会联合会举办了中国中西医结合专家组同巴西医学专家新冠防控视频交流会，

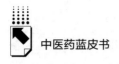

中国同巴西医学专家线上交流中西医结合防治新冠经验。2021年5月，中巴传统医药抗疫合作研讨会在线上举行。中巴双方专家在线上就抗疫合作、贸易合作、产业合作、教育合作等四个方面共同探讨。2022年11月，第十九届世界中医药大会在巴西圣保罗召开，这是世界中医药大会首次走进南美。

中医教育状况。巴西目前的中医药教育以针灸为主，也包含部分推拿课程。教学方式一是开放式授课，高中毕业即可参加；二是开设研究生课程，针对医学院在校生，或取得护理、理疗师资格等学士学位的专业人士。目前已有巴西利亚大学（University of Brasilia）、圣保罗医科大学（Sao Paulo Medical University）、里约州联邦大学医学院（Federal University School of Medicine，Rio State）、圣卡塔琳娜州联邦大学（Federal University of Santa Catarina）、南圣卡塔琳娜州大学（University of South Santa Catarina）等10余所医学院校开设针灸课。

中医孔子学院的建立极大地促进了传统中医药在巴西的推广和中巴文化交流。巴西戈亚斯联邦大学（UFG）中医孔子学院是巴西唯一一家中医孔子学院，该孔子学院不仅开设汉语课程，同时也开设一系列中医课程。孔子学院的教师还会为UFG大学的教职工进行诊疗活动，并借此机会向教职工们普及传统中医药知识，让教职工们有机会体验推拿、针灸等中医特色诊疗服务。

### （三）推进中国中医药与美洲国家多元化交流合作发展进程

#### 1. 深化医疗卫生合作

中国与美洲国家医疗卫生合作基础深厚。以金砖国家巴西为例，2017年7月，在中国天津举办的金砖国家卫生部长会暨传统医药高级别会议，提出《金砖国家加强传统医药合作联合宣言》，将对推动传统医学的继承发展及与现代医学的融合起到积极的促进作用。

如今构建"卫生健康共同体"将成为推动人类命运共同体的有效路径。在新冠疫情与世界百年未有之大变局共振叠加下，构建中国与美洲国家

"卫生健康共同体"，更加符合双方民众对医疗和健康的基本诉求，有助于推动医疗卫生合作加速向纵深发展。

### 2. 深化科技创新合作

要以针灸疗法为核心，进一步深化科技创新合作，加强国际化信息服务平台建设。针灸疗法在美洲国家受到普遍欢迎。一方面，应认识到针灸本土化是针灸国际化进程中的必然过程；另一方面，也应反观传统中医针灸理论体系本身的不足及国际化过程中的壁垒。承认传统针灸学理论体系现有形态的不足，要从理论上回归针灸体系的本源，基于对临床的指导，吸收现代科学知识，进一步完善、重构针灸学的理论和体系，发展开放、包容的现代针灸学。因此，应在加强国际合作和多学科相互交叉与渗透背景下，系统梳理当前针灸临床和实验研究成果，进行理论归纳与提升，同时探索符合不同国家针灸学临床需要的实践与理论。

中国和巴西都是植物资源丰富的大国，植物资源互补性强。巴西有约40%的药用植物与中国相同。中药使用已有几千年历史，中国在中药的使用、炮制和加工方面有丰富的经验，巴西草药资源丰富，双方合作的项目很多。基于双方关于药用植物的有关法律法规，中巴两国在传统医学和医药合作方面的潜力巨大，前景广阔。

### 3. 深化国际贸易合作

中医药服务彰显了中国的传统文化，发展中医药服务，能够使得中国的传统文化在国际舞台上大放异彩，也能够进一步优化服务贸易结构，凸显中国服务贸易的特殊竞争优势。

制定并完善现代中药质量标准规范，积极构建中药行业相关标准，为走国际化发展路径奠定坚实基础，同时完善国际标准。要促进中医药服务认证和标准的进一步发展，中医药服务应该由专业机构与人员进行认证。国际合作的角度、层次、方位都需要进一步丰富与拓展，要积极与主要国家构建彼此互相认可的中医药协议，完善中医药检测和服务标准。

### 4. 深化教育合作

尽管美洲各国普遍已开设针灸、推拿等中医药课程，但在中医药教育上

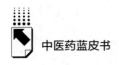
并未形成统一规范的教学标准。在教学内容方面，各类课程的教学发展不均衡，针灸教育规模明显较大，应同时注重中医理论及中药知识的培训，以发挥中医药全面的医疗保健作用。

中医孔子学院是在美洲国家推广传统中医药的重要平台，要充分发挥其推广中医文化的积极作用。可以通过开展各种中医文化宣传活动来积极融入当地社会，使越来越多的当地人开始了解中医药和中国文化。可以通过开展各种中医文化宣传活动来积极融入社会，使越来越多的当地人开始了解中医药和中国文化。

# 四 中国中医药与非洲各国的交流传播历史和现状

## （一）中国中医药与非洲国家的交流传播历史

### 1.中医药文化在非洲交流传播的时代背景

中国和非洲绝大多数国家一样，同样均为发展中国家，彼此都承担着发展国家、改善人民生活的使命。1956年5月30日，埃及与中国建交，此后53个非洲国家陆续与中国建交。2013~2021年末，非洲52个国家及非盟委员会陆续同中国签订共建"一带一路"的合作文件，双方携手并肩，合作共赢，互为重要合作伙伴，也是发展中国家间关系的典范。

在中国外交总体布局中，非洲一直占有特殊的地位。在推进中华文化海外传播过程中，非洲的意义与价值同样不容忽视。近年来，中国在经贸、基础设施合作、能源、投资等多个领域均为非洲的重要合作伙伴，2021年中非贸易额突破2500亿美元大关，同比增长35.3%。中非贸易总额以20%的年增长率快速增长，境外直接投资增速更是高达40%。

经贸合作方面，据海关在线查询平台统计数据，中非贸易交流合作一直都在稳步发展。2014~2022年进出口商品非洲地区总值情况见表6。

出口方面，除2016年外，2014~2022年出口商品增长基本稳定，同比增长率均为正值，中国向非洲出口商品呈增长趋势。进口方面，进口情况复杂，2014年、2015年、2016年、2019年、2020年进口均有所降低，2017年、2018年、2021年、2022年进口为增长趋势。进出口总值方面，2022年中非双边贸易总额为2820亿美元，同比增长11.1%，除2015年、2016年、2020年外，均呈增长趋势。中药类产品出口总额增长基本稳定，但出口总额价值与其他医药类产品相比存在巨大差距，见表7、表8。例如2019年中国仅有约0.51亿美元商品出口到非洲，而约40.19亿美元商品出口到全球，其他医药类产品2019年出口到全球约为172亿美元，出口额存在巨大的差距，中非中医药贸易存在较大的发展空间。

表6　2014～2022年进出口商品非洲地区总值

单位：千美元，%

| 年份 | 出口 | | 进口 | | 进出口 | |
|------|------|------|------|------|------|------|
| | 金额 | 同比增长 | 金额 | 同比增长 | 金额 | 同比增长 |
| 2022 | 164491047 | 11.2 | 117509718 | 11.0 | 28200764.454 | 11.1 |
| 2021 | 148366844.096 | 29.9 | 105922272.917 | 43.7 | 254289117.013 | 35.3 |
| 2020 | 186972499.618 | 0.9 | 114224828.166 | -24.1 | 186972499.618 | -10.5 |
| 2019 | 113201990 | 7.9 | 95499335 | -3.8 | 208701325 | 2.2 |
| 2018 | 104911201 | 10.8 | 99282052 | 30.8 | 204193253 | 20.1 |
| 2017 | 94738692 | 2.7 | 75261038 | 32.8 | 169999731 | 14.0 |
| 2016 | 92215586 | -15.0 | 56899850 | -19.0 | 149115436 | -16.7 |
| 2015 | 108666940 | 2.5 | 70366203 | -39.1 | 179033143 | -19.3 |
| 2014 | 106146535 | 14.4 | 115736881 | -1.5 | 221883415 | 5.5 |

表7　2017～2022年非洲地区进口中药材及中成药数据汇总

| 年份 | 中药材 | | | | 中成药 | | | |
|------|------|------|------|------|------|------|------|------|
| | 数量（千克） | 同比增长（%） | 价格（美元） | 同比增长（%） | 数量（千克） | 同比增长（%） | 价格（美元） | 同比增长（%） |
| 2017 | 317566 | — | 907480 | — | 3331325 | — | 16226630 | — |
| 2018 | 488569 | 53.85 | 1720888 | 89.63 | 3253974 | -2.32 | 16233164 | 0.4 |
| 2019 | 252603 | -48.30 | 1267581 | -26.34 | 3092219 | -4.97 | 13100611 | -19.3 |
| 2020 | 427056 | 69.06 | 1587726 | 25.26 | 3398243 | 9.90 | 17046185 | 30.12 |
| 2021 | 473869 | 10.96 | 2048154 | 29.00 | 3460644 | 1.84 | 18667268 | 9.51 |
| 2022 | 858072 | 81.08 | 3872390 | 89.06 | 2883809 | -16.67 | 15138640 | -18.90 |

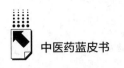

表8　2014~2022年出口非洲地区医药材及药品、中药材及中成药数据汇总

| 年份 | 商品名称 | | | | | | | | | | | |
|---|---|---|---|---|---|---|---|---|---|---|---|---|
| | 医药材及药品 | | | | 中药材 | | | | 中成药 | | | |
| | 数量（千克） | 同比增长% | 金额（美元） | 同比增长% | 数量（千克） | 同比增长% | 金额（美元） | 同比增长% | 数量（千克） | 同比增长% | 金额（美元） | 同比增长% |
| 2014 | 874729 | 7.0 | 13379169 | 8.6 | 203227 | -4.0 | 1527507 | 4.1 | 12989 | -8.8 | 249513 | -7.1 |
| 2015 | 875948 | 0.1 | 13505529 | 1.0 | 184454 | -9.2 | 1304710 | -14.5 | 12369 | -4.8 | 263009 | 5.5 |
| 2016 | 944959 | 7.9 | 13604281 | 0.7 | 151932 | -17.6 | 1238068 | -5.1 | 11432 | -7.6 | 224553 | -14.6 |
| 2017 | 1012529 | 7.1 | 15083634 | 10.9 | 155553 | 2.4 | 1218017 | -1.6 | 12330 | 7.8 | 250036 | 11.3 |
| 2018 | 1032253 | 1.9 | 17431515 | 15.6 | 128400 | -17.5 | 1101737 | -9.5 | 11265 | -8.6 | 262340 | 4.9 |
| 2019 | 1100909 | 6.7 | 17270444 | -0.9 | 132515 | 3.2 | 1176961 | 6.8 | 12637 | 12.2 | 260799 | -0.6 |
| 2020 | 1314371 | 19.4 | 23033100 | 26.6 | 131957 | -0.4 | 947902 | 3.0 | 12524 | -0.9 | 259307 | -0.6 |
| 2021 | 1464108 | 11.4 | 49624709 | 115.5 | 125967 | -4.5 | 962040 | 1.6 | 11564 | -7.7 | 304565 | 17.5 |
| 2022 | 1328186 | -9.3 | 25237309 | -49.1 | 134794 | 7.0 | 989159 | 2.8 | 12863 | 11.2 | 377478 | 23.9 |

近年来，中非在贸易、投资、基建等多方面的合作仍稳步提升，由表6可知，2021年中非双边贸易总额约为2542亿美元，同比增长35.3%，中非进入新的发展阶段，非洲自贸区的实施也为中非合作增加了新的机会，扩大了合作平台及发展空间。

**2.中医药文化在非洲交流传播的历史**

（1）中医药文化在非洲的交流传播历史

公元3世纪，贵霜王朝、印度河口的巴巴里加和坎贝湾的巴里格柴成为中非传统医学交流的重要交汇点。自西汉丝绸之路开始，四川陆续与共建国家多次进行交流，其中包含中医药交流；在《宋会要》《医方汇编》《马可波罗游记》《伊利汗的中国科学宝藏》《岛国志略》等书中记载了中国古代就与非洲进行了传统医药等方面的贸易往来，由此可知，古代中非就有贸易沟通。

（2）新中国成立后中医药在非洲的交流传播历史

中医文化近年来也逐渐得到包括南非在内的越来越多非洲国家的认可，中医药在非洲的传播交流可以分为3个阶段。

1950~1970 年：中医药的夯实基础阶段。1963 年，中国援非医疗队开始对加纳等国家进行医疗援助，与此同时，将中医药带入了非洲，在马拉维、毛里求斯、多哥、突尼斯等地区，医疗队与当地医疗机构合作，共同建立了 4 个中医药国际中心与针灸中心，同时陆续成立了 8 个中医药协会组织。这一方面改善了当地的医疗卫生条件，另一方面将针灸、中药以及中医所持有的"辨证论治"思维带入非洲，为未来将中医引入非洲奠定了基础。

1980~1990 年：出口中医药，开拓非洲中医药贸易市场。1980~1990 年，中国与非洲由单一医疗援助模式变成合作互利互惠模式。据统计，在 20 世纪 90 年代，中国对非洲市场的中药贸易总额为 3.2 亿美元，每年大约以 12% 的速度增长，其中坦桑尼亚政府连年进口中药类产品近 100 万美元。其中较为受欢迎的中草药及保健品为清凉油、红花油等，使非洲市场初步打开，为以后的中医药贸易奠定了基础，开拓了新的市场。

新阶段：中医药已被一些非洲国家正式承认。21 世纪之前，中医药在南非并不被国家官方认可，整个南非只有大约 40 家华人诊所，经营范围以推拿、针灸、骨伤为主。2000 年，南非政府确立了中医药的合法地位。2005 年，南非举行了第一次中医师注册测试，数百名华人已获得南非传统中医药的永久许可证，南非实施永久中医师注册，据报道，该项资格考试每年都会举行。除中国以外，南非成为世界上第一个以明确的立法形式规范中医和针灸的国家，中医药得到高速发展，以风油精为代表的中医药产品进入非洲市场并形成品牌效应。

2011 年，南非将中医药纳入国家医疗体系。

在西非的科特迪瓦和布基纳法索，经营一家中医诊所仅需要中医证书（包含针灸推拿结业证书），并在中国大使馆或公证机构进行翻译公证，再向有关部门申请注册即可。

2007 年 6 月，第一届"中医药走进非洲"研讨会在约翰内斯堡成功举办，当地卫生安全部官员、中国大使馆人员、专家学者及国内有关部门参加了研讨会。

2012 年，第一届非洲中医药发展论坛在南非开普敦召开，主办方为西

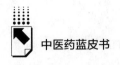

开普大学以及南非中医针灸学会，11个国家的260余名代表参会。

2015年12月，中国提出未来三年中国同非洲将重点实施中非十大合作计划，即中非工业化合作计划、农业现代化合作计划、基础设施合作计划、金融合作计划、绿色发展合作计划、贸易和投资便利化合作计划、减贫惠民合作计划、公共卫生合作计划、人文合作计划、和平与安全合作计划，将重点支持非洲加快实现工业化和农业现代化。习近平主席在中非合作论坛约翰内斯堡峰会开幕式上，将公共卫生合作计划纳入中非重点实施的"十大合作计划"。

2018年中非合作论坛北京峰会上中方明确提出，中方将支持中非传统医学合作，加强高层交往，鼓励中非传统医学机构在非洲设立中非传统医学中心，陆续开展包括科研、教学、医疗等方面的合作，积极开展产业合作。

2020年6月17日，中方在中非团结抗疫特别峰会上提出，中国将继续长期大力支持非洲抗击新冠疫情，积极落实医疗援助举措，继续为非洲提供物资、派遣医疗专家，及在新冠疫苗研制成功并投入使用后，率先为非洲国家带来优惠政策，积极启动防疾控基建等方面的建设，加快对口医院的合作及建设，切实改善非洲人民医疗卫生水平，打造中非人民卫生健康共同体。

中非医卫合作，增强了非洲国家抗击新冠疫情的信心与能力，惠及双边医药经贸合作，也可改善非洲地区人民卫生健康状况。

## （二）中国中医药文化与非洲国家的交流合作现状

### 1. 非洲医药背景

非洲由54个国家组成，因其被殖民的历史背景，在医疗系统结构方面多沿用过去宗主国的医药卫生系统，但由于原宗主国在非洲地区并没有建设相应的制药等工业体系，导致非洲医疗水平十分落后，医疗条件艰苦，西药短缺昂贵，半数以上的非洲人无法获得现代医药服务，非洲人民一直饱受传染病和流行病的困扰。

（1）传染病高发

据世界卫生组织（WHO）统计，2012年全球71%的艾滋病疫情、

80%的疟疾死亡和绝大多数结核病死亡发生在非洲。2012年有2500万非洲人感染艾滋病，占全球患者的70%以上，2018年约有2570万非洲人感染艾滋病，并出现有47万与艾滋病相关的死亡病例。2013年全球范围内约有1.98亿人感染疟疾，2017年全球范围内约有2.19亿例疟疾，非洲约有2亿多例，占全球患者的92%。截至2020年6月21日，刚果民主共和国确诊疟疾3317例，死亡2287例。结核病是全球第九大致死疾病，也是单一传染病的主要死因，排名高于艾滋病，超过25%的结核病发生在非洲地区。2016年非洲地区约有250万人患有结核病，占全球患者的25%，有41万人死于结核病（全球结核病死亡人数170万人），超过25%的结核病死亡发生在非洲。

（2）慢性病发病率渐增

糖尿病、心脑血管病等非洲非传统疾病发病率渐增。根据世界卫生组织数据，2015年约有1770万非洲人民因心血管疾病死亡，占全球患者的31%，740万人死于冠心病，670万人死于中风。糖尿病患者从1980年的1.08亿人增加到2014年的4.22亿人。艾滋病、传染病、贫穷是该区域最主要的问题，糖尿病在非洲也愈演愈烈。最近在非洲地区进行的调查表明，25~64岁的成年人中患有糖尿病的多达15%，世界卫生组织估计，到2030年非洲地区糖尿病人数将增加到2390万例。慢性病发病率逐年增高，对于非洲人民而言卫生经济负担也逐年加重。

（3）非洲医药存在严重问题

一是缺乏强有力的公共卫生系统和应急体系，没有服务患者的完整公共卫生体系，在病毒突发时，难以建立起有效的防护机制。在大多数非洲国家，以农村、牧区和矿区的医院为代表，医疗卫生条件落后，草药医学、巫医和现代医疗并存，往往在这些地区，所配备的医疗资源很差，医生不具备丰富的医学知识，多数是未经过系统学习的医疗从业人员，使用的大多是"口口相传"的非洲传统医学，缺医少药，医疗设备、药品等紧缺，这些导致了当地医疗落后，水平较低。

二是非洲医药卫生自主生产比重严重偏低，医药产业尤其是制药方面发

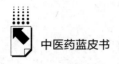

展较为落后。除少数具备较高水平制药能力的国家外，绝大多数非洲国家的制药工业水平较差，多数国家只能生产一些简单的对制药要求较低的药品，例如，较为常见的解热镇痛药、普通使用级的抗生素等，不能满足非洲人民的药品需求，国家药品短缺，依赖进口，超过50%的非洲人无法获得现代医药服务，加上大部分非洲国家人均药品消费水平较低，西医治疗费用高昂，很多人因病致穷。

三是卫生人力缺口巨大。根据世界卫生组织的预测，到2030年，全世界将面临1800万名医务人员的短缺，"重灾区"在非洲，在本就医疗资源落后短缺、医疗人员匮乏的非洲，可能连日常的医疗需求都无法满足，一旦面临流行病或者传染病等突发医疗事件，以非洲目前的医疗水平难以妥善处理解决，这无疑给非洲人民的医疗卫生健康带来巨大的风险。

**2. 中医药文化在非洲的发展现状**

（1）组建援非医疗队与非洲中医药组织机构

1963年，中国援非医疗队开始对加纳等国家进行医疗援助，与此同时将中医药带入了非洲，在马拉维、毛里求斯、多哥、突尼斯等地区，医疗队与当地医疗机构合作，共同建立了4个中医药国际中心与针灸中心，同时陆续成立了8个中医药协会组织。中医通过中国医疗队（CMT）在非洲进行医疗援助，为非洲人民留下良好的印象，为后续传统医药合作奠定了基础。中医早期在非洲发展往往是通过志愿者、私营诊所、CMT开展医疗项目的形式，这种模式持续了近50年历史。援非医疗队将中医药带入非洲，为早期中医药在非洲的传播事业作出了巨大的贡献，是中非传统医药合作前期的重要渠道和沟通桥梁。

（2）中国中药类产品对非洲出口贸易情况

中非医药贸易一直都是中非双方贸易往来的重要组成部分。中非医药贸易额从2009年10.86亿美元到2018年的24.39亿美元，贸易额增长超过1倍。2019年中非双边贸易额为2087亿美元，其中医药类产品仅为29.31亿美元。因官方统计网站目前公布的最新全国出口中药材及中成药数据时间段为2022年1~5月，故用这5个月与2021年1~5月进行对比。2022年中国中药类产品出口累计数量59706.9吨，金额约5.89亿美元，与2021年相比数量和金额增长分别为7.2%、18.4%。2021年中国对全球中药类产品出口总额为81.86亿美元，与国内其他医药类产品的总销售额及全球其他国家出口中药类产品的出口总额相比仍然存在巨大的差距，这也说明中国中药类产品出口存在较大的发展空间。中药类产品单品中贸易数量与金额最高的单品为清凉油（见表9），2019~2022年出口到非洲的数量为8905.553吨，贸易额为3456.54万美元，占非洲中成药出口总额的65.61%，占中药类产品出口总额的47.53%，但其他中成药比例仍然过低。

表9  2019~2022年非洲地区进口清凉油数据汇总

单位：千克，美元

| 年份 | 中药材及中成药汇总 | | 中成药 | | 中药材 | | 清凉油 | |
| --- | --- | --- | --- | --- | --- | --- | --- | --- |
| | 数量 | 价格 | 数量 | 价格 | 数量 | 价格 | 数量 | 价格 |
| 2019 | 3344822 | 14368192 | 3092219 | 13100611 | 252603 | 1267581 | 2170440 | 7944556 |
| 2020 | 3825299 | 18633911 | 3398243 | 17046185 | 427056 | 1587726 | 2326899 | 7973489 |
| 2021 | 3924513 | 20715422 | 3460644 | 18667268 | 473869 | 2048154 | 2226088 | 8860724 |
| 2022 | 3741881 | 19011030 | 858072 | 3872390 | 2883809 | 15138640 | 2182126 | 9786637 |

目前，中国已与坦桑尼亚、加纳、埃塞俄比亚、摩洛哥、马拉维和科摩罗等非洲国家签订了传统医学领域合作谅解备忘录，政府间合作的基本框架已初步建立，合作上侧重于科研、教学、制度建设、医疗合作、医产结合以及完善相关法律法规等方面。2021年中非中药材出口额近204万美元，同比增长29%，中成药出口额近1866万美元，同比增长9.51%。增长明显，中医药服务贸易仍有很大的市场。

2015年，南非是第一个同中国签订"一带一路"政府间合作备忘录的非洲国家。南非是非洲大陆综合实力最强、经济发展程度最高的国家，在中国对非外交乃至对发展中国家外交中均占有重要地位。双方将共同建设、携手并进。

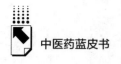

中国与南非建交以来，在贸易、建设等各个领域合作迅猛，共赢发展。2019~2022年南非进出口商品（地区）总值详见表10。

表10 2019~2022年南非进出口商品（地区）总值表（美元值）

单位：千美元，%

| 年份 | 进出口 | | 出口 | |
|---|---|---|---|---|
| | 12月 | 1至12月 | 12月 | 1至12月 |
| 2022 | 4018243.77 | 56739737.029 | 2163890.33 | 24196441.547 |
| 2021 | 4395672 | 54347220 | 1918134 | 21119650 |
| 2020 | 3728154 | 35836163 | 1569390 | 15243438 |
| 2019 | 3776832 | 42466863 | 1390761 | 16543500 |

| 年份 | 进口 | | 累计比上年同期±% | | |
|---|---|---|---|---|---|
| | 12月 | 1至12月 | 进出口 | 出口 | 进口 |
| 2022 | 1854353.44 | 32543295.482 | 5.0 | 14.6 | -2.1 |
| 2021 | 2477538 | 33227570 | 50.7 | 38.5 | 61.4 |
| 2020 | 2158764 | 20592725 | -15.7 | -7.9 | -20.6 |
| 2019 | 2386071 | 25923363 | -2.5 | 1.8 | -5.1 |

2019年6月21日，中南经贸合作协议大型签约仪式举行，参会的帕特尔部长在致辞中回顾总结了南中关系，对经贸互利合作发展共赢表示肯定。两国双边贸易从2009年的1330亿兰特上升至2018年的5740亿兰特，中国已连续10年成为南非最大贸易伙伴，中南关系已发展成为全面战略伙伴关系。

21世纪之前，中医药在南非并不被官方认可，整个南非只有大约40家华人诊所，经营以推拿、针灸、骨伤为主。2000年，南非政府确立了中医药的合法地位。2005年，南非举行了第一次中医师注册测试，数百名华人获得南非传统中医药经营永久许可证，中医药在南非已被立法规范，中医药得到高速发展，以风油精为例的中医药产品进入非洲市场并形成品牌效应。2011年，南非将中医药纳入国家医疗体系。

2000年关于"促进传统医学在卫生系统中的作用：非洲地区的战略"的决议（A Strategy for the African Region），以及《非洲传统医学十年宣言》（2001~2010）［*The Decade of African Traditional Medicine（2001~2010）*］通

过，非洲国家开始重新重视传统医学。

2001 年《阿布贾宣言》（*Abuja Declaration*）的问世，宣布了非洲以传统医学为研究重点。2003 年，确定了 8 月 31 日为非洲传统医学日。2008 年《非洲初级卫生保健和卫生系统：在新千年非洲实现更好的健康瓦加杜古宣言》问世，从此非洲传统医药的使用得到了保障与发展。

在《传统医学与传统治疗师行为》基础上颁发的 100/253 法令为确保草药使用权益的法规，布鲁迪大学成立的药典与传统医学研究中心开展了传统医学与草药研究。南非制定了《卫生服务相关专业法，1982 年第 63 号法案》对传统医学进行管理，并针对《药品及相关物质法》（*Medicines and Related Substances Act*）1965 年第 101 号法案（Act 101 of 1965）的修订案，将中药纳入药物 D 类补充药物。

（3）中医药文化走进非洲存在的问题和阻碍

一是历史上非洲被西方国家殖民统治，医疗市场被长期垄断，非洲的整体医疗多沿用原宗主国，这导致其医疗结构制度、市场规则均偏于"西方化"，同时绝大多数非洲国家不具备较高水平的制药技术，大多数药品来自英、美、德、意、法等国。非洲因其医疗资源匮乏而使当地医疗市场对外有较大吸引力，印度和日本也随即加入市场进行竞争，而中国相应的中医药产品尚未进入其主流医药市场。在非洲，主流的非洲医生群体并不了解中医理论，加上其自身的西医知识体系背景，对中医及其疗效并不持有积极态度。当地患者长期接受"西化"的医疗思维模式，同样对于不熟悉的、"外来"的并和他们思维方式不同的中国传统医药持有怀疑的态度。中国的医疗标准和医药品牌未得到非洲政府和人民的高度认可。

二是中医药在非洲的准入限制。首先，不同的非洲国家制定的对中国传统医药进口方面的制度标准差异较大，比如传统医药的技术标准、检验检疫制度、药品的审核认证和准入等多种标准导致中国出口传统医药（中药材及中成药等）大大受限。其次，非洲大多数沿用原宗主国的药品引入标准，西方国家为了更多抢占非洲医药市场，提高了准入标准的门槛，这样既能防止其他国家占据非洲市场，又能维护自身利益。非洲不是个例，医药类产品

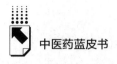

出口的准入标准是我们医药出口向全球的巨大障碍，也是我们一直在努力攻克的问题。再次，中国中医药制药过程多数采用传统工艺，用非洲沿用的准入标准衡量，整个制作过程并不能完全符合其出口标准，中医药产品也因为其有效成分、副作用等未能如出口标准中要求的进行详尽说明而在出口方面不能作为药物出口售卖。最后，中医药产品的说明书中其"功效""主治"等内容本身就不易于理解，翻译成法文、英文后，当地民众不易于理解，也不太易于接受。目前，中国企业在非洲只有 30 家企业以贴标签和委托加工的方式获得产品准入认证并以此赚取加工费，而西方国家如美国的医药却在非洲绝大部分国家得到认可。

### （三）推进中国中医药与非洲国家多元化交流合作发展进程

**1. 深化医疗卫生合作**

（1）加快中医药国际标准的制定

中医药因其特有的理论体系与非洲"西化"医疗体系差异较大，未被非洲主流医学认可，在推广过程中，我们应在遵守国际标准规则的基础上，积极开展中医药国际标准的制定及推广，结合非洲各国的环境、疾病谱等因素，因人因时因地，有针对性地制定非洲的中医药诊疗标准。同时，鼓励国内的各大中医药大学及海内外的中医药协会制定中医药国际标准并进行推广，对"一带一路"共建国家的医务人员进行系统化的中医药教学，积极鼓励各高校及相关协会组织开展制定相关准入标准的研究，努力攻克中国中医药产品准入标准的技术难关。

（2）创立中医药技能培训基地

援非医疗队可配备 1~2 组中医药课程宣讲人员或 1~2 组中医药教学培训人员，在非洲创建中医药技能培训基地，向非洲主流医生群体普及中医药基本理论体系，向当地群众介绍中医药的便宜、方便且疗效好等优点。各高校也可通过线上讲座提供免费中医药课程知识讲座、培训课程以及实用的操作技能帮助山区牧区等医疗资源匮乏地区医生，因当地医疗物资匮乏，中医药可更好发挥疗效，切实满足当地人民的医疗需求。此外，可通过设立国家政府奖学金、各省份奖学金以及高校奖学金吸引更多的非洲学生来国内中医院校学习和了解中医药，并将中医药技术带回家乡，用自己的中医药知识改善家乡的医疗水平，造福非洲的人民，同时也希望更多非洲人民能够了解中医，认识中医药，让中医药能够更多地服务于当地民众。

（3）援助非洲医疗匮乏地区共建中医药医院

对于医疗资源匮乏地区，可通过帮助当地建设中医药医院、成立针灸推拿科室以及中医药诊疗院、教授其中医药理论技术以及实践操作等，一定程度上改善医疗资源匮乏地区医疗卫生条件。例如，刚果妇科医院（布拉柴维尔）曾经是一家小医院，在中国医生的帮助下，已成为布拉柴维尔第三大综合医院。新冠的大流行使我们的中医药出现在非洲人民的视野中，并得到了部分民众的认可，我们更应该趁此机会，在非洲医疗条件艰苦的地方共建中医药医院，或在原有医院的基础上增设中医药科室，以定期义诊、宣讲等形式扩大中医药宣传影响力，使中医药更加亲民化，使民众切实感受到中医药的疗效。

（4）建立中医药知识保护体系

过去的我们常常忽视对于产品和技术的专利保护，近些年来，我们逐渐认识到知识产权的重要性，中国很多中医药专利都曾被国外抢先申请注册，这无疑是巨大的损失。我们更应该吸取教训，对中医药产品和技术的知识产权重点保护，制定中医药专项审核机制，鼓励并保护我们企业开发的中药申请专利。同时，在获取新药专利方面，应优化政策审批流程，对企业研发给予必要的补贴资助，提高企业研发积极性。加强专利保护，重视中医药知识在国内外的产权保护以及国际利益，打击侵权行为。培养既懂得专利保护的相关制度又了解中医知识的复合型人才，维护中医药在国际竞争中的合法权益。

2.深化科技创新合作

（1）促进中医药科研发展，加大投入力度

非洲处于"传染病"及"慢性消耗病"的双重重灾区，我们应在其常见病及多发病等方面，制定中医药诊疗标准及诊疗方案。加强符合非洲准入

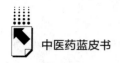

标准的中医药新药研发，同时在药物选择等方面要注意非洲人民的风俗习惯等，避开非洲风俗不易接受的部分动物材料。中药产品说明书往往包含丰富的中医理论，这对大多数非洲人来说很难理解，因此如何更加妥善精准地翻译说明书，让非洲民众更容易理解和接受是一个亟待解决的问题。需要大批既懂得非洲国情、了解非洲民众卫生情况、熟悉非洲大部分民众思维方式，又懂得中医药产品、有中医药文化底蕴的国际化翻译型人才。同时，鼓励国内优秀制药企业与非洲地区的医院、高校及企业合作，成立线上或线下联合诊疗机构或联合中医药开发项目，建立双边联合中医药实验中心，教学、科研、产业相结合，积极开拓研制新药或开展论证中药安全性和有效性验证，提高中药在该地区的知名度。

中医药科研投入离不开政府的政策扶持，目前中国中医药的整体研发投入较低，国内企业不具备独立开发新药的能力，因此更应该在开发药物方面加大力度，提高中国与中医药企业的国际竞争实力。加大研发经费投入，积极引导国内中医药企业和医院以及资本机构投入中医药的开发中，逐步转变中国以中医药原材料出口为主的现状，提升国内中医药在国际市场上的竞争力。

（2）力争打破中医药出口的技术性贸易壁垒

由于非洲被殖民的历史背景，其引入标准多按照西方国家标准，因此非洲的药品准入标准大多与西方国家一致，深受西方发达国家药品法规和质量标准体系的影响。欧美发达国家的准入标准影响着非洲的准入标准，一定程度上阻碍了中国中医药产品出口到非洲。随着欧盟《传统草药注册程序指令》的生效，非洲沿用该标准，只有制药全过程符合该标准的中医药产品才能注册成为药品在医院和药店进行售卖，否则只能作为保健品和食品进行销售，这也会影响中医药产品在非洲民众以及主流医疗人员中的评价及印象，大大限制了中医药的销售及传播。

3. 深化国际贸易合作

促进官方政策沟通，推动政府与非洲国家在中医药领域的官方政策沟通与合作，积极开展政府与国际组织的对话与沟通，双方协商制定相关的中医药法律法规以及市场监管机制，双方沟通协商中医药出口准入标准，适当降低出口准入标准的难度，为中医药在非洲发展提供一些便利优惠政策条件。深化国内中医药机构与中医药国际组织协会或其他医疗组织的合作，建立中医药联合认证中心，积极参与相关国际法律法规建设，促进非洲国家和地区政府对中医药国际标准的认可，为未来中医药在非洲长期持续发展创造良好的环境。合理利用中非双边贸易协定促进解决中医药产品注册问题及准入条件问题，提高中医药在非洲医疗体系中的比重。

### 4. 深化教育合作

非洲的医学教学尚未形成完整的体系，非洲现有的绝大部分传统医药的医师都是曾到中国或其他亚洲国家学习相关中医药知识的留学生或进修医生。此外，非洲本土的传统医师的医学知识更多来源于家族的医疗知识体系，他们未经过系统医学培训，这些知识是由家族中的长辈口口相传并精心保护的。我们应帮助非洲建立系统的中医药教学培养模式，培养更多当地的传统医学人才。设立更丰富的奖学金体系，吸引非洲学子来华学习中医药知识以扩大中医药在非洲的影响力及服务范围。此外，目前中医和法律外贸等专业并不互相融合，应加大力度培养既有扎实中医理论知识又有丰富专利等法律知识的（既懂中药制药技术又清楚准入标准政策的）复合型人才，更满足目前解决中非困境的需求。

### 5. 深化文化交流合作

清凉油等产品以及青蒿素等产品对疟疾的疗效广受非洲人民认可，在这类产品上应多加宣传，设计更符合非洲人民需求的说明书以及外包装，进一步扩大品牌优势。如清凉油、花露水等产品可作为举办中医药知识讲座的文化宣传品发给当地民众，提升非洲人民对中医药文化展览、健康讲座的积极性，加大宣传力度。同时，发挥中国中医药研究的优势，帮助非洲建立权威的中医药期刊并发放至当地高校、医院及医疗协会的图书馆，刊登最新的前沿中医药研究成果。制作浅显易懂的中医药科普图书或者绘本发放至中小学图书馆。制作中医药的简单的文创产品在当地医疗诊所进行派发赠送，加深民众对于中医药的认识，建立文创品牌，提升中医药在民众中的影响力，为中医药的发展传播奠定基础。

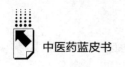

## 五 中国中医药与大洋洲各国的交流合作历史和现状

### （一）中国中医药与大洋洲国家的交流合作历史

相比于其他几大洲，我国对大洋洲的研究起步比较晚，主要是在国别、文学、种族等方面开展了研究，且研究主要集中于人口数量较多的澳大利亚和新西兰，澳大利亚是大洋洲人口最多的国家，新西兰人口位列大洋洲第三位，对于其他地区研究则较少。中医药传入大洋洲可追溯到19世纪中叶。并且，我国与澳大利亚和新西兰在中医药合作交流方面相对比较多，中医药发展较好，因此，我们主要以上述两个国家作为中医药交流合作的主要研究对象。

1. 中医药文化在澳大利亚的交流合作历史

澳大利亚是一个多元文化的移民国家，19世纪中期的淘金热潮不仅为澳大利亚吸引了华人矿工劳力，随之而来的还有中医。

萌芽期：据记载，19世纪中期，中医药伴随着林姓中医的草药店开张而开始了在澳大利亚的传播和发展历程。

停滞期：19世纪70年代，"白澳政策"的出台使得中医在很长时间里一直处在社会底层，主流社会不接受更不认同中医。

恢复期：1974年，"白澳政策"废止后，针灸所、中医诊所也越来越多。中国改革开放以来，特别是中澳建交后，两国间贸易交往频繁。不仅华人信赖中医，澳大利亚本土人民也越来越接受中医疗法。

发展期：2000年5月，西方国家的第一部中医法——《中医注册法案》的通过，标志着中医受到法律保护；随后，澳大利亚颁布了中医全国注册和认证法案；2011年7月，澳大利亚的中医管理局建立；2012年7月，中医从业人员注册和认证开始，从那时起中医同西医一样，开始有了法律的保护，全澳的中医都按照统一的注册标准进行注册。

澳大利亚维多利亚州经过5年（1995～2000年）的不懈努力，《中医注册法》终于在2000年5月3～9日通过了议会下院的辩论。而其正式生效是在 2000 年 12 月，它是西方国家第一个承认中医合法化的法案。中医管理局的设立也标志着中医在澳大利亚已正式成为一门科学，这是海外中医发展史上的一座里程碑。

澳大利亚是世界上第二个在大学本科里设置中医课程的国家，同时还在汉办的支持下建成了全球第二家中医孔子学院。1991 年，墨尔本皇家理工大学生物医学及健康科学学院建立了中医部，同时开设了中医学士和硕士教育课程，维多利亚大学等开设了中医学系，而皇家理工大学中医学系的学生不仅可以到中国南京中医药大学进行正规的毕业实践，还要接受临床考核，实践期为一年。

2. 中医药文化在新西兰的交流合作历史

伴随 19 世纪 70 年代金矿的发现，华人劳工不仅给新西兰的淘金业提供了大量劳动力，还带来了中医药。自 20 世纪 70 年代以来，中医针灸开始越来越受到人们的关注，距今也有 50 余年。

中医随着 19 世纪的"淘金热"由中国移民带入新西兰，华人淘金者在当时的地理和语言环境下，十分相信中医疗法。但是，直到 20 世纪 70 年代中医药才为当地医学界所重视，而这是由于一名理疗师使用针灸治疗病人，遭到同行的投诉而引发的。自那以后，针灸在新西兰开始初露锋芒。但是，不是所有人都能接受中医，很多人不相信中医针灸，因而中医药发展受限。中医药真正崛起于 20 世纪末 21 世纪初，随着华人移民和中医人才的日益增多，新西兰的中医药事业也得到了进一步的发展。

传统针灸以立法的形式被新西兰划入医疗卫生体系是在 2007 年，新西兰对针灸进行注册管理，同时采取立法形式管理的还有中药进口和中药销售。新西兰授权中医针灸协会间接地监督和管理针灸从业人员，而不是单独设立专门的管理机构进行管理。

1977 年，新西兰注册针灸师学会。10 年后，学会拟定了针灸师法案，该法案具体地规定了针灸师如何注册和取得资质。新西兰针灸注册机构——新西兰针灸管理局（New Zealand Acupuncture Standards Authority，NZASA），帮助在新西兰从事针灸行业的人们保持他们的专业技能、职业道德和临床能

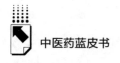

力标准。在政府的指导下，针灸师和中医医师资格评估委员会建立起来，旨在考评针灸师和中医医师，并为协会制定标准。1988 年，曾经的新西兰中国针灸学会正式改名为新西兰中医药针灸学会。23 年后，大洋洲中医药针灸学会联合会正式成立。该学会也是由新西兰和澳大利亚两国的中医组织和院校联盟共同组成的国际学术组织，学会的宗旨是推进大洋洲中医药事业、加速新西兰中药立法进程，两国的管理制度并且加强两国交流与联系。

### （二）中国中医药文化与大洋洲国家的交流合作现状

中医虽然越来越为人们接受和认可，但中医药仍被认为属于替代医学范畴。近年来，随着生物医学对抗性疗法的弊端日益显现，自然疗法越来越受关注，海外民众逐渐喜欢使用天然药物和天然疗法增强自愈能力，这与中医倡导的"天人合一"的理念是一致的。为此，中医药文化在大洋洲得到了弘扬和发展，特别是在澳大利亚和新西兰这两个大洋洲的主要国家，中医药已经形成了一定的发展体系。2016 年以来，中共中央、国务院、国家中医药管理局等陆续发布多项与中医药国际化发展相关的政策和文件，成为中医药文化国际传播的制度保障和政策依据。自从国家中医药管理局设立中医药国际合作专项以来，2018~2020 年就立项 135 项。其中，中医药国际文化传播项目的内容主要包括对外文化宣传和科普资料制作，举办会议、论坛、展览等活动，进行专题战略研究，创新形式精品等。中国同大洋洲的中医药交流大体从发展中医药教育，开办孔子课堂，开展高校间、学术团体间学术活动交流，国内医院、医药企业与大洋洲政府间合作等方面逐步开展并发展起来。

#### 1. 中医药文化在澳大利亚的发展现状

目前，中医的火种已洒遍 196 个国家和地区，中国同世界上 40 多个国家和国际组织签订了中医合作协议；针灸得到世界卫生组织 103 个成员国的承认，其中 18 个国家已经将其纳入了卫生保险系统；现在有 109 个国家制定了传统医疗法，其中就包括澳大利亚。1996~2006 年，澳大利亚只有1428 人在中医行业工作；2012 年 9 月，澳大利亚共有 3804 名中医，其中

260名中医注册了但没有从事中医行业。2018年12月，澳大利亚从事中医行业的总人数为4933人，其中有298名中医注册了但没从事该行业，1744名只注册了针灸师，41人注册了中药剂师，53人注册了中医师。在针灸师、中药技师、中医师三种执业资格中，同时注册了前两种的有3人，同时注册了后两种的有19人，注册了第一种和第三种的有2145人，而有928人同时注册了三种执业资格。86%的中医执业人员来自三个地区：昆士兰、维多利亚和新南威尔士。到目前为止，澳大利亚5000个中医和针灸诊所中的绝大部分是私立的，每年起码有280万人次就医。在一个人口超过2000万人的国家，中医每年至少产生数千亿澳元收入。

随着澳大利亚中医诊疗水平的不断提高，澳大利亚教育部也开始逐渐重视中医教育。有10所高校开设了中医课程，并承认相应的学位。其中，同时拥有中医专业的本科和研究生课程的高校只有墨尔本皇家理工大学，他们的研究生课程学制三年。

在人才培养上，澳大利亚的大学同一些国内中医类院校开展了密切合作，像北京中医药大学、南京中医药大学等。在针刺闭锁肘关节外侧炎、面部肌肉疼痛镇痛等领域开展了学术研究，还采用针灸的方法来治疗更年期潮热等，采用耳穴疗法医治过敏性鼻炎等，中药对于诸如老年性痴呆、哮喘、慢阻肺、湿疹等的研究也被多次报道，为中医药临床疗效提供了科学依据。

**2. 中医药文化在新西兰的发展现状**

中医教育在新西兰以针灸为主。而针灸教育初现于20世纪70年代初，经过40多年的不断进步，逐渐形成了集基础理论、临床实践、科学研究于一体的教育体系。开设针灸教育的不仅有可以培养学士及以上学历学生的国立大学，像奥塔哥大学和奥克兰理工大学，还有专门培养非学历的进修生的私立院校，如新西兰中医学校和新西兰针灸暨中医学校。其中，新西兰的针灸教育通常分为以下四种类型。

针灸基础教育。即取得针灸学士学位的教育，学制为3~4年的全日制培训，包括课堂学习和临床实践。

针灸进级教育。例如，奥克兰理工大学针灸文凭分为三个级别：为期一

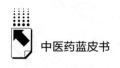

年的研究生教育，需要 60 学分；为期两年的研究生教育，需要 120 学分；为期三年的硕士教育，需要 180 学分。

针灸继续教育。不管是"新西兰针灸协会"还是"新西兰针灸规范管理局"都要求协会会员每年进行 20 小时不间断培训，这样他们才能更新他们的执业资质。针灸师可以选择在新西兰针灸师进修学院培训，也可以选择参与新西兰针灸协会或新西兰针灸师进修学院举办的小型会议、学习研讨会，进行疾病案例讨论，参加由高级针灸从业人员或上述机构教授的课程，以获得持续的培训时间。培训时间也可以通过在线学习、教学实习、商业培训、论文写作等方式积累。

其他针灸相关培训。新西兰与中医针灸相关的培训有医学学士和硕士教育、推拿学培训、中药本科培训等。

从 2021 年 11 月 1 日开始，《卫生从业人员资格保证条例》（HPCA 2003）中正式加入了《中医资格保证条例》，这也是新西兰中医从业者们不懈努力的成果。中医立法的成功标志着新西兰政府正式将中医服务纳入国家卫生保健系统。新西兰中医的发展将进入一个新的阶段。这也意味着，中医从业人员将面临更标准化的注册要求，同时获得与其他卫生工作者同等的认可。新西兰中医药委员会将制定中医注册要求和中医行医要求等标准，以确保中医行医能力和公共安全。

中医立法不仅是新西兰政府对中医药和针灸的认可，也是中华民族的中医文化在海外开枝散叶的新成果。但在立法过程中，也暴露出一些问题。新西兰大多数中医从业人员来自非英语国家，注册可能需要雅思 7 分，这将阻碍或阻止许多具有专业水平但通过不了英语考试的中医从业者。中医从业人员希望政府能就此予以考虑，更加关注他们的专业水平而对于英文的要求灵活一些。

除了针灸以外，新西兰还有一个与中医有关的分支也发展得不错，那就是气功。据气功协会副主席所说，中医气功的其中一脉——天泉气功，成功治疗了全世界男女老幼患者。治疗的病种涉及结石、创伤性疾病、脑肿瘤等，涵盖妇科、儿科诸科。只要明确诊断，思路正确，治疗方法适当，无论常见病、频发症还是疑难杂症，都能达到良好的治疗效果。

最初，草药仅被当地的亚洲移民广泛接受。现在，越来越多的新西兰居民开始接受并喜爱它们。一些中成药如六味地黄丸、藿香正气丸等深受喜爱，一些新西兰人甚至把它们当成"家庭常备用药"。

3. 中国与澳大利亚中医药交流情况

（1）澳大利亚孔子学院的建立——澳大利亚中医药文化和学术发展的里程碑

2010年6月20日，澳大利亚首家、全球第二家中医孔子学院正式成立。截至2020年10月，澳大利亚的孔子学院有14所。孔子学院的建立，使越来越多的澳大利亚人民了解中国文字、文化，为澳大利亚人民接受中医文化、学习中医打通了语言文字的障碍，大大促进了中医药文化在澳大利亚的传播。

（2）澳大利亚高等教育及中医的传播

20世纪60年代末70年代初，针灸学校初现于澳大利亚。1980年，新南威尔士州自然疗法学院在澳大利亚开设首个全日制中医课程，学制为4年，还颁发了学位。1998年，澳大利亚针灸与中医药协会成立，承认澳大利亚中医学院的4年或5年制学士学位。中医相关的课程、学位和中心也相继在一些综合性高校设立起来。例如，墨尔本皇家理工大学于1996年启动了中医双学位课程，其中还包括在中国南京大学医院进行为期一个学期的高级临床培训。2005年，墨尔本皇家理工大学高年级的中医学生开始在北部墨尔本医院急诊科为急性疼痛病人施以针灸，疗效获得好评。除此之外，该校中医学生定期为该校师生及社区长者举办中医健康讲座、中草药图片展并进行太极拳培训，为传播中医贡献力量。越来越多的澳大利亚人想学习中医，许多人还想获得中医学位，甚至以此为职业。

（3）中澳在中医药领域的合作日益频繁

高校间合作。悉尼科技大学（UTS）同成都中医药大学在中医药领域是长期合作伙伴。悉尼科技大学课程基于"翻转课堂"模式，强调教师和学生之间的互动。为了提升学生在该地区开设中医诊所的能力，他们注重培养学生的中医技能，同时，也注重培养学生的创业能力。悉尼科技大学还与上

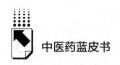

海中医药大学等中国知名大学签了多份谅解备忘录。西悉尼大学中医课程有两个方向供选择："临床实践"和"研究训练"。"临床实践"更注重临床实践教育，学生将有可能到北京中医药大学实习，并取得北京中医药大学的硕士学位，而"研究训练"则更注重学生的科研能力。

医院、制药企业同高校间的合作交流。中澳高校间开展合作的同时，两国医院、制药企业与高校也开始合作交流。例如，中澳中医药国际研究中心就是由广东省中医院、中医药科学院和墨尔本皇家理工大学共同建立的。还有中澳合资神威—弗洛德斯天然药物有限公司以及中医药研究北京市国际合作基地的建立，标志着双边合作进入崭新历史阶段，中澳中医药交流迈上了新台阶。再如，澳大利亚保健品巨头澳佳宝（Blackmores）在 2017 年捐赠1000 万澳元给西悉尼大学，用于研究补充医学。2012 年，两国高校——山西中医药大学和澳大利亚阿德莱德大学连同药企山西振东制药股份有限公司共同成立"分子中医药学研究中心"。2016 年 12 月，江西中医药大学、山西中医药大学和黑龙江中医药大学与澳大利亚阿德莱德大学在北京成立了"全球传统医药研究院"。2017 年，澳大利亚弗林德斯大学与国内多家药企合作，开展了系列功能食品的研究。目前，合作研究的内容多种多样，包括已有中成药作用机制、基于中医药学与现代自然科学交叉学科的新理论、中药国际注册、新技术和新产品研究等。

中医药服务贸易合作。2012 年 3 月 5 日，商务部、国家中医药管理局等 14 部委联合发布了《关于促进中医药服务贸易发展的若干意见》。2015年，中澳两国政府签署《中澳自贸协定》，大大地促进了在澳大利亚开展中医药服务贸易。除了中医养生保健服务之外，中国的药企包括同仁堂等在内，也参与了澳大利亚的中医药贸易服务。现在，进入澳大利亚市场的中药约有 600～800 种，中成药有 50 多种，其中大约 3/5 从中国进口。中医药服务贸易不仅取得了很好的经济效益，也使得澳大利亚本地人对中医药更加认可，更愿意接受。

4. 中国与新西兰中医药交流情况

建立孔子学院、开办孔子课堂。2017 年 5 月 17 日，奥克兰首个中医孔子课堂以中文教学项目为形式、以奥克兰孔子学院为依托、以传播中医文化为特色，作为奥克兰孔子学院的第 12 个孔子课堂被建立起来。目前，孔子学院有复旦大学共建的奥克兰孔子学院、厦门大学共建的惠灵顿维多利亚大学孔子学院还有华中理工大学共建的坎特伯雷大学孔子学院。

中新学术交流与合作。中医教育全球化飞速发展，已同约 100 个国家和地区开展了多个层面、不同形式的合作。中国和新西兰学术团体间、政府间以及高校间的合作和交流也逐步增多。2016 年 11 月 12 日，奥克兰举办了第十三届世界中医药大会暨"一带一路"中医药文化周。2018 年 2 月 20日，江苏省政府同新西兰签订了《加强中医战略合作框架协议》，建立了稳定的中医交流合作体系和合作平台。两国高校间开展了丰富的学术交流活动。

中医药学会的建立与交流合作。2010 年 8 月 6 日，中国第一个中华中医药学会对外交流与合作分会在山西成立，分会成立后逐步建立了海外中医合作网络，致力于为海外中医医生提供诊断和治疗服务平台，助推了中国中医院校和国外著名高校的教育和科技合作，推进了中医药国际化进程。

此外，中医针灸日益受到新西兰国人的欢迎。2007 年中医针灸师被新西兰卫生部列为与牙医、指压治疗师、护士等同等级的卫生执业人员。中医针灸师专业在新西兰颇受欢迎，由于易于就业、薪资丰厚且受人尊敬，成为非常热门的移民专业。2019 年 6 月，中医甚至走进了新西兰国会。

## （三）推进中国中医药与大洋洲国家多元化交流合作发展进程

目前，中医药在大洋洲的传播和应用多集中于澳大利亚和新西兰两国，本章节对于推进中国与大洋洲中医药多元化交流合作发展进程的建议也将侧重于这两个国家，希望能够有借鉴意义，并期望通过促进上述两个国家的中医药合作交流发展，推动中医药的合作交流之路在大洋洲走得更远。

**1. 在深化医疗卫生合作方面，以特定病种为切入点，多维度推进医疗卫生合作**

中医、中药尤其是针灸日益受到海外医学界的重视和认可。推进医疗合

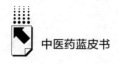

作首先要选择中医擅长的医疗手段,与当地人群在门诊中的常见病种结合,才能使得中医、中药在医疗中的作用得到更好的体现。早在1990年,新西兰就率先以意外事故保险法(Accident Compensation Act, ACC)立法的形式承认传统针灸在治疗痛症和损伤中的作用,ACC认可的针灸师可获得政府的财政补贴,患者可免费接受治疗。新西兰政府于2007年正式立法,将传统针灸纳入全国医疗卫生体系,并对其进行与西医、物理理疗师同等的注册管理。这些既体现了新西兰国家对于针灸的认可,也免除了新西兰居民在进行针灸治疗时对于费用的顾虑。另外,中医药于2021年获新西兰立法,这是中医药在海外传播的又一里程碑式的成就,也为未来中医药医疗卫生的质量保障起到了促进作用。但是值得注意的是,中医针灸治疗在新西兰并没有被纳入"卫生部执业法规"(HPCAA)中,也尚未被纳入新西兰卫生部经典医疗服务范围内,没有进入公立医院,不能用于内、外、妇、儿各科病证的治疗过程,也就是说针灸只是作为治疗痛症和损伤的手段。

有学者研究表明疼痛类疾病是澳大利亚针灸患者的主要病种,在其所统计的病例中,肩颈疾病、腰背疾病、四肢疼痛的疾病患者数量远超于其他疾病(涉及消化科、神经心理科、妇科、皮肤科和五官科),这说明针灸治疗疼痛被澳大利亚居民广泛接受。据统计,澳大利亚全国约有5000家中医及针灸诊所,其中绝大多数的诊所都是个体经营的私人诊所,每年门诊量可达280万人次以上。

基于上述情况,中国中医医院可与新西兰、澳大利亚的中医医院、中医诊所或设有中医诊室的医院进行交流合作,开展针对疼痛症的中医培训和诊疗讨论,一方面提升澳新两国中医执业人员的执业能力,从而使就诊的居民得到更好的治疗,另一方面提升澳新两国中医执业人员的理论素养和辩证思维,夯实中医素养,逐步从单一病证的讨论扩展到其他病证的治疗讨论,推进中医的认可程度;同时,注重顶层设计和国家相应管理部门的沟通合作,如国家中医药管理局可同澳大利亚卫生部、新西兰卫生部等加强交流合作,建立合作渠道,共同筹建国际中医医院或中西医结合医院,或由国家组派,定期派遣中医师赴两国进行培训和提供适当的医疗支持,从而保障居民的需求和利益。同时要着重关注市场化运作，为大洋洲老百姓的生活和医疗带来实惠。例如，实现组建的中医院可以与绝大部分医疗保险相挂钩，促进中医纳入相应的医保体系，在检查和治疗方面提供相关的优惠政策。针对针灸在新西兰未能用于内、外、妇、儿各科病证治疗的现状，中国可积极与当地部门沟通，并联合当地的针灸协会推进相关工作，推动其进入新西兰卫生部经典医疗服务范围，争取早日使得针灸发挥更好的医疗作用。还可依托现有的中医药海外中心定期开展健康讲座，普及中医知识，拉近与海外群众之间的距离，如教授以八段锦为代表的传统功法，增进活动的互动性，或是讲解一些中医养生的食物和小常识，逐渐消除对中医的陌生感。

此外，基于现存的一些不确定性因素，可积极发挥互联网的作用，推动"互联网+"远程医疗合作，建立中医药诊疗服务的医疗中心，并适时进行医院人员的远程培训，如进行针灸手法的演示。

**2. 在深化科技创新合作方面，多渠道推进科技合作，建立政策支持与长效管理体系，并注重知识产权管理**

目前，新西兰中医和针灸的科研尚在起步阶段。新西兰中医学院等私立学校的科研多集中在传统中医。公立大学则以西医研究中医为主，其中奥克兰大学药理系开展了中草药的毒性相关研究，奥塔哥大学医学院开展了针灸方面的科研。国内学者对 1990~2017 年的中医药国际科技合作论文做了整理，论文的合作对象分布于世界的 145 个国家和地区，在发文数量的排序中，澳大利亚排名第 4，发文量达 676 篇，新西兰排名第 19，发文量达 77 篇，在高被引论文（被引文超过 10 篇的国家）排名中，澳大利亚高被引论文 19 篇，排名第 5，而新西兰则未进入排名。虽然澳大利亚中医药科研方面的历史并不长，但其科研成果的论文数量和排名影响力均相对靠前，这或许由于以下原因。一是澳大利亚的很多公立综合性大学均设有中医或中药相关的研究中心，如墨尔本皇家理工大学于 2001 年成立了中医药研究中心，中心主要进行针灸和传统中草药临床运用，以及中草药质量控制和中药复方作用机理的实验研究。二是澳大利亚与国内有着多层次、多对象的合作，如澳大利亚与广州、上海、南京、成都等国内多地的中医药大学均持续开展

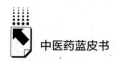
了广泛的中医研究合作，这些合作中心可以很好地发挥中国中医医疗、教育、科研及澳大利亚当地知名大学的优势，除高校间合作模式外，也有校企联合合作的模式，如山西中医药大学与山西振东制药股份有限公司协作，于2012年与澳大利亚阿德莱德大学设立了"分子中医药学研究中心"，成为中国第一个将中医药研究机构设在澳大利亚"八校集团"大学内的在分子水平开展系统和网络生物学与中医药学交叉研究的研究机构。澳大利亚弗林德斯大学也与国内多家企业开展合作，展开研究。

因此在上述基础上，可进一步推进多渠道、多模式交流合作，在政策上给予相应的支持和倾斜，鼓励国内高校、科研院所、中医药企业与新西兰和澳大利亚开展科技创新合作，并建立长效管理机制，对项目实施、进展和成果进行注册和监督，确保科技创新项目踏实落地，并取得实质进展，避免项目中期流失。

新西兰和澳大利亚都有其自身的传统医药基础，均有中草药的应用和需求，也面临着诸多挑战，中国可依托现有的中医药海外中心，联合国内的科研院所，同澳新两国内的科研院所携手合作，从国家层面出发，共同建立中草药植物数据库，以期对后续的中医药科研、贸易等起到促进作用，推进科技成果在产业中的应用。

但在推动开展科技创新合作的同时，应注意国际合作中的知识产权管理和保护，国内对这方面缺乏足够的重视，涉及国际合作的知识产权案例时有发生，因此要建立健全国内中医药知识产权和专利的管理机制，并且积极参与国际相关知识产权规定的指定工作，在推进中医药国际标准的过程中，促进知识产权协同发展，建立相应机制对中医药专利进行保护、注册跟踪和预警。

3. 在深化国际贸易合作方面，培养中医药贸易人才，提升英语能力，推进中药材合作产业基地建设

澳大利亚根据风险程度，将药品分为处方药、非处方药和补充药品三类进行管理。中医药在澳大利亚属于补充医药的产品范畴。澳大利亚的药监局（Therapeutic Goods Administration，TGA）负责药品的监督管理工作。中药由

其下属的补充办公室进行监督管理，涉及的主要法规除《治疗产品法1989》外，还包括《治疗产品管理办法1990》《澳大利亚补充药品监督指南》等。目前，中药在澳大利亚通过登记或注册两种途径进行上市，其中登记上市为中国中药产品在澳大利亚的主要上市途径。2015年，中澳两国政府又签署了《中澳自贸协定》，由此极大地推动了中医药服务贸易在澳大利亚的开展。以同仁堂为代表的一批中国中药企业，包括兰州佛慈制药、天津乐仁堂、广西玉林药厂和广州奇星药业有限公司等都在澳大利亚开展了中医药服务贸易。在澳大利亚目前销售的中药类型主要有3种，分别为中草药、中成药以及科学中药。虽然在澳大利亚销售的中药类药品很多，但TGA对于药品的安全性要求非常严格，一些在国内很受欢迎的药品在澳大利亚不能销售。由于中国与澳大利亚没有药品质量管理规范（GMP）的互认过程，无论中药以注册上市还是登记上市在澳大利亚进行销售，药品都必须在之前由TGA确认其生产符合澳大利亚的GMP要求，也就是说药品在进行注册或登记前要接受TGA的现场检查来获得GMP认可。获得认可之后，才能进行上市或者登记的程序。

新西兰政府于2007年对中药进口与销售进行立法管理，大部分中成药在新西兰被纳入了保健品、食品之列，居民可在无须注册医生处方的情况下，在兼营中草药及中成药的诊所、药店及超市直接购买相应药品，例如六味地黄丸。但部分中成药被禁止销售，原因一是有一些中成药含有有毒成分，二是有些中成药需要注册医生的签字才能销售，三是一些中成药只有中文商标而无英文说明。

为更好促进中药出口到澳新两国，顺利上市销售，建议国内中医药类或药科类院校开设中药国际贸易相关课程。一是要提升英语能力，培养学生中医英语的水平，掌握中医药品和器具的基本翻译方法，二是要熟悉出口目的国家的注册上市或登记上市流程，熟悉相关文件的撰写，了解GMP的相关要求。课程设计或讲授可与国内有相关经验的企业共同开展，要注重实务能力的建设培养。

中国—澳大利亚中药材产业合作基地（塔斯马尼亚州）项目于2017年

获得国家中医药管理局国际合作专项立项，项目依托南京中医药大学中药学科，结合塔斯马尼亚州的自然条件，选择适宜的中药进行引种栽培，并立足于澳大利亚及其他海外地区中医药市场，培育、发展高品质、绿色无公害的中药材品种，打造中药材的国际化品牌。参照此种模式，可在新西兰当地进行调研，如具有可行性，则推进建立中国—新西兰中药材产业合作基地，促进两基地协同发展，简化流程，助力中药的国际贸易。

4. 在深化教育合作方面，推进双语课程体系建设，积极促进合作办学和多种形式教育交流

新西兰公立大学中没有中医本科教育，仅提供针灸专业硕士学位和博士学位的课程。其中奥塔哥大学有硕士和博士两个层次的教育课程。经过新西兰教育部学历评审委员会（NZQA）注册，提供中医教育的私立教育机构有新西兰中医学院和新西兰针灸中医学院。两所私立学校均与国内的高校建立了合作，上述学校的课程以英语授课。其中新西兰针灸中医学院是新西兰唯一一所开设针灸四年制本科学位课程的高校。

澳大利亚目前有墨尔本皇家理工大学（RMIT）、悉尼科技大学（UTS）和西悉尼大学（WSU）3 所公立大学开设本科及研究生的正式中医课程，其中，墨尔本皇家理工大学中医系五年制的本科采用南京中医药大学本科的教学大纲，中医课程的讲授和临床实习均由南京中医药大学负责。硕士生教学大纲及相关资料由南京中医药大学提供。上述中医系的合作办学模式非常有借鉴意义。也有其他院校开设中医相关课程。总体来讲，由于在澳大利亚进入公立医院实习的机会非常稀少，课程在临床实践方面相对薄弱。

综合上述情况，在深化教育合作方面应作出如下举措。一是参照墨尔本皇家理工大学中医系合作办学的模式引导和鼓励国内院校与澳新院校开展合作办学，或通过合作办学的方式解决上述临床实践薄弱的问题，增加在国内医院临床实习的时长；同时，针对临床实践相对薄弱的情况，国内的中医院可开展相关的临床类的实训课程，同澳新院校达成学分换算，弥补实习时长的不足，提升临床实践能力。二是推进双语课程体系建设，合作编写教材，澳新两国的中医课程基本上是以英文授课，而国内除极少数中医院校在专业

课程设置上注重国际中医人才的培养外，国际视野并不突出。因此为实现国内中医药教育与海外中医药教育更好的互动交流，应尽快建立双语课程体系，一方面便于开展留学生的相关教育，另一方面也有助于开展合作办学、学生互访，实现国内和国外中医药教育齐头并进的局面。在双语课程的建立中，教材的编写非常重要，为了避免在理解和学习中混淆错乱的现象出现，中医药的基本名词术语应在英文版本中保持一致，有一个统一的标准，中国、澳大利亚、新西兰应合作编写教材，保证术语翻译的统一性，同时也便于在外语环境中找到更容易理解的表达方式。

**5. 在深化文化交流合作方面，以中文国际教育为依托，推进中医药文化多模态传播**

在中医药文化的对外传播和交流中，最直观的就是语言障碍，不能理解汉语的表达，国外受众就难以理解背后的文化底蕴和中医智慧。中医药的经典著作以古汉语的形式呈现，晦涩难懂，即便是增加注释，对外国受众来说也不容易理解，甚至有一些名词并没有办法用英文去作阐释性翻译，因此想要更好地进行中医药文化的传播交流，首先要依靠中文国际教育，尽力消除语言障碍。

根据孔子学院网站信息，目前中国在大洋洲的孔子学院有 19 所，孔子课堂有 6 所，分别分布在澳大利亚、巴布亚新几内亚、斐济、萨摩亚和新西兰。

一是在孔子学院/课堂建设中，增加古汉语教学模块或经典著作导读模块，提升大洋洲受众的汉语水平，提升汉语知识和传统文化水平；二是推进"中文+中医药"模式的建设，可依托孔子学院/课堂开展特色活动，如中医文化特色体验活动，中医药文化翻译活动，一方面拉近中医文化与海外群众的距离，另一方面是在增进对汉语理解的同时普及中医药文化及背后的智慧，同时发掘和推广中医药的相关翻译。

中医文化多以文字呈现，即使能够读懂文字的字面意义，由于文化背景和逻辑思维习惯等问题，外国受众也不容易理解，传播效果有限。因此除文字读物外，应推进中医药文化多模态传播，图片和影音视频等能够使文字的

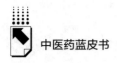

描写具象化，更好地走进受众。一是在出版物中增加配图的数量，比如一些器具，如单靠文字描述，读者没有办法去想象器具的具体样貌，加入图片就可以形象地体现，同时避免错误理解的出现，同时在双语出版物的编写上，对一些中医常用术语进行选取，进行编辑解释和翻译集合出版；二是联合澳新两国拍摄中医药纪录片，在两国的电视节目中播放；三是随着新媒体的不断发展，碎片式的阅读成为更多人休息或乘坐交通工具时的阅读方式，可以用短视频或关键字词条每日一更的形式进行中医药文化的传播。

**参考文献**

［1］孔宁：《中医药与日本的历史往事》，《科技信息》2014 年第 13 期。

［2］李豫川：《中医在日本》，《文史杂志》2002 年第 2 期。

［3］梁嵘：《日本汉方医学兴衰的历史启示》，《国际中医中药杂志》2006 年第 28 卷第 2 期。

［4］王尚勇、孔丹妹：《中医药在世界各国和地区的现状（上）》，《亚太传统医药》2006 年第 8 期。

［5］王如峰、王尚勇、杜力军：《亚太地区传统药物发展概况》，《亚太传统医药》2005 年第 3 期。

［6］左言富：《国外中医药概览》，人民卫生出版社，1998。

［7］杨卓欣：《放眼看中医：港澳台地区及海外中医药概览》，中国中医药出版社，2010。

［8］李其忠：《中医与中药》，复旦大学出版社，2012。

［9］龙堃、郑林赟：《中医药在印度发展的现状和策略探究》，《中医药文化》2018 年第 13 卷第 6 期。

［10］萧丽樱：《中医药在印度尼西亚的发展情况》，《天津中医药大学学报》2011 年第 30 期。

［11］鲍燕、胡彩萍：《马来西亚中医药发展概况》，《世界中西医结合杂志》2012 年第 7 卷第 12 期。

［12］刘铜华、诗鹰：《国内外中药市场分析》，中国医药科技出版社，2010。

［13］高伟浓：《清代华侨在东南亚：跨国迁移、经济开发、社团沿衍与文化传承新探》，暨南大学出版社，2014。

［14］李湘纯：《中医药在泰国发展存在的问题及对策研究》，硕士学位论文，对外

经济贸易大学，2007。

[15] 唐小山：《传统药物与国际市场》，人民卫生出版社，2003。

[16] 《中医药在世界各地（十）》，《世界报》2007年9月26日，第16版。

[17] 鄢良主编《复兴之路：世界传统医药与中医药国际化综论》，中医古籍出版社，2012。

[18] 林江：《中华民族传统医药产业化发展问题研究》，广西人民出版社，2005。

[19] 徐永红：《中医药文化对外传播研究》，博士学位论文，华东师范大学，2014。

[20] 马定科：《亚洲传统医药文化的地区特点》，《亚太传统医药》2013年第9卷第6期。

[21] 刘新民、邹健强、沈志祥等：《印度传统医学概述》，《世界科学技术》2005年第6期。

[22] 阿兰达：《印度的古代医学》，《佛教文化》2005年第5期。

[23] 贾敏如：《国际传统药物和天然药物》，中国中医药出版社，2006。

[24] 仝选甫：《从日本中医药发展现状探讨未来国际间发展与合作领域》，《中医药管理杂志》2006年第1期。

[25] 王锐、申俊龙：《浅析中医药在东南亚的传播与发展》，《世界中医药》2015年第10卷12期。

[26] 王志勇、王国辰：《中国中医药年鉴（行政卷）》，中国中医药出版社，2007。

[27] 张曼玉：《印度：针灸已合法化，传统医学互鉴还有哪些路可走》，《中国青年报》2021年1月26日，第10版。

[28] 毛志强、杨德辉：《中国与南亚东南亚传统医药产业合作的基本策略》，《中国民族民间医药》2016年第25卷第6期。

[29] 李华飞、董燕、李莎莎等：《中医药在阿拉伯联合酋长国的发展现状及展望》，《国际中医中药杂志》2020年第42卷第3期。

[30] 李惠森：《促进中医药文化海外传播（国是之窗）》，人民网-人民日报海外版，2022年3月9日，第6版，http://lianghui.people.com.cn/2022cppcc/BIG5/n1/2022/0309/c441811-32370177.html。

[31] 王亚丽、陈雨菡：《从中医西传看中西文化交流》，《中国中医基础医学杂志》2018年第24卷第4期。

[32] 叶冠成、孙灵芝：《全球化视角下传统医药传播与发展途径研究》，《环球中医药》2021年第14卷第3期。

[33] 袁玮蔓：《16~18世纪德国的中医研究》，《国际汉学》2021年第4期。

[34] 蔡捷恩：《中草药传欧述略》，《中国科技史料》1994年第2期。

[35] Riccardo, C., Carlo, P., Roberta, R., "Corrigendum To：Innovation Drivers, Value Chains and the Geography of Multinational Corporations in Europe," *Journal of Economic Geography* 17.4 （2017）.

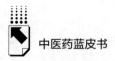

[36] 吴树博:《近代早期欧洲历史观念的内涵及其形态转变》,《世界历史》2016年第2期。

[37] 冯立军:《古代欧洲人对中医药的认识》,《史学集刊》2003年第4期。

[38] 左言富:《中医药在国外》,《中国中医药年鉴》2003年行政卷第3期。

[39] Yusheng, J., Mei, W., Andel, tinde, V., "Revisiting Traditional Chinese Materia Medica From European Historical Collections and Perspective for Current Use," *Journal of Traditional and Complementary Medicine* 12.2（2022）.

[40] 肖子曾、邢瑞、郭小鸽:《中医药在欧洲的现状与展望》,《湖南中医药大学学报》2012年第32卷第5期。

[41] 孙舟红:《瑞士、德国针灸发展概况及思考》,《江苏中医药》2011年第43卷第12期。

[42] 陈锦锋:《德国中医药的发展正星火燎原（一）——德国中医药的概况、特点与未来》,《中医药导报》2016年第22卷第16期。

[43] 托马斯·海思:《自然疗法和中医在欧洲的发展》,《云南中医学院学报》2003年第1期。

[44] Volker Scheid、李春梅:《欧洲的中医药发展史、现状及存在的问题》,《国外医学（中医中药分册）》1994年第4期。

[45] 李真:《从文化的相遇到知识的传递——论18世纪晚期欧洲汉学名著〈中国通典〉对中医西传的贡献》,《国外社会科学》2022年第2期。

[46] 高晞:《十五世纪以来中医在西方的传播与研究》,《中医药文化》2015年第10卷第6期。

[47] 佚名:《一带一路医学交流——走进欧洲:波兰、德国、法国》,《中国妇幼健康研究》2019年第30卷第9期。

[48] 金志刚、郑婕茹:《欧洲孔子学院文化项目评述——基于汉办官网新闻》,《文化学刊》2019年第107卷第9期。

[49] 国家中医药管理局国际合作司:《中医药国际交流与合作的进展》,《中医药管理杂志》2005年第2期。

[50] 李宗友、鲍玉琴:《国外中医药科研机构发展及科学研究现状分析》,《中国中医药信息杂志》2009年第16卷第11期。

[51] 王尚勇、孔丹妹:《中医药在世界各国和地区的现状（下）》,《亚太传统医药》2006年第10期。

[52] 张文明、张艳萍:《孔子学院视角下的中医文化海外传播研究概况》,《中国民族民间医药》2017年第26卷第24期。

[53] 洪新昌:《"一带一路"建设下中医药文化国际传播的困境与路径研究》,硕士学位论文,黑龙江中医药大学,2021。

[54] 齐兰:《中医药走向世界步伐加快》,《中国针灸》2011年第31期。

［55］ 高静、郑晓红、孙志广：《基于中医药海外中心建设的现状论中医药国际传播与文化认同》，《中医杂志》2019 年第 60 卷第 10 期。

［56］ 陈锦锋：《德国中医药的发展正星火燎原（二）——德国中医药的概况、特点与未来》，《中医药导报》2016 年第 22 卷第 17 期。

［57］ 于福年：《中东欧 16 国中医药概况与发展战略思考》，《中医药导报》2016 年第 22 卷第 23 期。

［58］ 王小丁、方鸿洁：《高等中医药院校对外交流史的演进与发展——以南京中医药大学为例》，《南京中医药大学学报》（社会科学版）2020 年第 21 卷第 2 期。

［59］ 李振吉：《李振吉强调：大力推进中医药标准化建设》，《江苏中医药》2004 年第 25 卷第 4 期。

［60］ 世中联：《中医药发展暨中药在欧洲注册国际论坛》，《中医药国际参考》2010 年第 6 期。

［61］ 张丹英、张立平：《欧洲主流医学界的中医教育概况》，《中医杂志》2007 年第 6 期。

［62］ 农工党中央：《关于继续加强与中东欧地区中医药合作交流的提案》，《前进论坛》2020 年第 7 期。

［63］ 高峻、郭承、谢瑾：《弘扬中医文化　开创针灸未来——针灸在"一带一路"发展的新征程》，《中国中医药现代远程教育》2019 年第 17 卷第 15 期。

［64］ WHO Regional Office, "The European Health Report 2021," *European Health Report* （2021）.

［65］ Stockholm, European Centre for Disease Prevention and Control, "Timeline of ECDC's response to COVID-19," 2022-07-29, https：//www. ecdc. europa. eu/en/covid-19/timelineecdc-response.

［66］ Copenhagen, WHO Regional Office for Europe, "COVID-19 situation in the WHO European Region," 2022-07-29, https：//who. maps. arcgis. com/Apps/dashboards/ead3c6475654481ca51c248d52ab9c61.

［67］ Gómez-Ochoa SA, Franco OH, Rojas LZ et al., "COVID-19 in health-care workers: a living systematic review and meta-analysis of prevalence, risk factors, clinical characteristics, and outcomes," *Am J Epidemiol* 190. 1 （2021）：161-175.

［68］ Paris, Organisation for Economic Development and Cooperation, "Health at a Glance 2021-OECD Indicators," 2022-07-29, https：//www. oecd-ilibrary. org/docserver/ae3016b9.

［69］ Geneva, World Health Organization, "Pulse Survey on Continuity of Essential Health Services during the COVID-19 Pandemic: Interim Report," 2022-07-29, https：//Appswhoint/iris/rest/bitstreams/1297631/retrieve.

［70］ "Second Round of the National Pulse Survey on Continuity of Essential Health Services during the COVID-19 pandemic," January-March 2021, 2022 - 07 - 29, https：// www. who. int/publications/i/item/WHO-2019-nCoV-EHS-continuity-survey-2021. 1.

［71］ Organization W H, "World health statistics 2022," World Health Organization, 2022.

［72］ 王啸、霍嫔凤、刘彬等：《欧洲 14 国针灸立法状况定性比较分析》，《医学信息》2020 年第 33 卷第 22 期。

［73］ 蔡娟、沈卫东：《中医针灸在捷克的发展现状和展望》，《中医药导报》2017 年第 23 卷第 22 期。

［74］ 夏林军：《匈牙利中医概况和中医立法后的思考（一）》，《中医药导报》2016 年第 22 卷 8 期。

［75］ 夏林军：《匈牙利中医概况和中医立法后的思考（二）》，《中医药导报》2016 年第 22 卷 9 期。

［76］ 巴拉蜡·佳浓斯、吴滨江、朱民：《匈牙利中医针灸发展和传播的研究》，《中医药导报》2017 年第 23 卷第 6 期。

［77］ 徐晓婷、沈远东：《匈牙利中医药立法对中医国际化传播的启示》，《中医药文化》2018 年第 13 卷第 1 期。

［78］ 傅勤慧、李艺、裴建等：《马耳他针灸发展现状》，《中国针灸》2018 年第 38 卷第 5 期。

［79］ 陈增力：《从英国人对中医药的认识探讨中医药在英国的应用和发展》，《中国中西医结合杂志》2017 年第 37 卷第 11 期。

［80］ 孙培林：《比利时中医的历史发展和现状（一）》，《中医药导报》2016 年第 22 卷第 6 期。

［81］ 孙培林：《比利时中医的历史发展和现状（二）》，《中医药导报》2016 年第 22 卷第 7 期。

［82］ 王玉娟、徐天舒、房其军等：《意大利针灸发展现状浅析》，《中国临床研究》2018 年第 31 卷第 5 期。

［83］ 何嘉琅：《中医药在意大利的践行与思考》，《世界中医药》2018 年第 13 卷第 10 期。

［84］ 宋欣阳、杨宇洋、张雪丹：《中医药海外发展国别研究》，上海科学技术出版社，2020。

［85］ 苏芮、陈岩、孙鹏等：《英国传统植物药销售过渡期结束》，《中国中医药信息杂志》2014 年第 21 卷第 12 期。

［86］ 朱勉生、阿达理、鞠丽雅：《中医药在法国的发展史、现状、前景》，《世界中医药》2018 年第 13 卷第 4 期。

［87］ 朱安宁、孟宪军、黄俊等：《针灸在荷兰的现状与发展》，《中国针灸》2016 年第 36 卷第 10 期。

［88］田开宇、〔瑞〕Lisa Yuan：《瑞士的中医针灸疗法及医疗保险支持》，《中国针灸》2015年第35卷第8期。

［89］周冰、南继红、陈莽等：《西班牙医疗保险覆盖中医服务现状及分析》，《环球中医药》2017年第10卷第1期。

［90］肖子曾、邢瑞、郭小鸽：《中医药在欧洲的现状与展望》，《湖南中医药大学学报》2012年第32卷第5期。

［91］《首个中药产品获英国药品及保健品管理署批准》，《河北中医》2015年第37卷第3期。

［92］闫庆松、于志斌：《欧盟续写中药传统市场发展新篇章》，《中国现代中药》2013年第15卷第1期。

［93］张珊珊、陈秋羽、刘朋等：《丹参胶囊在欧盟药品注册中的可读性测试研究和实践》，《中草药》2017年第48卷第4期。

［94］罗瑞芝、赵利斌、郭治昕等：《欧盟最新银杏叶专论详细解读及对银杏叶产品在欧盟注册的影响分析》，《中草药》2015年第46卷第3期。

［95］《66种中药材进入欧洲药典 未来目标达到300种》，新华社，2016年5月30日，http://xinhuanet.com/world/2016-05/30/c_1118953170.htm。

［96］施雪斐、张建忠、宋欣阳等：《中东欧16国中医药发展脉络与策略研究》，《中华中医药杂志》2019年第3期。

［97］蒋继彪：《海外中医药中心发展策略研究》，《世界中西医结合杂志》2016年第4期。

［98］《中白工业园迎来中医药项目》，《人民日报》2021年4月11日，第1版。

［99］温新年、赵丹亮、里斯道：《"永不关闭的窗口"：中医药助力欧洲抗疫》，《经济参考报》2021年5月12日，第A06版。

［100］《中国—英国中医中心中医药文化推广活动成功举办》，《通州日报》2022年8月2日，第4版。

［101］姜洁冰：《会议与活动篇 中医药"一带一路"发展战略研究论证会》，查德忠、王国辰、范吉平主编《中国中医药年鉴》，中国中医药出版社，2016。

［102］魏敏：《六、中医药"一带一路"发展 第九届全球健康促进大会中医药发展论坛》，查德忠、范吉平主编《中国中医药年鉴》，中国中医药出版社，2017。

［103］霍小光、李建敏：《十、中医药"一带一路"发展 中国向世界卫生组织赠送针灸铜人雕塑仪式》，查德忠、范吉平主编《中国中医药年鉴》，中国中医药出版社，2018。

［104］陆烨鑫、魏春宇：《十、中医药"一带一路"发展概述》，载查德忠、范吉平主编《中国中医药年鉴》，中国中医药出版社，2019。

［105］朱海东、魏春宇：《十一、中医药"一带一路"发展概述》，载王思成、宋

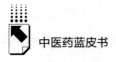
春生主编《中国中医药年鉴》，中国中医药出版社，2020。

[106] 朱勉生、阿达理、鞠丽雅：《中医药在法国的发展史、现状、前景》，《世界中医药》2018 年第 13 卷第 4 期。

[107] 陈晨、陈清、边双林等：《针灸在匈牙利应用现状研究与展望》，《中国中医药现代远程教育》2020 年第 18 卷第 22 期。

[108] 顾小军、蒋兆媛、张子隽等：《中医药在德国、法国、英国及荷兰的发展现状及合作策略分析》，《国际中医中药杂志》2021 年第 43 卷第 7 期。

[109] 王梅、孙朋悦、梁文等：《复方中草药进入欧洲市场的关键成功因素》，《中国药理学与毒理学杂志》2020 年第 34 卷第 2 期。

[110] San tosL, "Healthcare regions and their care networks: An organizational-systemicmode for SUS," *Cien Saude Colet*, 22.4（2017）：1281-1289.

[111] 王晶、宋钦福、李美虹：《对墨西哥中医药近期发展情况的思考》，《世界中医药》2013 年第 8 卷第 5 期。

[112] Kaplan, G., "A Brief History of Acupuncture's Journey to the West," *The Journal of Aternative and Complementary Medicine* 3（1999）：S5-S10.

[113] 石慧、张宗明：《针灸在美国本土化的历程、特色与成因探究》，《自然辩证法研究》2022 年第 38 卷第 1 期。

[114] 侯建春、郭文芳：《美国中医药教育概况》，《世界中西医结合杂志》2011 年第 6 卷第 10 期。

[115] 李皓月、黎晓蕾、郝鸣昭等：《四洲十八国中医药发展现状与分析》，《中国中医药信息杂志》2022 年第 29 卷第 10 期。

[116] 陈德成：《美国针灸 40 年发展概要与趋势》，《中医药导报》2016 年第 3 期。

[117] 宋欣阳主编《中医药海外发展国别研究·美洲卷》，上海科学技术出版社，2021。

[118] 李绍林、鲍燕：《中医针灸在加拿大的立法之路》，《世界中西医结合杂志》2012 年第 7 卷第 6 期。

[119] 李皓月、党迎迎、Araujo Thaís Salles 等：《中医药在巴西的现状与分析》，《国际中医中药杂志》2021 年第 5 期。

[120] 陈鼎：《巴西：利用资源优势加大中药研发》，《中国青年报》2021 年 11 月 30 日，第 10 版。

[121] 王晶、宋钦福、李美虹：《对墨西哥中医药近期发展情况的思考》，《世界中医药》2013 年第 8 卷第 5 期。

[122] Virtual Health Library VCIM（Traditional, Complementary and Integrative Medicine）Americas, 2023-03-30, https://mtci.bvsalud.org/en/traditional-medicine-in-the-americas/.

[123] Pew Research Center, Americans Health Care Behaviors and Use of Conventional and

Alternative Medicine，2023－03－30，https：//www. pewresearch. org/science/2017/
02/02/americans-health-care-behaviors-and-use-of-conventional-and-alternative-
medicine/.

[124] 黄碗贞：《中国中药产品在美国市场准入的研究》，北京中医药大学，2019。

[125] 韩辉：《中国—拉美中医药中心在智利首都圣地亚哥成立》，中国新闻网，
2021 年 10 月 1 日，https：//www. chinanews. com. cn/hr/2021/10－01/957819
4. shtml。

[126] 李哲：《42 名拉美中医药文化传播的使者在上海取经》，中国新闻网，2016
年 8 月 10 日，http：//zy. china. com. cn/2016-08/10/content_ 39059787. htm。

[127] 郭晓倩：《中国中医专家赴阿根廷推介中医药文化》，中国侨网，2016 年 12
月 15 日，http：//www. chinaqw. com/zhwh/2016/12-15/117566. shtml。

[128] 《中国中医药年鉴·行政卷》编委会主编《中国中医药年鉴·行政卷·2018
版》，中国中医药出版社，2018。

[129] 《中国驻哥伦比亚大使会见国家中医药管理局代表团》，浙江中医药大学国际
交流合作处，2019 年 4 月 22 日，https：//wsc. zcmu. edu. cn/info/1110/1583.
html。

[130] 《辽宁中医药大学附属医院接待智利代表团》，中医中药网，2019 年 9 月 1
日，https：//www. zhzyw. com/zyxx/zyxw/19991420JHK5EK090B3852F. html。

[131] 《巴西来华留学生针灸研习班在我校开班》，贵州中医药大学，2019 年 10 月
11 日，http：//www. gzy. edu. cn/info/1021/3389. html。

[132] 《驻墨西哥大使出席中墨传统医学专家经验交流视频会议》，中国侨网，2020
年 4 月 28 日，https：//baijiahao. baidu. com/s？ id = 1665204064749397786&wfr =
spider&for = pc。

[133] 《山东专家向厄瓜多尔中企华社分享防疫经验》，中国侨网，2020 年 6 月 30
日，https：//baijiahao. baidu. com/s？ id = 1670915961002680984&wfr = spider&
for = pc。

[134] 《"中医处方"走进中美洲 四川中医药助力巴拿马疫情防控》，四川省中医
药管理局网站，2021 年 2 月 3 日，http：//sctcm. sc. gov. cn/sctcm/gzdt/2021/
2/3/a354275eb00a443c80710f0baab0faf2. shtml。

[135] 王甜：《牵手南美洲！南京中医药大学开辟中医药交流"新航道"》，南京
中医药大学国际交流合作处，2021 年 9 月 7 日，http：//ice. njucm. edu. cn/
1098/9/9/news. html。

[136] 王晶：《世界中医药学会联合会：发挥中医药国际学术组织优势 助力中国
"一带一路"倡议》，《中国社会组织》2019 年第 11 期。

[137] 《第二届世界中联美洲中医药合作与发展论坛在美国洛杉矶召开》，《世界中
医药》2016 年第 12 期。

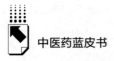

[138]《世界针联"一带一路"中医药针灸风采行阿根廷站》,世界针灸学会联合会,2018年5月21日,http://www.wfas.org.cn/news/detail.html?nid=1573&cid=24。

[139]《世界针联"一带一路"中医药针灸风采行走进乌拉圭》,世界针灸学会联合会,2018年5月23日,http://www.wfasedu.org.cn/nd.jsp?id=187。

[140] 杨宇洋:《世界针联"一带一路"中医药针灸风采行活动首次走进中美洲古巴 在拉美地区再掀针灸热潮》,世界针灸学会联合会,2019年4月4日,http://www.wfasedu.org.cn/nd.jsp?id=260。

[141]《世界针联"一带一路"中医药针灸风采行巴拿马站暨2019巴拿马中医针灸论坛成功召开》,世界针灸学会联合会,2019年4月8日,http://www.wfas.org.cn/news/detail.html?nid=2616&cid=12。

[142]《中巴两国领导人见证宣布我校戈亚斯联邦大学中医孔子学院》,河北中医学院国际教育学院,2019年10月27日,https://gjxy.hebcm.edu.cn/col/1575592729213/2019/10/26/1576796209931.html。

[143] 崔钰、冷文杰、李富武:《美国各州中医针灸立法管理现状》,《中国医药导报》2020年第17卷第11期。

[144] 魏辉、巩昌镇、田海河等:《美国针灸立法之路(一)》,《中医药导报》2019年第25卷第10期。

[145] 卢钰鸿、张立平、张丹英等:《美国中医针灸立法问题分析和对策》,《世界中医药》2020年第15卷第12期。

[146] 国瑶、赵宏、朱民等:《美国临床实践指南中对针灸疗法的推荐意见现状分析》,《中医药导报》2017年第23卷第13期。

[147] National Center for Complementary and Integrative Health(NCCIH),"NCCIH's research centers program,"2023-03-30,https://nccih.nih.gov/research/centers#funded.

[148] 独思静、周思远、梁宁等:《中医药在美国的发展现状与分析》,《国际中医中药杂志》2021年第43卷第5期。

[149] 袁晓琳、朱晓玲、张旭:《近年来国外中医药高等教育概览及启示》,《亚太传统医药》2021年第17卷第12期。

[150] 苏敏、杨金生:《针灸在美国的立法进程及现状研究》,《世界中医药》2013年第8卷第2期。

[151] 杜晓萍:《美国中医针灸教育的发展现状、存在问题及解决办法》,《湖南中医杂志》2019年第35卷第9期。

[152] 秦倩:《科学、医学与法律——中医西传的政治法律分析》,上海书店出版社,2016。

[153] 张镐圣:《加拿大温哥华中医针灸临床现状研究》,博士学位论文,南京中医

药大学，2016。

［154］吴滨江、吴琼：《加拿大中医药教育概况》，《中医药导报》2017 年第 23 卷第 21 期。

［155］Canadian Alliance of Regulatory Bodies of Traditional Chinese Medicine Practitioners and Acupuncturists，2023 - 12 - 01，https：//carb - tcmpa. org/wp - content/cache/all/index. Html.

［156］杨约翰：《加拿大中医管理机构和教育机构》，载《2017 世界针灸学术大会暨 2017 中国针灸学会年会论文集》，2017。

［157］林洁、杨龙会、谭勇等：《加拿大中医注册证据体系解读和思考》，《国际中医中药杂志》2022 年第 44 卷第 3 期。

［158］林洁、杨龙会、谭勇等：《中药在加拿大的监管现状分析》，《国际中医中药杂志》2022 年第 44 卷第 2 期。

［159］《浙江中医药大学与加拿大昆特兰理工大学签署合作备忘录》，新华网，2016 年 7 月 1 日，http：//www. xinhuanet. com/world/2016 - 07 - 01/c_ 1119150311. htm？rsv_ upd = 1。

［160］袁晓琳、朱晓玲、张旭：《近年来国外中医药高等教育概览及启示》，《亚太传统医药》2021 年第 12 期。

［161］吴滨江、吴琼：《加拿大中医药教育概况》，《中医药导报》2017 年第 21 期。

［162］《巴西：针灸已纳入替代疗法目录》，中青在线，2017 年 10 月 13 日，http：//news. cyol. com/content/2017 - 10/13/content_ 16579276. htm。

［163］李皓月、党迎迎、于涛等：《中医药在巴西的发展现状与分析》，《国际中医中药杂志》2021 年第 43 卷第 5 期。

［164］何文娟、梁凤霞：《巴西中医针灸发展概况》，《上海针灸杂志》2016 年第 35 卷第 12 期。

［165］莫成雄：《"中华之光"获得者宋南华：为何巴西两任总统钟情中医针灸？》，世界针灸学会联合会，2022 年 6 月 27 日，http：//www. wfas. org. cn/news/detail. html？nid = 6385&cid = 10。

［166］周玥彤：《中国同巴西医学专家线上交流中西医结合防治新冠肺炎经验》，世界针灸学会联合会，2020 年 8 月 25 日，http：//www. wfas. org. cn/news/detail. html？nid = 5740&cid = 9。

［167］《中巴传统医药抗疫合作研讨会开幕》，人民网，2021 年 5 月 6 日，https：//www. sohu. com/a/464853279_ 114731。

［168］《第十九届世界中医药大会在巴西圣保罗召开》，国家中医药管理局网站，2022 年 11 月 30 日，http：//www. natcm. gov. cn/guohesi/gongzuodongtai/2022 - 11 - 30/28386. Html。

［169］王若瞳：《中国—巴西医疗卫生合作历史、现状及前景》，《文化创新比较研

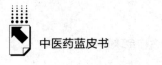
究》2021 年第 5 卷第 29 期。

[170] 蔡东海：《中非共建"一带一路"合作取得新进展》，中国日报网，2022 年 8 月 20 日，http：//cn. chinadaily. com. cn/a/202303/23/WS641bbe7ba3102ada8b 234e43. html。

[171] 周海金：《中华文化在南非传播的意义、内容及路径》，《鲁东大学学报》（哲学社会科学版）2022 年第 39 卷第 2 期。

[172] 《中非共建"一带一路"合作取得新进展》，新华网，2022 年 8 月 23 日，http：//chinawto. mofcom. gov. cn/article/e/r/202208/20220803343152. shtml。

[173] The closest look yet at Chinese economic engagement in Africa，2017 - 06 - 28，https：//www. mckinsey. com/featured-insights。

[174] 胡美：《非洲医药市场发展与中非医药合作》，《浙江师范大学学报》（社会科学版）2019 年第 44 卷第 1 期。

[175] 迟建新：《中国参与非洲公共卫生治理：基于医药投资合作的视角》，《西亚非洲》2017 年第 252 卷第 1 期。

[176] 程莉：《"一带一路"倡议下中非职业教育合作发展对策研究》，《江苏航运职业技术学院学报》2022 年第 21 卷第 1 期。

[177] 丁峰：《习近平出席中非合作论坛约翰内斯堡峰会开幕式并发表致辞》，新华网，2015 年 12 月 4 日，http：//www. xinhuanet. com//world/2015-12/04/c_ 11173629 45. htm。

[178] 牛青山、冯前进：《山西省中医药国际化问题研究》，中国中医药出版社，2012。

[179] 张曼玉：《中医药在南非：更好地为民众健康服务》，《中国青年报》2021 年 3 月 2 日，第 8 版。

[180] 杨继红、宋强：《中医药在非洲的发展概况》，《世界中西医结合杂志》2013 年第 8 卷第 2 期。

[181] 裴安迪、Lei Lingyu：《让中医药更好造福非洲人民——专访国家中医药管理局国际合作司司长王笑频》，《中国投资》2018 年第 18 期。

[182] 《习近平在中非团结抗疫特别峰会上的主旨讲话（全文）》，新华网，2020 年 6 月 17 日，https：//baijiahao. baidu. com/s? id = 1669758857610697798&wfr = spider&for = pc。

[183] 段盼盼：《医路前行 科技为重》，《中国科技奖励》2019 年第 243 卷第 9 期。

[184] 蔡立华：《后"疫"时代投资非洲医卫正当时》，《中国外资》2020 年第 460 卷第 13 期。

[185] 冯洁菡、周濛：《"一带一路"中非传统医药合作与国际知识产权制度的变革》，《武大国际法评论》2019 年第 3 卷第 5 期。

[186] Yiheyies D、徐一兰、李明月等：《非洲中医药发展概况》，《天津中医药》2015 年第 32 卷第 4 期。

[187] 杨海霞：《如何更好推进中非医药合作——专访中国医药保健品进出口商会会长周惠》，《中国投资（中英文）》2019 年第 502 卷第 14 期。

[188] 刘峥屿、牛雨霞、刘金红等：《湖南省与非洲加强中医药产业合作对策研究》，《中国初级卫生保健》2021 年第 35 卷第 5 期。

[189] 刘聃琼：《DB 照明（江西）国际营销策略优化研究》，硕士学位论文，江西财经大学，2020。

[190] 赵晨光：《中非"一带一路"合作机制化建设述评》，《当代世界》2022 年第485 卷第 4 期。

[191] 驻南非使馆：《中南携手推进经贸互利合作见成效，助力实现"南非梦"》，2019 年 6 月 22 日，https：//www.fmprc.gov.cn/zwbd_ 673032/gzhd_ 673042/201906/t20190623_ 7415125.shtml。

[192] 黄睿、潘艳丽、柳长华：《非洲推动传统医学发展的举措与进展》，《国际中医中药杂志》2014 年第 36 卷第 4 期。

[193] 许仕杰、黄海阳、吕东勇：《"一带一路"背景下中医药产业国际化交流与发展存在的问题和策略研究》，《新中医》2021 年第 53 卷第 24 期。

[194] 徐永昌：《中医在澳大利亚的传播和发展》，《中华医史杂志》1998 年第28 期。

[195] 任晏华、钱敏娟、张宗明：《澳大利亚华文媒体对中医药报道的实证研究》，《世界中医药》2019 年第 14 卷第 12 期。

[196] 李佳烨、柴铁劬：《澳大利亚中医药全面立法后的发展现状》，《世界中医药》2020 年第 15 卷第 20 期。

[197] 徐永昌：《澳大利亚中医教育的新发展及对中国高层次中医教育的思考》，《中医教育》1996 年第 1 期。

[198] 何姗、陈骥、唐小云：《中医药在新西兰的发展现状及前景展望》，《中医药导报》2017 年第 23 卷第 18 期。

[199] 黄建银：《中医药在新西兰的发展》，《中国医药报》2015 年 1 月 27 日，第4 版。

[200] 杨毅、王子旭、郭义：《大洋洲中医针灸标准化现状研究》，《中国针灸》2013 年第 33 卷第 4 期。

[201] Australian Social Trends 2008-Complementary therapist，2019－02－24，http：//www.abs.gov.au/AUSSTATS/abs@.nsf/Lookup4102.

[202] Chinese Medicine Board of Australia-Statistics. Registration Data：September 2012，2019－02－24，https：//www.Chinesemedicineboard.Gov.au/About/Statistics.aspx.

[203] Chinese Medicine Board of Australia-Statistics. Registration Data Table-December

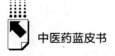

2018，2019 - 02 - 24，https：//www.chinesemedicineboard. gov. au/About/Statis
tics. Aspx.

[204] 潘淼、李雪梅、应森林：《对澳大利亚中医师注册管理及培训的现状分析及对策》，《江苏中医药》2016 年第 48 卷第 3 期。

[205] 耿慧、吴凯、和兴娟等：《中医药在澳大利亚的发展研究》，《世界中医药》2022 年第 17 卷第 10 期。

[206] 陈骥、梁繁荣、Li Wei-hong 等：《中医药在澳大利亚的发展评述：回顾、现状与展望》，《中国中西医结合杂志》2017 年第 37 卷第 5 期。

[207] 李晓楫、胡幼平：《新西兰针灸业现状》，《中国针灸》2017 年第 37 卷第 4 期。

[208] 路军：《中医气功在新西兰——天泉气功治疗"痿症"》，载世界医学气功学会主编《世界医学气功学会第九届学术交流会议论文集》，2016。

[209] Rebecca Urban，"Chinese Medicine Dementia Trial"，*The Australian* 11. 30（2015）：3.

[210] 苗沈超：《澳大利亚高等教育与中医的传播》，《文化软实力研究》2021 年第 1 期第 2 卷。

[211] Harriet Alexander，"Vitamin Mogul Donates 10m to University"，*The Sydney Morning Herald* 4. 1（2017）：7.

[212] Qu Z P，Cui J，Harata-lee Y，et al.，"Identification of candidate anti -cancer molecular mechanisms of Compound Kushen，Injection using functional genomics"，*Oncotarget* 7. 40（2016）：66003-66019.

[213] 朱民、严暄暄：《海外中医鉴证实录》，全国中医药出版社，2020。

[214] 王惠芳、孙晓生、米菲菲等：《新西兰中医药发展现状及未来发展策略》，《中国现代中药》2019 年第 21 卷第 2 期。

[215] 王晗：《中医药获新西兰立法认可》，中国日报网，2021 年 9 月 24 日，https：//ln.chinadaily. com. cn/a/202109/24/WS614de696a3107be4979ef7cd. html。

[216] 方磊、Boya Wang：《澳大利亚中医药发展现状调查及中医药教育未来国际化传播的建议与对策》，第四届江浙沪皖医学教育年会暨 2020 年浙江省医学会医学教育学术大会，中国浙江温州，2020。

[217] 李海燕：《中医药国际合作与知识产权》，科学出版社，2020。

[218] 梁瑜、张卫、李艳彦等：《中医药在澳大利亚的历史、现状分析及展望》，《世界中西医结合杂志》2019 年第 14 卷第 5 期。

[219] 沈云辉、王硕、郑林赟：《澳大利亚中医药教育现状及对中医药国际化传播的思考》，《中国中医药现代远程教育》2020 年第 18 卷第 17 期。

[220] Barnes J，McLachlan A J，Sherwin C M，et al.，"Herbal medicines：Challenges in the modern world（Part 1），"*Australia and New Zealand.* Expert Rev Clin

Pharmacol 9. 7（2016）：905-915.

［221］沈云辉、顾伟梁：《中医药在澳大利亚》，世界图书出版社，2021。

［222］张思芊：《探索中药材海外资源化产业发展　南中医"云上"对话国际业界大咖》，荔枝网，2022 年 7 月 30 日，http：//news. jstv. com/a/20200601/5ed49073f3ca6228d9ac0e04. shtml。

［223］《新西兰留学｜新西兰针灸中医学院巡礼》，快资讯，2022 年 7 月 31 日，https：//www. 360kuai. com/pc/9551857e5a22b18bb？cota＝3&kuai_ so＝1&sign＝360_ 57c3bbd1&refer_ scene＝so_ 1。

［224］刘仕琦：《澳大利亚的中医教育与执业制度》，《山西青年》2017 年第20 期。

# 专 题 篇

## Special Topics

# B.7
# 2022年中医药发展历史概述

崔廷宝　贾连群　任平　许斌　姜庆丹*

**摘　要：** 中医药作为中华文化瑰宝，是中华文明的重要元素之一，被誉为"打开中华文明宝库的钥匙"。中医药的历史悠久厚重、源远流长，中医药的理论成果丰硕、博大精深，中医药的规律是"传承精华，守正创新"。中医药起源于中华民族诞生之际，根植于千百年来的中华民族与疾病作斗争的实践总结和传承创新。我国历朝历代涌现出无数的医家，他们创新医学理论，解除百姓疾苦与痛苦，著述了一大批具有丰富内涵、蕴含治病救人精髓的医学著作，为中医药传承创新发展奠定了坚实的基础。与此同时，中医药在数千年发展中吸收和融合各时期先进的科学技术和人文思

* 崔廷宝，男，1973年9月生，辽宁中医药大学发展研究中心主任、副研究员；贾连群，女，1975年11月生，辽宁中医药大学教务处（继续教育处）处长、高等中医药教育研究及评价中心主任，教授；任平，男，1982年9月生，辽宁中医药大学教学实验中心（医护实训中心）主任；许斌，男，1962年7月生，辽宁省中医药科学院中医人工智能装备研究所所长，沈阳市中医智能医疗装备产业技术研究院院长；姜庆丹，女，1980年1月生，辽宁中医药大学经济管理学院院长，教授。

想，不断创新发展，理论体系日趋完善，技术方法更加丰富，形成鲜明特色和发展优势。

**关键词：** 中医药 科技创新 国际交流合作

# 一 中医药发展历史概述

中医药作为中华文化的瑰宝，是中华文明的重要元素之一，被赞誉为"打开中华文明宝库的钥匙"。中医药的历史悠久厚重、源远流长，中医药的理论成果丰硕、博大精深，中医药的规律是"传承精华，守正创新"。中医药从5000年前传承至今，逐渐发展成为宏观与微观并举、病灶与症证同治的医学，既有关切生命机能和谐与整体健康的宏观，预防和消除病灶，又有瞄准症证辨证施治的微观，消除症证之危。中医药务生命健康之实，不拘泥于形式，富含特色优势，深受人们认可和喜爱。中医药理论精深、诊法玄妙、辨证独特，并且将天人合一、以人为本、以人民为中心等具有中华民族整体认知方式和价值取向的思想体现在医学实践中，是中华民族医学、哲学和文化的集大成者，为中华民族世世代代的繁衍生息、生命健康发展作出了重要的贡献，亦为世界人民生命健康及构建人类卫生健康共同体贡献了力量。

## （一）中医药起源和基本理论形成

中医药起源于中华民族诞生之际，根植于千百年来的中华民族与疾病作斗争的实践总结和传承创新。随着社会进步与发展，中医药学也在不断完善与发展，我国历朝历代涌现出无数的医家，他们创新医学理论，解除百姓疾病与痛苦，著述了一大批具有丰富内涵、蕴含治病救人精髓的医学著作，为中医药传承创新发展奠定了坚实的基础。

### 1. 中医药的起源

远古时期，因当时周围环境险恶，房屋设施不健全，使用工具简陋，

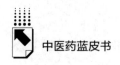
人们常常忍冻、挨饿，发生中毒、摔伤或被野兽袭击致伤等事件。为了生存和发展，人们便在同野兽、疾病及大自然恶劣环境的斗争中，积累了医疗及相关知识，逐渐发现和使用了一些药物、医疗工具，缓解和治疗伤病。

人们那时常年以草木之根茎、果实为食物，往往由于饥不择食，误食有毒之物，产生呕吐、腹泻、昏迷甚至死亡的问题，但有时亦因为吃了某些食物，在物质相生相克的作用下，意外地缓解或消除了病痛。因此，通过长期的体验，人们逐渐地了解到哪些动植物可以食用、哪些动植物具有治病疗伤的功效。后来，人们在饲养动物和栽培植物的过程中，又认识和应用了更多的动植物药，由此产生了中药学的萌芽。古籍《淮南子》所记载的"神农尝百草"之说，为远古时期的医药起源作了背书。随着人类逐渐适应和改造自然环境，以及社会的进步，远古时期的人们在燃火取暖的过程中，发现用兽皮包上烤热的砂石土块贴在身体疼痛处可以减轻病痛，于是产生了原始的热熨法，后来逐步发展成为现在的灸法。那时的人们常用锋利的石片或骨针，切开或者刺破身上的脓肿以排脓放血，这便形成了较早的医疗用具——砭石、骨针，这不仅是原始的外科医疗工具，也是后世针刺技术的鼻祖，"伏羲制九针"之说，就是这一情形的生动写照。

到了我国商代时期，人们对疾病有了更进一步的认识，医疗卫生状况更加进步，殷商甲骨文就记载了关于头痛、龋齿、腹痛、小儿病、妇女病等20多种症证的文字。那时陶器烹饪已广泛应用，从加工食物的过程中，人们发现了对药物加工的方法，用水把生药煎熬成汤剂来服用，遂在史书上留下"伊尹创汤液"之说。此汤剂之法极大地保留了生药的有效成分，食用卫生、方便，一直延续至今。

2. 中医药基本理论概述

中医药作为保障中华民族繁衍生息、人体生命健康的主体医学，与中华民族同步诞生，有着悠久的发展历史。在我国人民与疾病、伤痛等危及生命健康的问题进行抗争的过程中，中医药应运而生，并受我国哲学、科学和文化等思维的影响，遵循了"传承精华，守正创新"的基本规律，不断成长和进步，发展成为具有数千年历史的中华优秀传统文化的重要组成部分。

中医药文化作为成长型文化，注重师承传世、厚积薄发，在长时间的探索、实践和对一代代医学前辈的实践经验总结提升的基础上，到了春秋战国至秦汉时期迎来了形成中医药理论的时机，其标志性事件和划时代的丰碑就是中医经典巨著《黄帝内经》（以下简称《内经》）的问世，该书构筑了"气—阴阳—五行"理论框架、象思维的思维模式，其阐述的精气学说、阴阳五行学说、象思维学说对于中医药发展意义重大、影响深远，是中医学理论的奠基之作，《内经》的成书标志着中医药基本理论体系的形成。

中医药的基本理论注重疾病预防、养生保健、气机平衡及整体调节，理论精髓主要包括以下几个方面。①未病先防。在疾病未发生之前，做好各种预防工作，以防止疾病的发生。疾病发生关系到邪正两个方面：邪气是导致疾患的重要因素，而正气不足是患染疾病的内在原因，正气不足导致外邪入侵并通过内因而起作用，欲治未病必须从两个方面入手。一方面进行身体调养，增强正气抗邪能力，达到"正气存内，邪不可干"的效果；另一方面要防止病邪的侵害，做好必要的预防性措施。②既病防变。如果疾病已经发生了，则应早期诊断、早期治疗，以防止疾病的发展与传变。中医药治疗疾病的法则，是以整体观念和辨证论治思想为指导，对临床治疗的处方、用药，具有普遍的指导意义。③治病求本。是指寻找出导致疾病的根本原因，针对根本原因进行治疗。在临床运用时，必须正确掌握"逆者正治，从者反治"和"急则治标，缓则治本，标本兼治"等法则。④扶正祛邪。中医药理论认为疾病的过程，是正气与邪气相互斗争的过程，治疗疾病就要扶助正气，祛除邪气，改变邪正双方的力量对比，使之有利于疾病向痊愈方向转化。⑤调整阴阳。中医认为疾病的发生，本质上是阴阳相对平衡遭到破坏的结果，出现偏胜或偏衰的现象。为此，下气力恢复阴阳状态，再次达到相对平衡，实现阴平阳秘，成为中医药临床治疗的遵循法则之一。⑥协调脏腑功能。中医药认为人体是一个有机的整体，在生理功能方面，脏与脏、腑与腑、脏与腑之间相互协调、相互促进，在病理上相互影响、相互作用，必须注意调整各脏腑之间的关系，使其功能协调，才能收到较好的治疗效果。

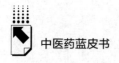

⑦调理气血关系。气血是各脏腑及其他组织功能活动的主要物质基础，气血各有其功能，又相互为用。调理气血是以"有余泻之，不足补之"为原则，使之恢复协调关系。⑧辨证论治。因时、因地、因人制宜，以人为本，注重个体差异进行诊治。由于疾病的发生、发展和转归，受多方面因素的影响，如时令气候、地理环境等，尤其是患者个体的体质因素，对疾病的影响作用大，因此，在治疗疾病时，必须把这些方面的因素考虑进去，要因地制宜、因人制宜。

## （二）中医药历史发展和社会贡献

### 1. 中医药历史概述

（1）中国古代和近代中医药发展概况

远古时期，约50万~60万年前，中医药的熨法与灸法开始萌芽。40万年前，伏羲制九针，丰富医疗用具。5万~7万年前，神农尝百草，丰富药物种类。在夏、商、西周时期的史料中，记载了许多医药卫生的内容。据史料记载，那个时期的中医学雏形逐步显现，医者能够比较直观而具体地描述人体生理、解剖、疾病及其症状，积累了较多的诊疗经验，治疗实践中应用了植物、动物、矿物，使用了酒等物质，应用了针灸、推拿、导引、汤液等治法，并将哲学引入医学领域，形成了医学上的阴阳五行概念、整体观念、预防思想等。

到了春秋战国时期，中医药的理论和实践均发生了承前启后、继往开来的重大变革，其影响深远。在理论层面，受当时学术界百家争鸣、百花齐放的思想影响，中医学的科学性、实用性和理性更加凸显，在当时的医疗卫生中具有主导地位和作用，为后世留下了一些古朴而厚重的医药理论著作，带来了中华医药卫生发展划时代的影响。其中，《黄帝内经》的问世，标志着中医药步入了实践与理论并进的新阶段，对中医药学的发展产生了极其深远的影响，迄今仍有效指导着理论研讨和临床实践。

在中医药临床实践层面，医学分科已现端倪，中医药发展逐渐趋于专业化。秦汉时，《黄帝内经》进一步阐发医学的经言奥义，它与《神农本草经》和《伤寒杂病论》三足鼎立，标志着中医实践从基础医学、药物方剂学和临床医学等三个方面发力，将中医药学推向了一个新的发展阶段。医事制度日益完善、医史文献整理研究日兴、国内外医药交流频繁，以伤寒、杂病和外科为代表的临床医学达到了前所未有的水平，将中医药推向了历史上的第一次高峰。

进入三国两晋南北朝时期，在学术思想纷杂中，中医药学仍保持发展态势，特别是在脉学、针灸学、药物方剂、伤科、养生保健等方面取得了一定的成绩，医药典籍的注释整理、官办医学教育的出现、中外医药的进一步交流，为医学发展积累了相当丰富的经验。

发展到隋唐时期，在国力的强盛及经济、政治、文化繁荣的影响下，中医药形成了一种空前的恢宏气势，得到了全面的发展，迎来了中国医学发展史上的第二次高峰。隋唐时期，各类中医药方书不断涌现，有全面探索病源证候学的《诸病源候论》，有篇幅浩大、内容丰富、学术精湛的《千金要方》《千金翼方》《外台秘要》，有当时政府颁布的《新修本草》，以及集古今医方大成的《四海类聚方》；医事制度、医学教育、临床各科的分工设置及其发展日趋完善；藏医学《四部医典》成为藏医学术发展的奠基之作；中国与日本、朝鲜、印度、越南等国的医药交流日益频繁，谱写出新的篇章。

进入宋代后，官方加大了对医疗实践和医药学术的重视力度，改革医学教育形式，设立惠民局、和剂局、校正医书局，组织专人编纂方书和本草书，对宋代之前的医籍进行校正，撰修《铜人腧穴针灸图经》及制作医学石刻、铸造针灸铜人，供教学传承之用。随着医学学术发展和印刷术的应用，医学书籍种类、数量激增，解剖学、病因学、诊断学、运气学等基础医学得到不断深化，临床各科及卫生学、养生学、法医学、军医学都向更广阔的领域开拓，海陆交通发展促进了中外医药的交流。宋代以医学为纽带，在地方设立了安剂坊、养济院、慈幼局等慈善机构。

到了辽、夏、金、元时期，北方少数民族与汉族大融合，带来火热论派、脏腑辨证论派、攻邪派、脾胃论派、阴证论派、相火论派等医学派别的

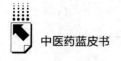

相互借鉴与融合发展，使中医药学的研究领域更为广阔，积累的经验更为丰富，将这一时期的医学成就推向一个新的高潮。

进入明代，中医药学发展呈现兴盛的新气象，伤寒学派中兴、温热学派崛起，各学派争鸣，带来了医学学术繁荣。特别是伴随着明代末期的中学输出、西学东渐，中外医药对外交流覆盖了亚洲、欧洲、非洲的许多国家与地区，促进了中外医学文化文明的交融与互惠。这一时期，以《瘟疫论》《本草纲目》为代表的医药学著作熠熠生辉，标志着中国对传染病病因和生物进化思想的探索进入新阶段，人痘接种术从中国传入欧美，带来世界免疫学的新突破。

到了清代，中医药学理论体系和临床实践相对完善，趋于医学普及与升华发展时期。这一时期，医家各学说传承发展各有千秋，医学通俗读物逐渐普及，对草医草药、单验方等民间医药的应用蔚然成风。特别是以温病四大家学术思想为代表的温热病、传染病学派独具特色、影响深远，并从深度和广度上进一步完善了这一体系，即从温病病机学说和卫气营血辨证论治思想，到湿热病的病因、病机、病证及治法，再到三焦分治辨证，形成了较为系统的中医思维和辨证论治。后有医者集前贤温病学说之大成，对暑、湿、火三气辨证深入研究，从认识到治疗，全面完善了传染病、流行病的理论体系。在对外医药交流中，中医药界接触了国外牛痘接种术、解剖学、外科手术等概念和技术，对中西医结合模式进行了探索和尝试。

民国时期，西学东渐之风加剧，西方医学对中医药的冲击较大，同时受一些人对中医药的错误认识影响，中医药发展一度陷入彷徨之中。后经当时一些有识之士的积极争取和民众的呼吁，中医药发展逐渐走出低迷，但仍不复前景。这一时期，中医药发展的标志性事件屈指可数：1917 年，上海中医专门学校开学；1931 年，中央国医馆成立；1936 年，行政院颁布《中医条例》，《珍本医书集成》《中国医学大成》出版；1937 年，卫生署中医委员会成立；1946 年，全国性中医考试举行。

（2）新中国成立以来中医药发展概况

1949 年新中国成立以后，党和国家高度重视和支持中医药发展，这一时期的中医药历史就是一部党中央、国务院对中医药事业一如既往地重视和扶持的发展史，就是一代代岐黄人不懈努力和付出的奋斗史，也是一部中医药文化扬名海内外的弘扬史。天时地利人和，多种利好因素集聚，保障和促进了中医药之树枝繁叶茂、开枝散叶、万古常青，开创了中医药由小到大、由弱到强的"传承精华，守正创新"之路，谱写了中医药新时代发展的新篇章。

中华人民共和国成立之初，毛泽东同志就对中医药发展作出批示："中国医药学是一个伟大的宝库，应当努力发掘，加以提高。"1951年，全国卫生行政会议决议指出卫生防疫工作的三大原则，充分肯定了中医中药的实践价值和重要作用。1955年，中国中医研究院成立。1956年，中央决定在上海、北京、广州和成都各建一所中医大学，全国先后开办了6个西医学习中医的高级学习班。1963年，《中华人民共和国药典》第2版收载中药材和中成药。1965年，国家科委中医中药专业组成立。1966年，针刺麻醉用于手术。1970年，全国中草药和新医疗法成就展览会举行；小夹板治疗骨折技术发明。1974年，中药麻醉用于临床手术。

改革开放的春风令中医药界万象更新。1978年，中共中央发出《关于认真贯彻党的中医政策解决中医队伍后继乏人问题的报告》的文件，这个文件为中医药创造了良好的发展条件。1978年，中国中医研究院、北京中医学院举办了中医研究生班，培养了我国恢复研究生教育制度以后第一批入学的中医学研究生，此后全国大部分中医药院校开始陆续招收中西医结合大专、本科、硕士、博士生。1979年，中华全国中医学会（后改为中华中医药学会）在北京成立，这是我国最大的全国性中医药学术团体。1979年，世界卫生组织向各国推荐针灸疗法用于治疗偏头痛、便秘、感冒、白内障等43种疾病。1982年，"发展现代医药和我国传统医药"写入《中华人民共和国宪法》。1983年，世界卫生组织在中国设立7个传统医学合作中心。1985年，党中央、国务院明确指示"要把中医和西医摆在同等重要的地位"。1986年，国务院批准成立国家中医管理局（1988年更名为国家中医药管理局），从管理体制上改变了中医药的地位，结束了中医和中药分割管

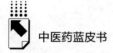

理的局面，中医药走上了自主发展道路，呈现一派振兴景象。1987年，世界针灸学会联合会成立。2003年，世界中医药学会联合会成立；《中华人民共和国中医药条例》颁布。在2003年SARS疫情防治工作中，卫生部发布《非典型性肺炎中医药防治技术方案》，中医、中西医结合治疗传染性非典型肺炎的疗效确切，得到了世界卫生组织的肯定。2009年，中医治疗甲型H1N1流感，取得良好效果，成果引起国际社会关注。中医药标准化建设步伐加快，2009年成立国际标准化组织中医药技术委员会（ISO/TC 249）。2009年，首次在全国评选国医大师，国医大师评选表彰活动对促进中医药事业发展具有重要的现实意义和深远的历史意义。2010年，中医针灸列为联合国教科文组织人类非物质文化遗产，次年《黄帝内经》《本草纲目》列入联合国教科文组织世界记忆名录，使中医药对外交流与合作更加活跃，层次进一步提升。这些成就和措施，有力地促进了中医药的繁荣，开创了新中国中医药事业的新局面，使中医药再次焕发青春，为世界所瞩目，引燃世界中医热。

（3）进入新时代中医药发展取得了新成就

党的十八大以来，中医药发展进入新时代，国家高度重视中华民族优秀传统文化的弘扬和发展，将中医药振兴纳入国家发展战略，从政策上给予前所未有的扶持。2013年，中医药在防治艾滋病、手足口病、人感染H7N9禽流感等传染病上，都发挥了独特作用，中医药防治成效令世界刮目相看。2016年，《中医药发展战略规划纲要（2016~2030年）》印发和实施，明确了未来15年我国中医药发展的方向和工作重点，强调未来要大力促进中医药事业健康发展。同年，《中华人民共和国中医药法》通过并于2017年7月1日正式实施，这是我国首部为振兴传统中医药而制定的国家法典，对于中医药的发展有着里程碑式的意义。党的十九大报告明确指出："坚持中西医并重，传承发展中医药事业。"中医药专家屠呦呦女士潜心发掘传统方药，以发现青蒿素的成就闻名于世，救治了全球众多的疟疾患者，并于2011年获得美国拉斯克临床医学研究奖、2015年获得诺贝尔生理学或医学奖。

①中医药医疗服务体系实现全覆盖。在城市，形成以中医（民族医、中西医结合）医院、中医类门诊部和诊所以及综合医院中医类临床科室、社区卫生服务机构为主的城市中医医疗服务网络。在农村，形成由县级中医医院、综合医院（专科医院、妇幼保健院）中医临床科室、乡镇卫生院中医科和村卫生室为主的农村中医医疗服务网络，提供基本中医医疗预防保健服务。截至2020年底，全国中医医院达到5482家，每千人公立中医医院床位数达到0.68张，每千人卫生机构中医类别执业（助理）医师数达到0.48人，99%的社区卫生服务中心、98%的乡镇卫生院、90.6%的社区卫生服务站、74.5%的村卫生室能够提供中医药服务，设置中医临床科室的二级以上公立综合医院占比达到86.75%，备案中医诊所达到2.6万家。

②中医预防保健服务加快发展。推进中医预防保健服务体系建设，在二级以上中医医院设立"治未病"科室，在基层医疗卫生机构、妇幼保健机构、疗养院等开展"治未病"服务，社会中医养生保健机构发展迅速。推进中医药健康服务发展，开展中医药健康旅游、医养结合。中医药健康管理项目作为单独一类列入国家基本公共卫生服务项目，中医药在公共卫生服务中的潜力和优势正逐步释放，推动卫生发展模式从重疾病治疗向全面健康管理转变。

③中医药在医药卫生体制改革中发挥重要作用。在深化医药卫生体制改革中，充分发挥中医药临床疗效确切、预防保健作用独特、治疗方式灵活、费用相对低廉的特色优势，丰富了中国特色基本医疗卫生制度的内涵。中医药以较低的投入，提供了与资源份额相比较高的服务份额，如2009~2015年，中医类医疗机构诊疗服务量占医疗服务总量由14.3%上升到15.7%；2015年，公立中医类医院比公立医院门诊次均费用低11.5%，住院人均费用低24%。

④建立起独具特色的中医药人才培养体系。把人才培养作为中医药事业发展的根本，大力发展中医药教育，基本形成院校教育、毕业后教育、继续教育有机衔接，师承教育贯穿始终的中医药人才培养体系。初步建立社区、农村基层中医药实用型人才培养机制，实现从中高职、本科、硕士到博士的

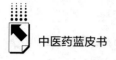

中医学、中药学、中西医结合、民族医药等多层次、多学科、多元化教育全覆盖。截至 2015 年年底，全国有 42 所高等中医药院校（其中独立设置的本科中医药院校 25 所），200 余所高等西医药院校或非医药院校设置中医药专业，在校学生总数达 75.2 万人。实施中医药传承与创新人才工程，开展第五批全国名老中医药专家学术经验继承工作，建设了 1016 个全国名老中医药专家传承工作室、200 个全国基层名老中医药专家传承工作室，为 64 个中医学术流派建立传承工作室。开展全国优秀中医临床人才研修、中药特色技术传承骨干人才培训、乡村医生中医药知识技能培训等高层次和基层中医药人才培养项目，124 名中医药传承博士后正在出站考核。探索建立引导优秀人才脱颖而出的褒奖机制，开展了两届国医大师评选，60 位从事中医药、民族医药工作的老专家获得"国医大师"荣誉称号。

⑤中医药科学研究取得积极进展。设立 16 个国家中医临床研究基地建设项目，完善中医药防治传染病和慢性非传染性疾病临床科研体系，建立了涵盖中医药各学科领域的重点研究室和科研实验室，建设了一批国家工程（技术）研究中心、工程实验室，形成了以独立中医药科研机构、中医药大学、省级以上中医医院为研究主体，综合性大学、综合医院、中药企业等参与的中医药科技创新体系。中医药传承发展能力不断增强，中医药防控心脑血管疾病、糖尿病等重大慢病及重大传染性疾病临床研究取得积极进展。近年来，有 45 项中医药科研成果获得国家科技奖励，其中科技进步一等奖 5 项。屠呦呦因发现青蒿素——一种用于治疗疟疾的药物，荣获 2011 年美国拉斯克临床医学研究奖、2015 年获诺贝尔生理学或医学奖和国家最高科学技术奖。因将传统中药的砷剂与西药结合治疗急性早幼粒细胞白血病的疗效明显提高，王振义、陈竺获得第七届圣捷尔吉癌症研究创新成就奖。开展中药资源普查试点工作，第四次全国中药资源普查基本完成，初步建成由 1 个中心平台、28 个省级中心、65 个监测站组成的中药资源动态监测信息和技术服务体系，以及 16 个中药材种子种苗繁育基地和 2 个种质资源库。组织开展民族医药文献整理与适宜技术筛选推广工作，涉及 150 部重要民族医药文献、140 项适宜技术。这些科研成果的转化，为提高临床疗效、保障中药

质量、促进中药产业发展提供了支撑。

⑥中药产业快速发展。颁布实施一系列加强野生中药资源保护的法律法规，建立一批国家级或地方性的自然保护区，开展珍稀濒危中药资源保护研究，部分紧缺或濒危资源已实现人工生产或野生抚育。基本建立了以中医药理论为指导、突出中医药特色、强调临床实践基础、鼓励创新的中药注册管理制度。目前，国产中药包括民族药约有 6 万个药品批准文号，全国有 2088 家通过药品生产质量管理规范（GMP）认证的制药企业生产中成药。中药已从丸、散、膏、丹等传统剂型，发展到现在的滴丸、片剂、膜剂、胶囊等 40 多种剂型，中药产品生产工艺水平有了很大提高，基本建立了以药材生产为基础、工业为主体、商业为纽带的现代中药产业体系。2015 年中药工业总产值 7866 亿元，占医药产业规模的 28.55%，成为新的经济增长点；中药材种植成为农村产业结构调整、生态环境改善、农民增收的重要举措。中药产业逐渐成为国民经济与社会发展中具有独特优势和广阔市场前景的战略性产业。

⑦医药文化建设迈出新步伐。中国政府重视和保护中医药的文化价值，积极推进中医药传统文化传承体系建设，已有 130 个中医药类项目列入国家级非物质文化遗产代表性项目名录，"中医针灸"列入联合国教科文组织人类非物质文化遗产代表作名录，《黄帝内经》和《本草纲目》入选世界记忆名录。加强中医药健康知识的宣传普及，持续开展"中医中药中国行"大型科普活动，利用各种媒介和中医药文化宣传教育基地，向公众讲授中医药养生保健、防病治病的基本知识和技能，全社会利用中医药进行自我保健的意识和能力不断增强，促进了公众健康素养的提高。国家中医药管理局监测统计中心数据显示，2020 年全国中医药健康文化知识普及水平保持高位，普及率达 94.2%，2020 年中国公民中医药文化素养水平达到了 20.7%。

⑧中医药标准化工作取得积极进展。《中医药标准化中长期发展规划纲要（2011~2020 年）》的制定实施，使中医药标准体系初步形成，标准数量达 649 项，年平均增长率 29%。截至 2022 年，中国已经发布了中医药国

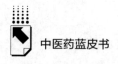
家标准 72 项、行业标准 9 项（406 个病种）、团体标准 1919 项，建立了中医、中药、中西医结合、针灸、中药材种子（种苗）等 6 个标准化技术委员会，修订完成了《中医病证分类与代码》等 4 项标准。广东、上海、甘肃等地方中医药标准化技术委员会相继成立。42 家中医药标准研究推广基地建设稳步推进，常见病中医诊疗指南和针灸治疗指南临床应用良好。民族医药标准化工作不断推进，常见病诊疗指南的研制有序开展，14 项维医诊疗指南和疗效评价标准率先发布，首个地方藏医药标准化技术委员会在西藏自治区成立，民族医药机构和人员的标准化工作能力不断提高。同时，在国家标准化管理委员会和国家中医药管理局的支持下，相关机构正在积极地推进中医药国际化标准的制定工作，由中方主导发布了 ISO/TC 249 标准 54 项。《中医药—穴位阻抗检测仪》国际标准，于 2015 年提出并立项，在与国际对手的竞争中，经过 3 年的努力，终于在 2018 年成功发布，树立了中国中医在国际经络检测设备中的标准与权威。2020 年，《中医药—枸杞子》国际标准由国际标准化组织（ISO）发布，为枸杞子国际标准化发展起到引领作用。中方还承担了世界卫生组织国际疾病分类代码（ICD-11）传统医学部分的研究制定工作。由中国主导的 ISO/TC 249 标准化组织已经建立，秘书处设在中国，中国专家担任项目提案人占比达到 71%，使中国在中医药国际标准的制定中有了更多的主动权和发言权。

⑨中医药对外开放取得积极成效。目前中医药已经传播到世界各地 196 个国家和地区，中医药多边交流合作机制日趋完善。中国已同 40 多个国家和地区签署了 86 个专门的中医药合作协议。截至 2020 年，中国在"一带一路"沿线 30 多个国家和地区建设了 49 个中医药海外中心，有 30 多个国家和地区开办了数百所中医药院校，成为中医药知识、技术推广与合作的窗口，发挥着重要的区域辐射作用。

上述历史脉络，只是中华五千年历史积淀的中医药发展史的梗概。在世界文明长河中，像中医药这样一脉相承、绵延数千年未曾中断，且至今仍传承发展造福人类的医药文化及文明罕见而珍贵，这正是中国呈现给全人类的财富。中医药更大的富矿资源，等待着后人去发掘。

**2. 中医药历史上代表性人物**

（1）中国古代名中医

扁鹊（公元前407~公元前310年），汉族，姬姓，秦氏，名越人（秦越人），又号卢医，春秋战国时期的渤海卢人。扁鹊奠定了中医学的切脉诊断方法，开启了中医学的先河，在赵为妇科，在周为五官科，在秦为儿科，名闻天下。

张仲景（约公元150~154—约公元215~219年），名机，字仲景，南阳涅阳县（今河南省邓州市）人。东汉末年医学家，被后人尊称为"医圣"和"医方之祖"。当时伤寒病大流行，于是他勤求古训，博采众方，勤奋研求前人的遗训，广泛地收集医方，下气力研究古代医家的经典著作，结合自己的临床经验，写成了《伤寒杂病论》16卷。该书是中医灵魂之作，全书系统地总结了伤寒的原因、症状、发展阶段和处理方法，是我国第一部理论联系实践、理法方药齐备的临床医学巨著，开创了中医临床医学的先河；该书确立了"辨证论治"原则、六经辨证的治疗原则，是我国第一部从理论到实践、确立辨证论治法则的医学专著，也是后世研习中医必备的经典著作。后经晋代王叔和整理，又经宋代林亿等人校正，成为今天通用的《伤寒论》《金匮要略》二书。

华佗（约145~208年），字元化，一名旉，东汉沛国谯（即今安徽省亳县）人。他"兼通数经，晓养性之术"，专志于医药学和养生保健术。他行医四方，足迹与声誉遍及安徽、江苏、山东、河南等省。华佗在医学学术上兼通各科，尤以外科最负盛名，被后世尊之为"外科鼻祖"。

王叔和（201~280年），名熙，山东高平（今山东邹城）人，晋代著名医学家。他汇集了《内经》《难经》及扁鹊、华佗和张仲景等有关脉学的论述，结合自己的临床实践，著成《脉经》10卷。

皇甫谧（215~282年），幼名静，字士安，自号玄晏先生，安定郡朝那县（今甘肃省灵台县）人，后徙居新安（今河南义马市）。三国西晋时期学者、医学家、史学家，在医学史和文学史上都负有盛名。他一生以著述为业，后得风痹疾，犹手不释卷。其著作《针灸甲乙经》是中国第一部针灸

235

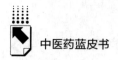
学的专著。除此之外，他还编撰了《历代帝王世纪》《高士传》《逸士传》《列女传》《元晏先生集书》等书。在针灸学史上，具有很高的学术地位，并被誉为"针灸鼻祖"。

葛洪（约283~约363年），为东晋道教理论家，著名炼丹家、医药学家。字稚川，自号抱朴子，晋丹阳句容（今江苏句容县）人。三国方士葛玄之侄孙，世称小仙翁。著作《肘后备急方》一书中收集了大量救急用的方子，这都是他在行医、游历的过程中收集和筛选出来的，他特地挑选了一些比较容易得到的药物，即使必须花钱买也很便宜，改变了以前的救急药方不易懂、药物难找、价钱昂贵的状况。

陶弘景（456~536年），字通明，南朝齐梁时丹阳秣陵人（今江苏南京市）人，号华阳隐居，人称"山中宰相"。他在天文历算、地理、道教、医药、炼丹等方面均有深入的研究，而对于药物学的贡献最大。

雷敩（其生平无考），南北朝刘宋时人，他总结前人的炮炙经验，著成《雷公炮炙论》，为我国最早的炮制学专用书。

孙思邈（约581~682年），唐代京兆华原（今陕西省铜川市耀州区）人，医药学家，被尊称为"药王"。他学识广博，善谈老庄及百家之说，又好佛典，隐居太白山作民间医生。认为人命最宝贵，重于千金，而古代医方散乱浩繁，危急时难以检索，因而博采群经，勤求古训，并结合临床经验，编著成《备急千金要方》《千金翼方》，取"千金"为书名。

王焘（670~755年），唐代郿县（今陕西省眉县）人，曾长期管理唐代国家图书馆弘文馆，广泛阅读晋唐以来医学书籍，参考古方书各家，进行整理研究，于752年编成《外台秘要方》40卷。

王惟一（987~1067年），名惟德，宋代著名针灸学家。天圣初年（1023年）奉敕编修针灸书，详加考订宋代之前医书中有关针灸的记载和针灸图，1026年编成《铜人腧穴针灸图经》。

钱乙（约1032~1113年）字仲阳，宋代东平人，约生于北宋仁宗至徽宗年间，宋代著名的儿科医家。钱氏治学，当初先以《颅囟方》而成名，行医儿科，曾治愈皇亲国戚的小儿疾病，声誉卓著，被授予翰林医学士。其一生著作颇多，有《伤寒论发微》5卷，《婴孺论》百篇，《钱氏小儿方》8卷，《小儿药证直诀》3卷。现仅存《小儿药证直诀》，是中国现存的第一部儿科专著，后人把钱乙尊称为"儿科之圣""幼科之鼻祖"。

刘完素（约1110~1200年），字守真，自号通玄处士，金代河间（今河北省河间市）人，世人尊称其为"刘河间"，金元"四大名医"之一。作为寒凉学派创始人，提出"六气皆从火化"观点，倡火热病机理论，主张寒凉攻邪，治病疗效显著，他的理论对后世温病学的发展有较大影响。师从刘完素者甚多，先后有葛雍、穆子昭、马宗素等人，宗其观点者有张从正、程辉、刘吉甫、潘田坡等，最终形成寒凉攻邪医派，开创了金元医学发展的新局面。

陈无择（1131~1189年），名言，号鹤溪道人，宋代处州青田（今浙江省青田县）人。他在继承和发展《内经》"五志太过致病"和张仲景三因说的基础上，创立了病因分类的"三因学说"。喜、怒、忧、思、悲、恐、惊内伤七情属内因，外感风、寒、暑、湿、燥、热六淫属外因，饮食饥饱、虫兽所伤、中毒金疮和跌损压溺等属不内外因。后世医家多采用陈氏之说。

张从正（1156~1228年），字子和，号戴人，金代睢州考城张老庄（今兰考县小宋集北四里北沙岗）人。攻邪学派的代表人物，他认为疾病并非人身体自有，而是或自外而入，或由内而生，皆由邪气侵入而成，所以治疗上提倡攻邪祛病的疗法，强调邪去则正安，善用汗、吐、下三法，并扩大了三法的含义与临床应用范围。

李杲（1180~1251年），字明之，元代著名医学家，世居真定（今河北省正定县）。原名东垣，所以晚年自号东垣老人。补土学派的代表人物，他提出"内伤脾胃，百病由生"的观点，创立了"脾胃学说"，将补脾胃、升清阳、泻阴火、调整升降失常作为治疗大法，并创制了补中益气丸、升阳散火汤等著名方剂。其门人有王好古与罗天益，明代薛己、张介宾、李中梓，清代叶天士等人都宗其说，并各有发展。

陈自明（约1190~1270年），字良甫，晚年自称药隐老人，临川（今江西省抚州市）人。出身于世医家庭，幼受熏陶而志于医学。他不满足于学

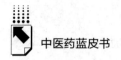

习前人的一方一药，特别重视理论研究，认为医生遣方用药必须以理论为指导，所以他一边遍走东南各地，尽索方书，一边研读《内经》《诸病源候论》等书，在理论上亦有很深的造诣。陈氏曾任建康府明道书院医学教授，以妇科和外科著称于世。

朱震亨（1281~1358年），字彦修，号丹溪，元代婺州义乌（今浙江省金华市义乌）人。养阴学派创始人，他提出"湿热相火，为病最多""阳常有余，阴常不足"两大观点，主张节制情欲色欲，避免相火妄动，以保养阴分。治疗上主张"滋阴降火"，用药多选滋阴清凉之品。丹溪弟子众多，有赵震道、赵以德、王履、戴原礼等人，另外虞搏、王纶、汪机、徐彦纯等亦从其学术思想，丹溪及弟子的学术思想形成养阴学派。

朱橚（1361~1425年），明代安徽凤阳人，明太祖朱元璋第五子，医学家。组织编著《救荒本草》《袖珍方》《普济方》等医学、农学作品，对我国医药事业的发展作出了巨大的贡献。

薛己（1487~1559年），字新甫，号立斋。温补学派的发起人，精于医术，擅长儿科、外科。薛己承继前贤之脾胃学说，重视后天脾胃，提出"人得土以养百骸，身失土以枯四肢""人以脾胃为本"。重视先天肾与命门，在滋补肾阴的基础上，提出温补命门的方法。

李时珍（1518~1593年），字东壁，自号濒湖山人，明代湖北蕲州（今湖北省蕲春县）人。被后世尊为"药圣"。为了编写《本草纲目》，他走遍大江南北，亲自采集药物，参考历代书籍925种，历经27年，三易其稿，于1590年完成了192万字的巨著《本草纲目》。全书收纳诸家本草所收药物1518种，在前人基础上增收药物374种，合1892种，其中植物1195种、辑录古代药学家和民间单方11096则、附药物形态图1100余幅。这部伟大的著作，吸收了历代本草著作精华，是到16世纪为止中国最系统、最完整、最科学的一部医药学著作。此外，李时珍对脉学及奇经八脉也有研究，著有《奇经八脉考》《濒湖脉学》等多种脉学著作。

张介宾（1563~1640年），字会卿，号景岳，因善用熟地黄，人称"张熟地"，明代山阴会稽（浙江省绍兴市）人。他初对朱震亨的"阳常有余，阴常不足"的观点非常坚信，中年后依据《内经》"阴平阳秘，精神乃治"的理论，对朱震亨的观点大加反对，强调人体阳气如天之太阳，提出"阳非有余"及"真阴不足""人体虚多实少"等理论，主张补益真阴、元阳，慎用寒凉和攻伐方药，在临证上善用温补之剂，并创造出温补学派最有名的方剂右归丸。著有《类经》《类经图翼》《类经附翼》《景岳全书》《质疑录》等中医学经典著作，其学术思想对后世影响很大。

赵献可（1573~1664年），字养葵，自号医巫闾子，明代浙江鄞县（今浙江省宁波市）人。博览医书，推崇薛己，对"命门"之说加以发挥，创立了"命门学说"。他认为"命门"为人身脏腑之主，命门之火是生命活动之源，所以养生治病都重在温养命门之火，治病主用六味丸、八味丸。此说对后世影响颇深，著有《邯郸遗稿》《医贯》等。

叶天士［1666（1667）~1745年］，名桂，字天士，号香岩，清代江苏吴县（今江苏省苏州市）人。祖籍安徽歙县，其高祖叶封山自安徽歙县蓝田村迁居苏州。居上津桥畔，故晚年又号上津老人。清代著名医学家，"温病四大家"之一。叶家世代业医，叶天士自幼耳濡目染，少时即受家学，擅长治疗时疫和痧痘等症，是中国最早发现猩红热的人。在温病学上的成就，尤其突出，是温病学的奠基人之一。首创温病"卫、气、营、血"辨证大纲，为温病的辨证论治开辟了新途径，被尊为温病学派的代表。

余霖（1723~1795年），字师愚，治瘟名家，清代安徽桐城人，著有《疫疹一得》一书。《疫疹一得》书后附有余师愚的11则验案，皆为治疫病起死回生之例，蔚为奇观。《疫疹一得》前有几篇当时名士所作序言，都说余师愚治疫效验非凡，如蔡曾源序称余氏"三十年来，自南而北，所全活人，殆不可以数计"，张若称"医有立效，莫若我师愚先生"，吴贻也说"无不立效，其得之则生，不得则死者，不可更仆数"。余师愚治疫乃旷世奇才，活人无数，他发现本草著作中的石膏，性大寒、味淡薄、体沉，既能清胃热、解肌热，又能泻实热，是温热疫病的首选良药，他在临床上重用石膏以治热毒瘟疫，取得了巨大的成功，其自序说："三十年来，颇堪自信，活人所不治者，笔难馨述。"余师愚还创制了"清瘟败毒饮"，方用生石膏、

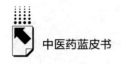

小生地、乌犀角、真川连、栀子、桔梗、黄芩、知母、赤芍、玄参、连翘、鲜竹叶、甘草、丹皮。此方之义仍是重用石膏，以清十二经之热。分三种剂型——"生石膏大剂六两至八两，中剂二两至四两，小剂八钱至一两二钱"，分别应对疫情不同阶段、不同症状。该方在后世多用于温热疫病，医家认为余师愚所见之疫病与吴又可所遇有较大差异。2020 年初以来新冠病毒引发疫病，各地又将清瘟败毒饮用于临床治疗初期、中期阶段的疫毒袭肺、热毒炽盛者，仍获良效。

吴瑭（1758~1836 年），字鞠通，清代江苏淮阴人。他将温病分为风温、春温、温疫、湿温、温毒等不同类型，首创温病"三焦辨证"的方法，指出温病从上焦心肺到中焦脾胃，再到下焦肝肾的顺传途径，提出了"治上焦如羽，非轻不举；治中焦如衡，非降不安；治下焦如沤，非重不沉"的治疗原则，并且为后人留下了诸如银翘散、桑菊饮、藿香正气散、清营汤、清宫汤、犀角地黄汤等许多优秀的方剂，极大地丰富了温病学派理论。

王清任（1768~1831 年），字勋臣，清代河北玉田人。他在研习经典过程中发现历代医籍中关于脏腑的描述失于准确，于是亲自观察因传染病而死的小儿尸体，绘成 13 幅解剖图，订正前人对脏腑记载的错误，著成《医林改错》一书。

（2）中国近代名中医

萧龙友（1870~1960 年），四川三台人，医学家。曾任中医研究院学术委员、名誉院长，中央文史馆馆员。重视辨证论治，主张四诊合参，治愈了一些疑难症证。培养了数百名中医人才，对我国中医学的发展起到了承前启后的作用。著有《整理中医学意见书》《中医药学意见书》等。

施今墨（1881~1969 年），祖籍浙江省杭州市萧山区，中医临床家、教育家、改革家，"北京四大名医"之一。提倡中西医结合，培养了许多中医人才。经人整理已出版《施今墨临床经验集》《施今墨对药临床经验集》等书。

汪逢春（1884~1949 年），江苏苏州人，受业于吴中名医艾步蟾老医生，毕生热心于中医教育事业，努力提携后学。擅长治疗时令病及胃肠病，对于湿温病多有阐发，启迪后学。著作主要有《中医病理学》《泊庐医案》等。

孔伯华（1884~1955年），山东曲阜人，早年任北京外城官医院医官，新中国成立后，任卫生部顾问、中华医学会中西医学术交流委员会副主任。主张病必求其本，临证注重湿与热。以善治温病著名，更以善用石膏一药，为医林所景仰。著有《时斋医话》《传染病八种证治晰疑》等。

（3）新中国成立后评选的历届国医大师

国医大师评选制度：党和国家高度重视中医药事业，从2008年10月开始，由人力资源和社会保障部、卫生部和国家中医药管理局组织评选"国医大师"并形成长效制度，规定每届评选30名"国医大师"，均为省级名中医或全国老中医药专家学术经验继承工作指导老师，同时还要具备品德高尚、获得社会广泛赞誉、为发展中医药事业作出突出贡献、中医药理论造诣深厚、学术成就卓越、在全国及行业内具有重大影响，从事中医临床或中药工作55年以上、在群众中享有很高声誉等条件。"国医大师"是新中国中医药界德高望重、医术精湛的名医名家，享受省部级劳动模范和先进工作者待遇。从启动至今，国家先后评选出四届"国医大师"，他们作为中医药界的至高荣誉获得者，引领中医药事业发展。

第一届国医大师简况（30人，排名不分先后）：裘沛然（上海）、邓铁涛（广东）、朱良春（江苏）、李玉奇（辽宁）、李辅仁（北京）、班秀文（广西）、颜正华（北京）、颜德馨（上海）、路志正（北京）、何任（浙江）、程莘农（北京）、张琪（黑龙江）、张镜人（上海）、王玉川（北京）、王绵之（北京）、方和谦（北京）、李振华（河南）、吴咸中（辽宁）、任继学（吉林）、贺普仁（北京）、唐由之（北京）、陆广莘（江苏）、徐景藩（江苏）、周仲瑛（江苏）、张灿玾（山东）、强巴赤列（西藏）、苏荣扎布（内蒙古）、李济仁（安徽）、郭子光（四川）、张学文（陕西）。

第二届国医大师简况（30人，排名不分先后）：干祖望（江苏）、阮士怡（天津）、郭诚杰（陕西）、郑新（河南）、李今庸（湖北）、金世元（北

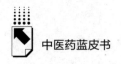
京）、刘柏龄（吉林）、刘志明（北京）、陈可冀（福建）、段富津（黑龙江）、石仰山（上海）、夏桂成（江苏）、尚德俊（山东）、徐经世（安徽）、刘敏如（四川）、巴黑·玉素甫（新疆）、吕景山（山西）、晁恩祥（北京）、李士懋（河北）、刘祖贻（湖南）、禤国维（广东）、石学敏（天津）、洪广祥（江西）、吉格木德（内蒙古）、孙光荣（北京）、刘尚义（贵州）、王琦（江苏）、唐祖宣（河南）、张大宁（天津）、占堆（西藏）。

第三届国医大师简况（30人，排名不分先后）：王世民（山西）、王烈（吉林）、韦贵康（广西）、卢芳（黑龙江）、包金山（内蒙古）、尼玛（西藏）、吕仁和（北京）、朱南孙（上海）、伍炳彩（江西）、刘嘉湘（上海）、许润三（北京）、李业甫（安徽）、李佃贵（河北）、杨春波（福建）、邹燕勤（江苏）、沈宝藩（新疆）、张志远（山东）、张磊（河南）、张震（云南）、周岱翰（广东）、周学文（辽宁）、周信有（甘肃）、段亚亭（重庆）、柴嵩岩（北京）、梅国强（湖北）、葛琳仪（浙江）、雷忠义（陕西）、廖品正（四川）、熊继柏（湖南）、薛伯寿（北京）。

第四届国医大师简况（30人，排名不分先后）：丁樱（河南）、王永钧（浙江）、王自立（甘肃）、王庆国（北京）、王晞星（山西）、王新陆（山东）、皮持衡（江西）、孙申田（黑龙江）、严世芸（上海）、李文瑞（北京）、杨震（陕西）、肖承悰（北京）、何成瑶（贵州）、余瀛鳌（江苏）、张伯礼（天津）、张静生（辽宁）、陈民藩（福建）、陈彤云（北京）、陈绍宏（四川）、林毅（广东）、林天东（海南）、旺堆（西藏）、南征（吉林）、涂晋文（湖北）、施杞（上海）、姚希贤（河北）、翁维良（浙江）、黄瑾明（广西）、韩明向（安徽）、潘敏求（湖南）。

3. 中医药历史上代表性典籍概要

（1）中医学奠基之作《黄帝内经》

春秋战国至秦汉时期，伴随政治经济、科学文化的新发展，诸子百家争鸣，医家们也结合自己的临床经验，把以前的医学经验和理论加以系统总结，出现了中医理论的奠基之作《黄帝内经》（以下简称《内经》）。

《内经》包括《素问》和《灵枢》两部分，共162篇，非一时一人之手笔，是春秋战国至秦汉时期的医学论文汇编，是我国现存第一部中医经典著作。书名冠以"黄帝"，是崇古的托名。《内经》内容丰富，包括阴阳、五行、藏象、经络、腧穴、病因、病机、诊法、治则等多方面，对中医理论的基本内容，进行了全面论述，奠定了中医学的理论基础。

《内经》认为人体的整个生命过程就是体内阴阳的对立、依存、消长、转化的过程，阴阳失调则导致疾病发生。《内经》确定了五脏为中心，六腑为配合，奇恒之腑为补充，支配五体，开窍于五官，外应四时阴阳的"四时五脏阴阳"系统。《内经》还建立了内属于脏腑，外络于肢节，沟通表里，贯通上下，运行气血的完整的经络系统。

《内经》认为外感邪气、情志刺激、饮食劳逸等都是致病因素，作用于人体，导致疾病的发生。诊察疾病的方法，是望、闻、问、切四诊。《内经》中脉诊的内容最为全面，涉及浮、沉、迟、数、滑、涩等二十余种脉象，为后世脉学的发展奠定了基础。《内经》中讨论疾病的内容也非常丰富，专题讨论就有风病、热病、寒热病、疟、咳、痹等数十种，包括内、外、妇、儿、五官、皮肤、骨伤等各科，所载症证名称有300多个，许多病名沿用至今。

《内经》首先提出预防疾病的思想，强调"不治已病治未病"。《内经》确立了治病求本、标本缓急等的治疗原则，在此指导下又提出了平调阴阳寒热、虚实补泻等治法，形成了完整的论治体系。

（2）中医学灵魂之作《伤寒杂病论》

中医古籍在汉代的分类，主要有属于经典理论的"医经"和属于临床药方的"经方"，东汉张仲景首次将中医经典理论与临床治病的药方结合起来，著成《伤寒杂病论》，创立了辨证论治的理论体系。《伤寒杂病论》分为《伤寒论》《金匮要略》两部分。

《伤寒论》现存10卷，22篇，113方，全面总结了东汉以前的医学成就，将外感病归纳为六经病证，每经结合阴阳、表里、寒热、虚实进行辨证论治，创立了太阳、少阳、阳明、太阴、少阴和厥阴六经辨证体系，奠定了中医辨证论治的基础。其所传承及创制的113方，如麻黄汤、桂枝汤、大小

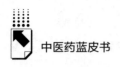
承气汤、白虎汤、小柴胡汤、理中汤、四逆汤等，依然广泛应用于现代临床。

《金匮要略》3卷，25篇，载病60余种，收方262首，是《伤寒杂病论》的杂病部分。所述病证包括痉湿暍、中风历节、血痹、虚劳等内科病，疮痈、肠痈、浸淫疮等外科疾病，以及经带胎产和杂病等妇科疾病，还兼及急救、脏腑经络病脉和饮食禁忌等内容。全面总结了东汉以前的诊疗经验，提出了辨证论治和方药配伍的基本原则，为中医内科学和妇科学的发展奠定了基础。

（3）中药学奠基之作《神农本草经》

东汉时随着药物品种的增加，药物学知识更加丰富，出现了我国现存最早的药物学专著《神农本草经》（也简称《本草经》或《本经》）。《神农本草经》非出自一时一人之手，秦汉以来许多医药学家不断搜集记述，东汉时整理成书。

《神农本草经》3卷，载药365种，根据药效分为上、中、下三品。书中总结了药物相须、相使、相畏、相恶、相反、相杀等配伍原则，提出了君臣佐使的组方原则及四气五味等药物学理论，记载了药物的采收时间、炮制和贮藏方法等。药物主治的疾病约有170余种，包括了临床各科，初步奠定了药物学的理论体系。

（4）最早的脉学专著《脉经》

西晋时期，脉学有了较大的发展，出现了我国现存最早的脉学专著《脉经》10卷，晋代王叔和著，该书首次系统归纳出浮、芤、洪、滑、数、促、弦、紧等24种脉象，具体描述其性状，分析脉理、脉法及其主病，为后世脉学的发展奠定了基础。

（5）最早的针灸学专著《针灸甲乙经》

西晋时期，出现了我国最早的针灸学专著《针灸甲乙经》12卷，简称《甲乙经》，作者皇甫谧对前代《素问》、《针经》和《明堂孔穴针灸治要》三书进行了分类整理，对古代针灸疗法进行了系统的归纳，论述脏腑、经络、腧穴、针灸方法和禁忌等，在针灸学发展史上起到承前启后的作用。

（6）第一部专论疾病病因和证候的专书《诸病源候论》

隋代病因证候学有了较大的发展，出现了中国第一部专论疾病病因和证候的专书，也是第一部官修的医学理论著作。该书50卷，在证候分类上有较大发展，分别论述了内科、五官科、外科、妇产科及小儿科疾病的病因、证候及诊断、预后以及养生、导引疗法等，对病因病机的阐述和对证候的描述具有较高水平。该书在病因方面尤多创见。如明确指出传染病为"感其乖戾之气而发病"，山区多瘿病源于百姓"饮沙水"之故，岭南地区的"瘴气"系"杂毒因暖而生"等。该书在中国医学史上占有重要地位，对后世影响十分深远。其征引典籍丰富，保存了隋之前的医学文献，具有重要的价值。

（7）经典草药专著《神农本草经集注》及世界最早的国家药典《新修本草》

《神农本草经集注》7卷，梁代陶弘景注，原书已佚，该书是在《神农本草经》基础上进行整理，又增药365种，共计730种药物，采用玉石、草木、虫兽、果、菜、米食、有名未用七类新的分类法，首创用自然属性分类的方法，确立综合本草的基本格式。该书详细论述了药物的性味、产地、形态、采集和鉴别，总结出诸病通用药，如防风、防己、川芎等治风药，大戟、泽泻等治水药，对后世有一定的影响。在《神农本草经集注》的基础上，唐代657~659年，官府组织苏敬等23人集体编写《新修本草》，成为由国家颁布的首部药典，也是世界上最早的国家药典。《新修本草》54卷，载药850种。此书以《神农本草经集注》为主体，增补新药与注文，并根据各地道地药材的实物标本绘图描述，详述药物的性味、产地、功效及主治，另外增加了一些进口药，如安息香、龙脑香、胡椒、柯子等。《新修本草》内容丰富，体例严谨，具有较高的学术水平和科学价值，颁行后被定为医学生必读之书。

（8）最早的炮制学专书《雷公炮炙论》

《雷公炮炙论》记载了药物加工与药物炮制两部分。药物加工分为除掉杂质、粉碎、洗净和干燥几个步骤。粉碎可以用手掰、刀切、锉子锉、槌子

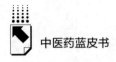

槌、刀刮成粉或在臼中舂，洗净包括水洗、醋洗及温药水浴，干燥则可阴干、风干、日光晒干或曝干。药物炮制，能够起到改变药性、增效减毒的作用。炮制分为水制、火制或水火共制。水制是将药材浸泡在液体中，液体可以是水，或者酒、米泔水、蜜等。火制包括煎、炼、炒、干熬、炮、炙、焙、煅等。水火共制则是对药材进行蒸或煮，其中的液体可以是水，或是酒、醋、盐汤、蜜、浆水、麻油等，也可使用其他的药汁。《雷公炮炙论》所载药物炮制方法，多有科学性，如用麻油煮巴豆，酒蒸大黄、醋炙莨菪，蒿类勿犯火，知母勿犯铁器，石性药用火煅、水飞等处理，这些经验历经上千年的检验，至今仍在使用。

（9）第一部医方全书《外台秘要方》

《外台秘要方》全书40卷，载方6000余首，包括临床各科疾病及明堂灸法等内容。凡书中引用书籍都详细注明出处，保存大量唐代以前的医学文献，为研究唐代之前的文献提供了宝贵的资料。

（10）最早的外科专著《刘涓子鬼遗方》

《刘涓子鬼遗方》，晋代刘涓子著，成书于南齐时，龚庆宣于499年重编，原书10卷，今存5卷。全书详细论述了痈疽的鉴别和辨证治疗经验，另外还对金疮、瘀血、外伤治疗等内容进行了论述，全书载方140余首。书中提出治疗痈疽"火不止则盛，热盛肉腐为脓"的理论一直为后世推崇。方中多用黄芪，实开后代内托法之先河。书中所载内治清热解毒、补托生肌，外治排脓生肌、敷以膏药等治疗经验，为后世医家所普遍采用。

（11）最早的骨伤科专著《仙授理伤续断秘方》

《仙授理伤续断秘方》又名《理伤续断方》《蔺道人仙授理伤续断方》，唐代蔺道人传，刊于846年前后。该书记载了骨折脱位的多种整复方法、全身麻醉药方和内服外用的治疗方剂，强调骨折的整复、固定、活动及内外用药的治疗原则，是中国骨伤科学的奠基著作，对后世骨伤科学的发展产生了巨大影响。

（12）第一部产科专书《经效产宝》

《经效产宝》3卷，唐代昝殷撰于852年。论述了经闭、带下、妊娠诸病、难产及产后诸病。妊娠方面强调辨证论治，指出母病动胎，但疗母疾，其胎自安；胎有不坚而损母者，但疗胎疾则母瘥，成为历代医家治疗妊娠病的基本原则。提出产难救治应内服药与助产法并举，用药当以续断、艾叶、当归、地黄、阿胶等为主，对后世临床具有指导意义。

（13）宋代官修本草书籍

宋代从 973 年起的 140 余年间，先后多次组织本草修订工作，陆续编成《开宝新详定本草》《嘉祐补注神农本草》《本草图经》《重广补注神农本草》等本草著作，特别是《本草图经》，据实物绘图，并注明开花、结实、收采季节以及功用说明，推进了本草学的新发展，并在此基础上又编成《经史证类备急本草》31 卷，阐述药物的主治、归经、制药法等，有药有方，并附有药图，内容极为丰富。宋代在此基础上进一步修订，1108 年刊行《大观经史证类备急本草》，1116 年刊行《重修政和经史证类备用本草》，本书为后世研究本草的重要参考书，明代李时珍所著《本草纲目》便以它作为蓝本。

（14）宋代官修方书

宋代由于经济、文化与印刷术的发达，政府及私人所著方书增多。官修方书《太平圣惠方》、《圣济总录》与《太平惠民和剂局方》在中国医学史上占有重要的地位。《太平圣惠方》100 卷，王怀隐等人奉敕在 978～992 年编著而成。全书汇录两汉至宋初各代名方 16834 首。先引用巢元方《诸病源候论》有关病因病机论述，之后分列处方、方药主治、药物及炮制、剂量、服法、禁忌等，是一部理法方药内容全面的方书。

《圣济总录》200 卷，宋徽宗赵佶下旨命撰，汇集宋时民间及医家所献医方，并及宫廷内府所藏秘方，1117 年编撰完成。录方近两万首，涉及临床各科及杂治、养生之类，先立论，后附方，以方为主。该书内容极为丰富，对症证的论述比较系统，对许多疾病的归类也较为合理，堪称宋代医学全书。

《太平惠民和剂局方》（以下简称《和剂局方》）10 卷，为宋代太平惠民和剂局编写，是全世界首部由官方主持编撰的成药标准。太平惠民和剂局

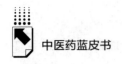

为宋代官办药事机构，由国家实行对医药的统一购销，为了统一制药的质量标准，遂将所属药局的成药处方编辑成书。全书载方 297 首，大多数为当时所用有效成方，如至宝丹、牛黄清心丸、苏合香丸、紫雪丹、四物汤、逍遥散、藿香正气散等都是出自本书。《和剂局方》还记载了 187 种中药的炮制方法，将其列为法定制药规范，对后世医药学的发展产生了积极的影响。

（15）宋代临床各科重要典籍

①外科及伤科。《外科精要》3 卷，宋代陈自明撰，刊于 1263 年，该书重点叙述外科痈疽的病因病机、诊断、鉴别及灸法、用药治疗方法等。强调痈疽疮疡与天时、饮食、情志、体质及脏腑气血盛衰均有关系，应当依据经络虚实，内外结合治疗痈疽，外用针药泻除其毒，内服方药补益正气，托毒外出，对后世外科内治法的发展有很大影响。

②妇产科。《妇人大全良方》24 卷，成书于 1237 年，宋代陈自明撰，该书对胎儿发育、妊娠诊断、孕期卫生、孕期用药禁忌、妊娠期特有疾病、各种难产、产褥期护理及产后病证等，都作了详细的论述，形成了中医妇科比较完整的理论体系，它的流传为促进我国中医妇科学的发展作出了重要贡献。

③儿科。《小儿药证直诀》3 卷，宋代钱乙著，成书于 1114 年，书中对小儿生理、病理特点作了精辟的论述，认为小儿"脏腑柔弱，易虚易实，易寒易热"，确立了以脏腑辨证为宗旨的小儿病论治体系，为中医脏腑辨证理论作出了贡献。书中所载六味地黄丸、泻白散、泻黄散、导赤散、异功散、白术散、泻青丸等方剂至今仍广泛应用于临床。《幼幼新书》40 卷，成书于 1150 年，古代中医儿科学类书，宋代刘昉等辑撰。全书辑录南宋以前百余种医籍中有关儿科的医论和方剂，并汇集许多民间验方及私人藏方，用药治法详备，除常用的丸、散、膏、丹外，亦有针法、灸法及外治法，对临床有较高的参考价值。因其文献有明确出处，富有重要的文献价值。

④针灸科。《铜人腧穴针灸图经》3 卷，成书于 1026 年，是宋代名医王惟一的代表作，为统一和发展我国针灸学作出了很大贡献。书中论述经络循

行，按照头、颈、躯干、四肢的顺序，详叙每一经穴的位置及主治。1029年设计并主持铸造针灸铜人模型两座，铜人的躯体与脏腑可合可分，体表刻有穴位名称，供学生针灸实习和医师考试之用，这是针灸教学上的一大创举，在国内外产生了较大的影响。

（16）元代临床各科重要典籍

《外科精义》2卷，成书于1335年，元代医家齐德之所著，载医论35篇，选方140余首。齐德之，元代医学博士兼御药院外科太医。齐氏认为疮疡乃阴阳失和、气血凝滞所致，诊病当辨脉象、辨虚实、辨深浅、辨脓、辨善恶、辨症候。指出痈疽虽表现于体表，但与全身脉证密切相关。主张内外兼治，提出内消、托里、止痛、追蚀、针烙、灸疗等内外治法。

《世医得效方》19卷，成书于1337年，书中包括中医内、外、妇、儿、骨伤、五官等各科疾病231种，载方3300余首，骨伤科方60余首。卷十八为正骨兼金镞科，记述了四肢骨折及脱臼、脊椎骨折及整复法等，并记有多种治疗手法和器械。

《原机启微》2卷，元代倪维德所撰，初刊于1370年，该书注重探讨眼病病因，将眼病分为16种，治疗上根据患者体质和病情进行辨证施治。书中所载眼科方剂，多加以分析，阐明方义，有独到的学术见解。

（17）响彻古今中外的中国医药学百科全书《本草纲目》

明代中药学发展的最突出成就，是李时珍编著的具有世界性影响力的药物学巨著《本草纲目》。李时珍从1565年起，用了近30年时间编成，全书共52卷，约190万字，收载药物1892种，其中新增药物374种，附药图1160幅，所载药物分为16部、60类，系统地阐发了中药药物的性味、主治、用药法则、产地、形态、采集、炮制、方剂配伍等，刊载附方11096个。该书集中国16世纪之前的药学成就之大成，是一部具有世界性影响的著作，被国外学者誉为"东方药学巨典"，目前有韩、日、英、法、德等多种文字的译本。

《本草纲目》把药物分为矿物药、植物药、动物药；将矿物药分为金部、玉部、石部、卤部4部；植物药分为草部、谷部、菜部、果部、木部5

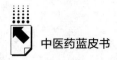

部；草部又分为山草、芳草、醒草、毒草、水草、蔓草、石草等小类。动物药一类，按低级向高级进化的顺序排列为虫部、鳞部、介部、禽部、兽部、人部6部；另外还有服器部。从无机到有机，从简单到复杂，从低级到高级，这种分类法明显含有生物进化的思想，受到达尔文的高度重视。尤其对植物的科学分类，要比瑞典的分类学家林奈早200年。《本草纲目》广泛涉及医学、药物学、生物学、矿物学、化学等诸多科学领域。特别是在化学史上，较早地记载了纯金属、金属、金属氯化物、硫化物等系列化学反应，记载了蒸馏、结晶、升华、沉淀、干燥等现代化学中应用的一些操作方法。《本草纲目》不仅是我国一部药物学巨著，也是我国古代的百科全书。正如李建元《进本草纲目疏》中指出："上自坟典，下至传奇，凡有相关，靡不收采，虽命医书，实该物理。"英国达尔文在其著作中多次引用这本书的资料，并称之为"古代中国百科全书"，英国李约瑟称赞李时珍为"药物学界中之王子"。

（18）明代大型方书《普济方》

《普济方》168卷，成书于1406年，明代朱橚等编撰，全书分类和刊载了1960论、2175类、778法、61739方、239图，是在宋代官修方书《圣济总录》的基础上编写的大型方书。全书内容包括方脉、药性、运气、伤寒、杂病、妇科、儿科、针灸及木草等多方面。该书总结了明代以前的医疗经验，博引历代医书，兼收传记、杂说、道藏及佛书等有关文献，包括不少宋元时期名医散佚的著作。该书是我国现存最大的方书，保存了极为丰富和珍贵的医方资料，具有极其重要的价值。

（19）明代临床各科重要典籍

①伤科与外科。《正体类要》2卷，明代薛己撰成于1529年，全书重在论述伤科内伤的证治经验。作者认为体表与脏腑相关，"肢体损于外，则气血伤于内，营卫有所不贯，脏腑因之不和"，故重脉理，重内治，重视元气的作用，主张平补，治气以补气为主，治血则以补气养血与活血化瘀为主，反对单纯用手法和外治法。其治法对后世伤科内治法的发展有较大影响。明代王肯堂编辑的《疡医证治准绳》6卷，是一部集前代外科理法方药之大成

的著作，成书于 1608 年。书中记载了人的骨骼数目形状，探讨了骨折和脱臼的复位手法，记述了肿瘤摘除术、甲状腺切除术、落耳再植术等多种外科手术操作方法，对麻风病、梅毒、性病进行了比较确切的论述。该书内容丰富，分门详细，广收方剂，取材严谨，对后世医家影响较大。外科重要的著作还有明代陈实功的《外科正宗》4 卷，成书于 1617 年。该书记载了多种外科手术方法，收录了 120 余种常见外科疾病的病机、证候和治法，载方407 首，图文并茂，强调内外并重治疗，内治注重补益脾胃，外治重视应用刀针等手术疗法，是明代最具代表性的外科著作。

②妇产科。明代王肯堂撰《女科证治准绳》5 卷，为明代妇科学的代表著作，初刊于 1607 年。作者以薛己的《校注妇人良方》为基础，广集《内经》《难经》《金匮》《广济方》《必效方》等论著，以及数十位医家论女科证治之经验，分治法总论、调经门、杂证门、胎前门及产后门五大类，对明代以前的妇科学术成就作了较系统的总结，影响较大。武之望所撰《济阴纲目》5 卷，系对王肯堂《女科证治准绳》重加编次补充而成，分医论与医方两部分，阐述了从调经、止带，到求子、产育以及产后杂病、乳疾以及生长发育等多种疾病的因机证治，疾病分类条理清晰，资料丰富。又新增方剂 1100 多首，选方实用，新增自撰诸多医论及按语。

③儿科。明代儿科学逐渐成熟，在理论与临床实践方面，均取得了较大的进步。万全所撰《幼科发挥》与《育婴秘诀》即为优秀著作。万氏三世家传儿科，临证经验丰富。他根据钱乙"五脏所主"说，提出小儿肝常有余、脾常不足，心常有余、肺常不足，肾常虚的观点，对后世医家诊治小儿疾病影响深远。薛铠、薛己的《保婴撮要》20 卷，初刊于明代 1556年。主要论述初生婴儿护养法、儿科疾病诊法、变蒸、五脏主病以及幼儿内科杂病、外科、皮肤科及痘疹等病的证治及医案，还收载了大量的儿科医案。提出婴儿的健康与乳母关系重大，总结出"母病子病，母安子安"之说，故治疗婴儿的疾病同时当诊其乳母状况。明代以后小儿推拿逐渐得到发展，如成书于 1612 年的周于蕃所著的《小儿推拿秘诀》，该书将明代流行于民间的小儿推拿手法作了收集整理，归纳为按、摩、掐、揉、推、

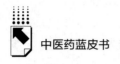

运、搓、摇八法，每法之下又据施术部位不同，明确操作手法和主要功效。

④针灸科。明代出现了许多汇编性的针灸著作，其中杨继洲编写的《针灸大成》10卷，刊于1601年，作者节录《内经》《难经》《医经小学》《针灸聚英》《标幽赋》《金针赋》《神应经》等20余种医籍中的针灸原文、歌赋，并加注解；同时结合自己的针灸临床经验，较全面地论述了针灸理论、操作手法等，并考定腧穴名称和部位，记述历代医家针灸医案，对明代以前针灸学理论进行了一次系统整理，保存了历代重要的针灸文献资料，促进了针灸疗法的传播和发展。

⑤五官科。明代傅仁宇所著《审视瑶函》6卷，刊于1644年，全书收载眼科前贤医案、五轮八廓学说、眼病的病因病机，论述各病脉因证治，兼论小儿目疾、眼科针灸等内容。共列108证、300余方。对金针拨内障及其他外治法阐释尤为详明，书中所列医论以及对冰片的运用等多有新见。喉科在明代以前多载于外科书中，在这一时期也有一定的发展。明代薛己撰《口齿类要》1卷，成书于1528年。阐述口疮、齿痛、舌症、喉痹等12类口齿科疾病的辨证治疗，共载方60余首，每方均详论其适应证，是一部论治口腔疾病的专著。

（20）清代时期中医药典籍

《瘟疫论》对温病病因、发病、传变过程和治疗原则，都提出了全新的主张。《湿热病篇》1卷，对湿热病因病机、证候传变、审证要点及有关疾病的鉴别等均作了较深入的阐述，提出温化、清泻、清热祛湿等法，同时兼顾补阳、益气、养阴、生津，用药灵活多变，使清热不碍湿，祛湿不助热，扶正不碍祛邪，祛邪兼顾扶正，丰富并充实了温热病学的内容，对温热病学的发展作出了重大贡献。

《温热经纬》5卷，成书于1852年。该书"以轩岐仲景之文为经，叶薛诸家之辨为纬"，选取《内经》《伤寒论》《金匮要略》中有关热病的论述，又汇集叶天士、陈平伯、薛生白、余师愚等温病学先贤诸论及诊治之法，参以按语，逐条注释析义，可称集温病学之大成，影响深远。

《医林改错》，书中记述了颈动脉、主动脉、支气管、总胆管、肝、胆、胃、肾、膀胱、胰腺、大网膜等器官的形态与毗邻关系，对我国解剖学的发展作出了不可磨灭的贡献。另外，著作中记述了血瘀之证，创造了一系列补气活血逐瘀方剂，如血府逐瘀汤、通窍活血汤等，对中医活血化瘀理论的完善贡献较大。

《本草纲目拾遗》10卷，依据《本草纲目》体例删去了人部，而增加了藤部、花部，载药921种，其中716种为《本草纲目》未载者，新补充的药物绝大部分是民间用药，或已见于当时其他医书上的药物，同时也包括进口药，如东洋参、西洋参、鸦片烟等。同时对《本草纲目》的错误与欠妥之处加以订正。因此，《本草纲目拾遗》具有较高的价值，代表了清代本草学的最高成就。

清代组织编写了官修医书《古今图书集成·医部全录》和《医宗金鉴》。《古今图书集成》1万卷，历经20多年完成，成书于1725年，是中国最大的医部类书。其中，《医部全录》520卷，为《古今图书集成》的一部分，辑录了从春秋战国到清朝初期的医学著作120余种，分门别类归纳集成。包括《内经》《难经》的注释、脉法、外诊法、脏腑身形，及中医临床各科疾病的证治等内容。引证材科均详注出处，标明书目、篇目及作者，是集我国18世纪以前的医学文献之大成的医学巨著，堪称医学百科全书。

《医宗金鉴》90卷，15分册，是由清代乾隆皇帝钦定名称，由太医院吴谦任总纂修官，选择精医通文的官员70余人共同编撰而成的一部医学丛书，撰于1739~1742年，历时三年编辑完成。《医宗金鉴》共计15种，包括《订正仲景全书伤寒论注》《订正金匮要略注》《删补名医方论》《四诊心法要诀》《运气要诀》《伤寒心法要诀》《杂病心法要诀》《妇科心法要诀》《幼科心法要诀》《痘疹心法要诀》《幼科种痘心法要诀》《外科心法要诀》《眼科心法要诀》《刺灸心法要诀》《正骨心法要旨》。全书采集了上自春秋战国，下到明清历代医书的精华，理法方药精审齐备，图说方论内容周全，并附有歌诀，便于记诵。该书是御制钦定的太医院教科书，代表了清代医学发展的最高水平。

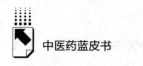

## （三）中医药理论特色及发展优势

在数千年的发展中，中医药吸收和融合各时期先进的科学技术和人文思想，不断创新发展，理论体系日趋完善，技术方法更加丰富，形成以下的鲜明特色和发展优势。

### 1. 中医药理论特色

（1）强调整体观念。中医认为人与自然、人与社会是一个相互联系、不可分割的统一体，重视自然环境和社会环境对健康与疾病的影响。认为人体内部是一个有机整体，精神与形体密不可分，强调生理和心理的协同关系，重视生理与心理在健康与疾病中的相互影响。

（2）讲究"平"与"和"。中医强调阴阳动态平衡对健康具有重要作用，认为人的健康在于各脏腑功能和谐协调，情志表达适度中和，并能顺应不同环境变化。疾病的发生，其根本是在内、外因素作用下，人的整体功能失去动态平衡。维护健康就是维护人的整体功能动态平衡，治疗疾病就是使失去动态平衡的整体功能恢复协调、和谐状态。

（3）注重个体化辨证。中医诊疗强调因人、因时、因地制宜，体现为"辨证论治"。"辨证"，就是将四诊（望、闻、问、切）所采集的症状、体征等个体信息，通过分析、综合，判断为某种证候。"论治"，就是根据辨证结果确定相应的治疗方法。中医诊疗着眼于"病的人"而不仅是"人的病"，着眼于调整致病因子作用于人体后整体功能失调的状态。

（4）突出"治未病"。中医"治未病"核心体现在"预防为主"，重在"未病先防、既病防变、瘥后防复"。中医强调生活方式和健康有着密切关系，主张以养生为要务，认为可通过情志调摄、劳逸适度、膳食合理、起居有常等，养神健体，培育正气，也可根据不同体质或状态给予适当干预，提高抗邪能力，从而达到保健和防病作用。

（5）使用简便验廉。中医诊断主要由医生自主通过望、闻、问、切等方法收集患者资料，不依赖于各种复杂的仪器设备。中医干预既有药物，也有针灸、推拿、拔罐、刮痧等非药物疗法。许多非药物疗法不需要复杂器具，其所需器具（如小夹板、刮痧板、火罐等）往往可以就地取材，易于推广使用，逐步形成"简便验廉"的发展模式，深受人们喜爱。

**2. 中医药发展优势**

（1）独特的卫生资源优势。中医与西医最大的不同，是符合采用天然药物、自然手段恢复健康的新型诊疗观念。20世纪80年代以来，人们逐渐认识到化学药品的毒副作用，一些危害人类生命健康的常见病、多发病、难治病未发现西医能提供满意的治疗药物。"回归自然"和"重新重视天然药物"的热潮，使中医药进入新的时期，人们使用天然药物替代某些化学药品已成为国际医药发展的普遍趋势。中药源于自然，毒副作用相对较小，用药相对安全，再加上治疗中的复方配伍，更起到了增效减毒的作用；针灸、推拿通过机体经络系统进行有效的整体调节，以气功、导引、食疗等方法改善机体功能提高免疫力。中医疗法是在较少干扰和破坏人体组织结构与功能活动的情况下进行的，符合人类采用天然药物、自然手段恢复健康的新型诊疗观念。

（2）具有原创优势的科技资源优势。中医药是我国特有的医学科学，具有丰富的原创思维和医学实践基础，蕴含着巨大的创新潜能和创新与实践相结合的能力。中医药学在发展过程中逐步融汇道、气、阴阳、五行等中国哲学思想，逐渐构建了阴阳五行、五运六气、藏象经络、气血津液、辨证论治、性味归经等一套完整的理论体系，实现了独具特色的医学与哲学、自然科学与人文科学的融合和统一，在几千年实践中形成了全球独树一帜、疗效确切、覆盖人类生命全周期的医学科学。屠呦呦教授因发现青蒿素而获得2015年度诺贝尔生理学或医学奖；陈竺和王振义院士利用砒霜治疗白血病，使早幼粒细胞性白血病成为全球第一种可被治愈的白血病；汉防己碱成为治疗埃博拉出血热的有效药物。这些例子证明，中医药是我国具有原创优势的科技资源，对其进行科技创新研究，能够产生具有原创性、引领性及重要国际影响的重大科研成果。

（3）优秀的文化资源优势。中医药根植于中国文化，中国传统文化是中医药萌生、成长的土壤。中国传统文化既是中医理论形成的基础，也是

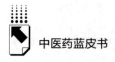

发展中医理论的动力。中医药学融入儒、释、道的文化精神，吸收了自然科学成果，在理论层面强调"天人合一""阴阳五行"，体现了中华文化道法自然、和合致中的哲学智慧；提倡"三因制宜""辨证论治"，体现了中华民族因时而变、立象尽意的特有思维方式；倡导"大医精诚""仁心仁术"，体现了中华民族生命至重、厚德载物的人文精神。中医药学逐步形成独特的理论体系，不仅为中华优秀传统文化的形成和发展作出了卓越贡献，而且为中华民族认识和改造世界提供了有益启迪，是中华民族的重要文化标识。

（4）重要的生态资源优势。中医药源于自然，具有天地一体、天地人和的整体观，注重人与自然和谐相处，与尊重自然、顺应自然、保护自然的生态文明理念内在一致，从理念到实践遵循维护生态平衡、促进生态和谐的原则。中医非药物疗法如导引、推拿、针灸等方法，不会对自然造成破坏，而中医药疗法也多来源于自然，在使用这些药物时都要求符合自然规律。中药分为植物药、动物药、矿物药等，植物药用药要求和自然生态相结合，讲究道地药材种植。在动物药使用中，中医并非毁灭性使用，现代中药研究者在不断寻找可能的替代品，如人工牛黄、麝香等，最终目的在于既能保证生态和谐，又能保证中药疗效。

（5）潜力巨大的市场优势。中医药产业在我国经济结构转型阶段担当重要角色，中医药产业经济价值正被加速激发出来。2021 年中药工业稳步增长，全年收入达 6919 亿元人民币，同比 2020 年的 6156 亿元增长 12.4%。其中，中成药主营业务收入 4862 亿元，中药饮片业务收入 2057 亿元。2021年中药工业利润总额 1004.5 亿元，中成药利润总额 755.2 亿元，中药饮片利润总额 249.3 亿元。研制了一批拥有自主知识产权的中药产品，其中复方丹参滴丸等五大品牌年销售额均在 30 亿元以上。健康产业是未来的朝阳产业，蕴含着巨大的经济价值，预示着中医药在治病、预防、养老、妇幼保健等领域大有作为。

## 参考文献

［1］《毛泽东文集》（第七卷），人民出版社，1999。

［2］习近平：《决胜全面建成小康社会　夺取新时代中国特色社会主义伟大胜利——在中国共产党第十九次全国代表大会上的报告》，人民出版社，2017。

［3］李经纬、林昭庚：《中国医学通史（古代卷）》，人民卫生出版社，2000。

［4］朱建平：《基于历史的中西医学简要比较》，《中国中医药报》2018 年 11 月 12日，第 3 版，http：//www.cntcm.com.cn/2018-11/12/content_52551.htm。

［5］中华人民共和国国务院新闻办公室：《中国的中医药》，国新网，2016 年 1 月 6日，http://www.scio.gov.cn/ztk/dtzt/34102/35624/35628/Document/1534714/1534714.htm。

［6］李经纬等：《中医人物词典》，上海辞书出版社，1985。

# B.8
# 2022年中医药科技创新
# 国际交流合作报告

于 睿*

**摘 要：** 本文内容回顾近20年来中医药科技创新国际交流合作的发展现状，发现目前存在中西方文化差异及科学认同问题、中医药国际传播机制不健全、中医药国际化科技创新人才及团队不足、中医药标准体系尚未与国际有效接轨、适应中医药特点的国际知识产权保护体系尚不完善等问题，并针对问题提出构建多渠道、多层次、多模式的中医药国际传播体系，培养具有国际竞争力的中医药科技人才队伍，推动中医药在国际科技创新交流合作中拥有国际标准化语言"通行证"，建立完善适应中医药特点的知识产权保护国际化体系等建议。

**关键词：** 中医药 科技创新 国际交流合作

## 一 中医药科技创新国际交流合作发展现状

### （一）中医药科技创新国际交流合作政策措施

党的十六大指出的"引进来"与"走出去"明确提出了国际交流政策，党的十八大提出创新驱动力发展战略，将创新置于国家发展战略的核心地位，党的十九大为全面实现创新发展作出了阶段性安排后陆续提出我国要在2035年跻

---

* 于睿，女，1969年9月生，辽宁中医药大学科技处处长，教授。

身创新型国家前列、2050 年建成世界科技创新强国的规划。近 20 年来，随着中医药在世界的传播，影响日益扩大，中医药国际交流与合作的规模、层次、形式及领域等方面都实现了新的飞跃，中医药的国际地位日益提升。2006 年 7 月，科技部、卫生部、国家中医药管理局发布《中医药国际科技合作计划》，并发布《中医药国际科技合作规划纲要（2006~2020 年）》，专门研究中医药文化的建设及传播等有关问题。2012 年 4 月 20 日，国家中医药管理局下发《中医药文化建设"十二五"规划的通知》，将"扩大中医药文化对外传播与交流"列为八大重点任务之一。2010 年，中国、俄罗斯、哈萨克斯坦、乌兹别克斯坦、塔吉克斯坦和吉尔吉斯斯坦六国成立上合组织传统医学院。2013 年 9 月和 10 月，中国国家主席习近平在出访中亚和东南亚国家期间，先后提出共建"丝绸之路经济带"和"21 世纪海上丝绸之路"（以下简称"一带一路"）的重大倡议。2015 年 3 月，经国务院授权，国家发展和改革委员会、外交部、商务部联合发布《推动共建丝绸之路经济带和 21 世纪海上丝绸之路的愿景与行动》，明确提出"扩大在传统医药领域的合作"，提出了新时期中国全方位推进与亚欧非各国务实合作、共同发展的战略愿景；要想全面推动"一带一路"倡议的实施，高校必须发挥人才支持作用，结合"一带一路"共建国家和地区实际，在国际化人才培养上实现新的作为。《"一带一路"背景下高校国际化人才培养思路》一文中提出了"一带一路"背景下几种高校的国际化人才培养策略，从高校层面来看，主要有两方面的措施：一是要加强国际化人才培养理论的探索，二是要创新课程设置。2015 年 11 月，"一带一路"国家中医合作研讨会上，中国和俄罗斯、吉尔吉斯斯坦、塔吉克斯坦、伊朗共同签署了"丝绸之路经济带国家传统医学推广联盟"协议。2016 年 2 月，国务院印发的《中医药发展战略规划纲要（2016~2030 年）》提出"积极推动中医药海外发展""加强中医药对外交流合作""扩大中医药国际贸易"，明确指出推进"一带一路"建设，迫切需要推动中医药海外创新发展。中医药作为"一带一路"倡议的重要组成部分，也为中医院加强中医药文化与国际交流合作带来新的契机。2016 年 4 月，中共中央办公厅、国务院办公厅印发《关于做好新时期教育对外开放工作的若干意见》，指出教育对外开放的目标，不仅是派遣留学生出国，还要提高来华留学生质量，

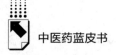

提升涉外办学效益，拓展双边、多边教育合作的广度和深度，提升参与教育领域国际规则制定的能力等。2016年7月，教育部印发关于《推进共建"一带一路"教育行动》的通知，为"一带一路"愿景在教育行业落地生根指明了方向，并提供了政策支持。2016年10月，《"健康中国2030"规划纲要》出台，专设一章对振兴发展中医药、服务健康中国建设进行系统部署，为落实好上述两个规划纲要，国家中医药管理局相继印发了《中医药发展"十三五"规划》以及《中医药信息化发展"十三五"规划》《中医药文化建设"十三五"规划》等系列专项规划，进一步细化了任务举措。2016年12月，中国首次就中医药发展发表《中国的中医药》白皮书，白皮书回顾了中医药发展的历史脉络，介绍了中国发展中医药的政策措施及成效，展示了中医药的文化内涵和科学价值，体现了国家对中医药作为国家战略的高度重视，向世界宣告了中国坚定发展中医药的信心和决心；同月，《中华人民共和国中医药法》出台，发展中医药有了国家法律保障；国家中医药管理局、国家发展和改革委员会联合印发《中医药"一带一路"发展规划（2016～2020年）》，规划要求，到2020年，中医药"一带一路"全方位合作新格局基本形成，与共建国家合作建设30个中医药海外中心，颁布20项中医药国际标准，注册100种中药产品，建设50家中医药对外交流合作示范基地。这一规划的宗旨在于，以中医药"为世界提供服务"的理念，结合"一带一路"倡议，进一步强化中医药在"一带一路"共建国家的发展和传扬，实现文化交融与贸易往来，促使中医药进一步"走出去"，尽快构建一个全面对外开放的新格局。2017年7月，金砖国家卫生部长会暨传统医药高级别会议一致通过《金砖国家加强传统医药合作联合宣言》，提出了一系列合作建议。2017年2月，中共中央、国务院印发《关于加强和改进新形势下高校思想政治工作的意见》，将国际交流合作与人才培养列入高校的"五大重要使命"之一，高等院校的国际交流业务开展情况成为高校考核的重要指标。同年，《国家卫生健康委深入推进"一带一路"卫生健康交流合作的指导意见（2018～2022）》进一步明确了开创中医药全方位对外开放新格局的总体要求和主要任务。2019年5月，世界卫生大会第11版《全球医学纲要》发布，首次将以中医药为主体的传统医学纳入其中。同年，商务部会同国家中医药管理局共同遴选了 17 家国家中医药服务贸易出口基地，其中包括 4 所中医药高校（天津中医药大学、辽宁中医药大学、南京中医药大学、山东中医药大学）。目前，高等教育国际化已成必然趋势。2020 年 6 月，教育部等八部门印发《关于加快和扩大新时代教育对外开放的意见》，提出要构建更全方位、更宽领域、更多层次、更加主动的教育对外开放局面，扩大国际辐射力。近年来，中医药高等教育国际化进程已经取得良好成效。"一带一路"倡议进一步提高了中国对外开放水平，面对"一带一路"倡议，中医药高等教育要认清新使命、新任务、新要求，抓住新契机、新动力和新机遇。2021 年 6 月，国家中医药管理局颁布的《中医药文化传播行动实施方案（2021~2025 年）》，旨在响应国家号召，积极传播中医药文化。为了促进中医药发展，国家投入了大量资金。2021 年 12 月，国家中医药管理局、推进"一带一路"建设工作领导小组办公室联合发布的《推进中医药高质量融入共建"一带一路"发展规划（2021~2025 年）》中明确指出鼓励中医药高等院校与共建"一带一路"国家知名院校开展教育合作与交流，积极推动中医药纳入共建"一带一路"国家高等教育体系。中医药高等教育作为医学人才培养的重要阵地，要充分发挥高校的社会职能，加快推动在"一带一路"共建国家的深入发展，促进人类健康命运共同体的构建。2022 年 3 月 3 日，国务院办公厅印发《"十四五"中医药发展规划》，明确了"十四五"期间中医药发展的指导思想、基本原则、发展目标、主要任务和重点措施，为实现新时期中医药高质量发展明确了举措，提供了保障。相关政策文件整理详见表 1。

**表 1　国家发布的中医药相关政策文件**

| 发布日期 | 发布部门 | 文件名称 |
|---|---|---|
| 2004 年 3 月 | 教育部 | 《2003~2007 年教育振兴行动计划》 |
| 2006 年 7 月 | 科技部<br>卫生部<br>国家中医药管理局 | 《中医药国际科技合作计划》<br>《中医药国际科技合作规划纲要（2006~2020 年）》 |
| 2012 年 4 月 | 国家中医药管理局 | 《中医药文化建设"十二五"规划的通知》 |
| 2015 年 3 月 | 国家发展和改革委员会<br>外交部<br>商务部 | 《推动共建丝绸之路经济带和 21 世纪海上丝绸之路的愿景与行动》 |

续表

| 发布日期 | 发布部门 | 文件名称 |
| --- | --- | --- |
| 2016 年 2 月 | 国务院 | 《中医药发展战略规划纲要（2016~2030 年）》 |
| 2016 年 4 月 | 中共中央办公厅<br>国务院办公厅 | 《关于做好新时期教育对外开放工作的若干意见》 |
| 2016 年 7 月 | 教育部 | 《推进共建"一带一路"教育行动》 |
| 2016 年 8 月 | 国家中医药管理局 | 《中医药发展"十三五"规划》 |
| 2016 年 10 月 | 中共中央<br>国务院 | 《"健康中国 2030"规划纲要》 |
| 2016 年 12 月 | 国家中医药管理局 | 《中医药信息化发展"十三五"规划》《中医药文化建设"十三五"规划》 |
| 2016 年 12 月 | 国家中医药管理局 | 《中国的中医药》白皮书、《中华人民共和国中医药法》 |
| 2016 年 12 月 | 国家中医药管理局<br>国家发展和改革委员会 | 《中医药"一带一路"发展规划（2016~2020 年）》 |
| 2017 年 2 月 | 中共中央<br>国务院 | 《关于加强和改进新形势下高校思想政治工作的意见》 |
| 2018 年 10 月 | 国家卫生健康委员会 | 《深入推进"一带一路"卫生健康交流合作的指导意见（2018~2022）》 |
| 2019 年 5 月 | 世界卫生大会 | 《全球医学纲要》（第 11 版） |
| 2020 年 6 月 | 教育部等八部门 | 《关于加快和扩大新时代教育对外开放的意见》 |
| 2021 年 6 月 | 国家中医药管理局 | 《中医药文化传播行动实施方案（2021~2025 年）》 |
| 2021 年 12 月 | 国家中医药管理局<br>推进"一带一路"建设工作领导小组办公室 | 《推进中医药高质量融入共建"一带一路"发展规划（2021~2025 年）》 |
| 2022 年 3 月 | 国务院办公厅 | 《"十四五"中医药发展规划》 |

资料来源：根据全国有关文件信息汇总整理。

## （二）中医药科技创新国际交流合作基本模式

随着经济全球化的发展，国际科技竞争日益激烈，各国早已将国际科技创新合作视作促进国家经济增长和提升科技水平的重要力量来源。中医药科技创新国际交流合作是新时代背景下谋求新发展、寻求新出路的有效途径，同时也是中国"一带一路"基础卫生建设的重要内容。为了更好地开展国际科技创新合作，提升科技创新水平，中国接连颁布了《国家创新驱动发展战略纲要》等重要文件，并不断鼓励和支持企业、高校、科研院所等进行国际科技交流，参与国际科技创新合作。

目前中医药具备多种交流合作模式，如加强国际合作，开展线上线下相结合的中西医结合诊治、多部门多专科联动，向其他国家分享中国抗疫方案；对于基础防护薄弱的国家提供多种抗疫物资支持；牢筑抗疫堤坝，培养一批本领过硬的中医药专家团队，并选派医护人员支援他国抗疫。通过省级中医院牵头支持发展中医药研究，加强中医药科研人才培养力度。中医药在几千年的发展历程中始终作为人们健康的重要保障，随着新时代的发展，党和国家对于中医药的扶持力度越来越大，人们对于中医药的疗效越来越认可。与此同时，像屠呦呦等一代又一代中医药脊梁也向世界展现了中医药是人类瑰宝的事实。中医药的发展已取得了长足的进步，但中医药的发展不是墨守成规，不是一成不变，而是更需要创新发展。将中医药理论中的多种知识理论通过现代科学一一证实已成为中医药发展的重要渠道之一。

科技创新交流一直是西方各国科技发展的根本动力，第二次世界大战以来，以美国为首的北约国家一直在重工业、高新产业、能源业、医药业、电子设备等领域投入巨资，尽管科技创新一直伴随着难度高、回报慢等特点，但日本、德国等西方国家已经用今日的科技产业证明了科技创新的指导性作用和令人咋舌的发展潜力。

中国工程院院士张伯礼强调，"科技是中医药发展腾飞的翅膀，可助力中医药更快地守正创新，加快发展。而用好现代的、科学的语言来表达中医药疗效，是中医药融入现代科技，更好地走向世界的基础"。在新冠肆虐的时代背景下，以湖南省为代表的多个省份与"一带一路"共建国家积极开展中医药国际科技创新项目合作，与此同时科技人文交流活动日渐活跃。在医疗协作方面，湘雅医院与美国匹兹堡大学医学中心共建了国际医疗部，与卡拉奇大学共同成立了中巴民族医药临床试验中心，与瑞典开展了毒理学研究中心，共同进行合作技术攻关。

促进中医药国际科技创新交流合作的根本动力在于对人才的培养。在加强国际化中医药科研人才培养的同时，更要完善合作交流制度。广泛引进其

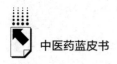

他发达国家的医药科研人才，重点引进医药学科的领军人才，与现有科研人才组成中医药科研学术共同体，带动培养一支科研能力强、医药知识储备丰富、精通多国语言的国际化科研人才队伍。此外，梁建军等指出企业已经成为国家创新体系的主体，其在国际科技创新合作中的主要任务是提高创新能力、提升合作层次、开辟合作领域、建设人才队伍。廖日坤等认为高校的主要任务是构建高水平专业团队、鼓励科研人员参与合作、加强中外办学合作和境外知识产权保护等。在新时代背景下，四川省中医药管理局于2022年上半年提出，到2025年形成以医疗服务为基础、教学科研为支撑、文化传播为依托、贸易出口为载体的中医药国际合作模式，为其他各省市地区的中医药创新交流合作建设提供素材和范本。

### （三）中医药科技创新国际交流合作基本情况

#### 1. 传统医药逐渐受到世界各国政府和中国政府的重点关注

世界各国纷纷从法律、标准以及市场准入等方面加大了对传统医药的支持。当前，中医药已传播至196个国家和地区，中国已与40余个外国政府、地区主管机构和国际组织签订了专门的中医药合作协议，开展了30个较高质量的中医药海外中心、75个中医药国际合作基地、31个国家中医药服务出口基地的建设工作。中医药内容纳入16个自由贸易协定。中国科学家屠呦呦因发现青蒿素荣获2015年诺贝尔生理学或医学奖。藏医药浴法列入联合国教科文组织人类非物质文化遗产代表作名录。国际标准化组织成立了中医药技术委员会（ISO/TC 249），陆续制定颁布了89项中医药国际标准。世界卫生组织通过《传统医学决议》，发布《世界卫生组织2014~2023年传统医学战略》，《国际疾病分类第十一次修订本（ICD-11）》首次纳入以中医药为主体的传统医学章节。中医药积极助力全球疫情防控，公开发布多语种版本的新冠中医药诊疗方案，支持举办了百余场抗疫专家视频交流和直播活动，中国向150多个国家和地区介绍了中医药诊疗方案，向部分有需求的国家和地区提供了中医药产品，选派中医专家赴相关国家和地区帮助指导抗疫，向柬埔寨派出首个中医抗疫专家组及医疗队。在世界卫生组织、金砖国家、上合组织的支持下，先后举办系列高规格国际会议，发布《支持中医药参与全球疫情防控倡议》等。

国家中医药管理局会同相关部委，制定了《推进中医药高质量融入共建"一带一路"发展规划（2021~2025年）》，提出了"十四五"时期推进中医药高质量融入"一带一路"的重点，聚焦政府间和国际组织框架下的合作，如加强国际抗疫合作、科技交流、科研平台建设与重大的装备研发，扩大中医药类产品贸易，提升企业"走出去"水平，协同对接区域战略，加强国际学历教育与培训合作以及扩大国际传播等。国家中医药管理局会同科技部、国家卫生健康委员会等部委，建设了14个国家重点实验室、2个中医类国家医学临床研究中心、5个国家工程技术研究中心、5个国家工程研究中心、6个国家工程实验室；会同国家发展和改革委员会，建设了40个国家中医临床研究基地；布局建设175个国家中医药管理局重点研究室。同时，中医药科技人才队伍建设不断加强。有7人当选为中国工程院院士，1人当选为中国科学院院士。国家中医药管理局打造了15个国家中医药多学科交叉创新团队和20个国家中医药传承创新团队，遴选了149名战略型领军人才"岐黄学者"、100名青年岐黄学者。

**2. 中医药科技创新国际合作搭建了基础平台**

中医药对外交流与合作从自发、分散的方式，逐步向在政府框架协议指导下，以多途径、宽领域、高水平为特点，以开展中医药教育培训、科学研究、医疗服务、文化交流为内容的合作方式转变。中医药医疗、教育、科研和产品开始逐步全面走向国际。2006年7月17日，科技部会同卫生部、国家中医药管理局宣布"中医药国际科技合作计划"正式启动，并于当天发布了《中医药国际科技合作规划纲要（2006~2020年）》。这是由中国政府首次倡议制订的国际大科学工程研究计划，科技部计划投入1亿元，首批将启动治疗肿瘤、艾滋病、疟疾等重大疾病药品开发的50个合作项目。2009年10月，黑龙江中医药大学举行科技部国际科技合作基地揭牌仪式，聘任英国、俄罗斯、日本等国专家及国内著名学者组成国际科技合作基地学术委员会，旨在开展多层次、宽领域的中医药国际科技合作，引进国外新知识、

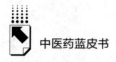

新技术和先进管理经验，促进中医药现代化及国际发展。2014 年由北京市科学技术委员会认定批准成立中医药防治糖尿病北京市国际科技合作基地，先后与美国、日本、加拿大、南非等地的多所大学和研究机构开展了科技合作，引进国外先进技术和方法，搭建中医药干预胰岛素抵抗研究技术平台。2015 年 11 月 12~16 日，由广西中医药大学壮医穴位贴敷课题组覃骊兰、蓝毓营等 5 名科研人员组成的科技代表团赴泰国执行广西科技厅国际交流与合作项目——壮医穴位贴敷治疗失眠技术在泰国的联合研究与示范，并签订了合作备忘录。2016 年 10 月 24 日，在第五届中医药现代化国际科技大会政府论坛上，中国科学院上海药物研究所果德安教授代表与会专家发布了《中医药国际科技合作成都宣言》。

3. 现代科技发展为中医发展提供了新的支撑

21 世纪，以生命科学、生态科学、信息科学、复杂科学和系统科学为前沿的世界科学技术迅猛发展，自然科学与人文科学间的交叉、渗透、融合，导致新兴学科不断产生。现代科技的发展为中医药等传统医药的基本原理、核心理论及关键技术的重大创新提供了方法和手段。包括生物医学在内的生命科学，有着从分析向综合、从局部向整体的发展趋势，中医药理论和医疗实践的价值被重新认识。有效利用国际先进科学技术，解决中医药发展中的关键科学技术问题，将对生命科学及整个科学的发展产生重要影响。中医药学与现代科学技术的交汇融合要找准切入点，张伯礼院士认为需要打通中医药的基础研究、创新研究和产业应用之间的通道，攻克中医药的关键技术，实现中医药原创成果和产教融通发展。中药借鉴现代科技，是中医药发展的一条必由之路。

2015 年以来，由国家中医药管理局申请、财政部批准设立的中医药国际合作专项，已立项支持了 4 批近 40 个"一带一路"中医药海外中心建设。部分省市的中医药管理部门、中医药院校、中医医院和企业也以项目合作为基础，自发开展了海外中医药医疗、教育、研发中心建设。截至 2019 年，中医药已传播到 196 个国家和地区，中国与 40 余个外国政府、地区和组织签署了专门的中医药合作协议，在"一带一路"相关国家和地区建立了一批中医药海外中心，在30多个国家和地区开办了数百所中医药院校。此外，中医药已经积极参与到中国与14个国家和地区的自由贸易区谈判中，以降低中医药市场准入，减少贸易壁垒。2020年开始，科技部已将"中医药现代化研究"纳入国家重点专项，此次共立项43项，中央财政投入经费高达4.27亿元。"中医药现代化研究"重点专项包括中药开发、质量控制等多方面领域，从基础、临床和产业三个环节，进行一体化和全链条设计，并把专利研究的任务分解成中药资源保障、中医药防治重大疾病、中医药国际化、民族医药的创新与传承、中医药大健康产业科技示范等六大任务。2022年10月，由国家科学技术部、四川省人民政府、国家中医药管理局、教育部、工业和信息化部、国家民族事务委员会、农业农村部、国家卫生健康委员会、国家林业和草原局、国家知识产权局、中国科学院、中国工程院、国家药品监督管理局、国家自然科学基金委员会共同主办的"第七届中医药现代化国际科技大会"，在四川成都召开，以"新时代中医药与人民健康"为主题，立足传统，面向未来，展示了中医药在抗击新冠疫情中发挥的独特作用，大会以平台汇众智、促交流，促进新时代中医药发展，推动中医药现代化、国际化进程，更好地服务人类健康。

## 二 中医药科技创新国际交流合作面临的问题与挑战

### （一）中西方文化差异及科学认同存在问题，中医药国际传播机制不健全

1. 中西方文化差异及科学认同存在差异

不同文化之间的差异是由于各自民族的文化历史背景、审美心理的不同而产生的，是在社会发展、历史沉淀中约定俗成的文化现象，也是导致中西方在思维方式、价值观念、行为准则和生活方式等方面存在文化差异的主要因素。

中医药学与现代医学是在不同的历史发展、文化背景、思维方式和法律

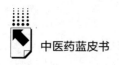
规定下产生的，在历经千年的临床实践研究后，形成了两套完全不同的医药体系：中医药学把握宏观，强调整体观，实施辨证论治，治疗的方剂讲究"君、臣、佐、使"的配伍应用；现代医学强调微观，基于剖析人体结构的解剖学，结合仪器检测、理性的逻辑推理形成结论，给予成分清楚、作用机制明确、用法用量精准、有明确不良反应标注的西药治疗。

因此，在中西方文化差异客观存在的情况下，对中西医两个不同的医药体系的认知也必然存在很大的差异。而目前世界上大多数国家的医学体系均是建立在西医药体系基础之上的，医生与患者对医学的认识也局限于此，这就使中医药学在走出国门时受到层层阻碍。当然，近年来国家也不断为加强中西方文化交流作出很多努力，世界卫生组织也充分肯定中医药抗击新冠疫情在全世界的贡献。只是在正确认识和评价中医药理论及原理、理解并接受中医药科学内涵等方面还存在很大障碍。

2. 中医药国际传播机制不健全

近年来，国家出台一系列文件推动中医药向国际发展，但由于受到地域文化、法律法规、传播机制、人才培养等多重因素的影响，想要"走出去"的中医药学还面临诸多问题：中医药文化国际传播的话语体系面临跨文化障碍；国际关系对中医药文化国际传播构成一定影响；传播主体间的创新协同机制建设不完善；对自媒体、新媒体等新兴传播方式应用和监测不足等。特别是中医药文化的传播机制不健全，成为阻碍中医药国际交流合作的主要因素。

在全国政协十三届五次会议上，全国政协委员、中国佛教协会副会长印顺就指出：中医药文化国际传播呈现国内热、国际冷，传播方热、接受端冷的总体态势，中医药走出去战略的实施效果受到影响。他还在提案中提到，目前中医药在国际传播上，系统性、协同性的传播机制还不健全。现阶段，中国中医药文化国际传播仍以个体传播为主，缺乏系统性；国内中医药行业及各地、各有关部门的传播活动也表现出各自为政、单打独斗的特点，力量分散，协同性不强。此外，国际社会普遍更强调科学认知信念，很难理解中医药蕴含的科技和人文双重内涵，进而出现"中医药传播中的文化折扣"。

## （二）中医药国际化科技创新人才及团队不足

### 1.中医药国际化复合型人才不足

在当前的形势下，我们若要逐步扩展中医药国际科技创新交流合作，那么中医药国际化复合型人才必不可少。一方面，需要走出国门的中医人才既能熟练掌握中医诊治方法，深谙中医经典理论，又有较高的翻译水平，将本身就晦涩难懂的中医名词准确地表达；另一方面，需要懂中医、擅外语的中医人才，能了解所到国家的国情，熟悉他国文化，更要在跨文化开展外交、贸易、传播方面有相关经验。有上述特征的国际化中医药人才当是推进中医药国际化的关键人物，这类人才的缺少恰好跟中医药文化走出国门的速度不相匹配，在很大程度上阻碍了中医药科技国际化的步伐。

### 2.缺乏中医药国际化高水平创新团队

黄璐琦院士说："中医药发展的根本在于创新。"他认为中医药具有原创优势，历史和现实的实践证明，推动中医药振兴发展，发挥好中医药独特优势，可以用中国办法保护人民生命安全和身体健康。可见，充分发挥中医药创新团队在中医药国际科技交流合作上的支撑引领作用，加强团队建设，提升中医药创新水平，对提升中医药传承创新国际化起着非常重要的作用。

目前，国内的中医药团队还存在不了解国家对中医药海外拓展的最新动态、对世界中医药发展的敏感度和重视程度偏低等现象，缺乏领军人才带领团队继承创新，没有长远发展规划。在中医药国际化步伐不断加快的新时代，缺乏高水平国际化中医药创新团队，必将成为阻碍中医药国际科技创新交流进一步深入的关键要素。

## （三）中医药标准体系尚未与国际有效接轨

近年来，中医药国际化的进程逐渐加快，但基于不同国家和地区在文化信仰、法律法规、医疗需求等方面的差异性，其他国家在面对阴阳学说、五行学说、经络理论、药性理论等中国几千年实践总结出来的中医药基本理论时，很难同精准、缜密的现代医学相对应。因此，中医药标准化是中医药事

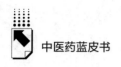

业发展的技术支撑，是推进中医药走出国门的"敲门砖"。

从 2009 年中国中医药标准化技术委员会成立，到 2019 年第 72 届世界卫生大会首次将起源于古代中国的传统医学纳入《国际疾病分类第十一次修订本（ICD-11）》，这些都为中医药在全球进一步的通行和传播奠定了基础，更是中医药海外规范化建设进程加快的有力体现。但是从整体布局及涉及领域看，目前发布的国际标准体系性还不够强，未能与国际实现有效接轨，存在的主要问题如下。

**1. 中医药标准化管理尚不够系统，体系不够完善**

目前来看，中医药领域产业链条较长，在管理过程中涉及的主管部门较多，导致针对中医药标准化管理的责任不是非常明确；按照《深化标准化工作改革方案》要求，针对中医药标准体系的顶层设计也不够充分；涉及中医药科学研究的团体标准、国家标准和行业标准的关系不够清晰，进而导致相关管理制度尚不健全，团体标准向国家标准、国际标准转化的机制不顺畅。

**2. 现有中医药标准质量不高，标准应用不够**

由于中医药领域非强制性标准暂无完善的应用评估体系，想要构建既突出中医药特点，又符合中医药科技创新国际交流合作的标准体系，需要从中医学、中药学、生命科学、生药学等多学科交叉合作，才能更科学、更全面地讲清楚中医药防病治病的科学内涵，特别是中医临床诊断和治疗的应用，没有高质量的标准体系保驾护航，根本难以实现走向国际的科技创新交流合作。而目前的中医药标准体系尚不健全，形成的标准质量不高或应用不够，没能真正助力中医药登上国际舞台。

**3. 中医药标准研究乏力，标准化人才匮乏**

中医药标准化研究是中医药实现现代化和信息化的基石，更是推进中医药国际化的重要支撑，目前标准基础研究薄弱，没有建立起适用于中医药国际化科技交流的知识体系，更无法和现代科学技术有效地接轨，进而成为阻碍中医药国际科技交流合作的"拦路石"。

人才是推进中医药标准化走向国际的关键。在中医药国际科技创新交流合作中，具有中医药专业背景、无语言障碍、有国际交流经验、懂国际法律法规等的专业化人才匮乏，是中国在国际上争夺中医药标准主导权失利的重要原因；同时，人才储备少、人才梯队建设不够、激励机制不足等，也是导致中医药标准化人才缺失的客观因素。

### （四）适应中医药特点的国际知识产权保护体系尚不完善

#### 1. 中医药进军国际在知识产权制度上存在局限和弊端

知识产权制度是在以西方科学和现代医学知识体系为主导的背景下产生的，中医药走向国际在知识产权保护方面存在一定的局限和弊端。

强调整体观念、解析病因病机、通过调节机体进而解决症证的中医药学，是建立在历代医家流传、实践基础之上的，临床效果毋庸置疑，但现代医学标准认为其原理探究不明、药理机制不清晰、成分剂量不精确等。因此，与适用症证指向精准的西方医学相比，中医药在知识产权保护方面的"新颖性"和"创造性"上产生了极大的障碍。当前的知识产权制度，多是对应着西方医学逻辑所设计和实践应用的，其所保护的内容，也是基于西方医学所形成的知识产品，再通过全球化进程，将其所认为先进的现代知识产权制度扩张推行到全球，进而在国际社会上构建成以西方知识产权制度为主体的国际制度框架。这无疑让拥有自身属性特点的中医药传统知识产品，与其知识产权制度不匹配，这就严重阻碍了中医药开展国际化科技交流合作的步伐。

#### 2. 中国中医药知识产权保护明显缺失

"作为国宝，中医药学理应得到重视、发掘和保护，但从目前来看，中医药学的知识产权保护短板明显，甚至让我们失去了不少主动权。"从1976年日本将复方颗粒剂设定为医保药品开始，就正式拉开了汉方药在日本的复兴大幕。政府投资建立的一系列汉方医药研究机构，1988年就被世界卫生组织指定为世界传统医学合作中心。《世界专利数据库》统计资料显示，在世界中草药和植物药专利申请中，中国的中药专利申请仅占0.3%，日本已抢注了全球中成药70%以上的中药专利。到目前，日本已经在《金匮要略》《伤寒杂病论》中选取210个古方申请了专利；韩国则将朝鲜时代的医学书

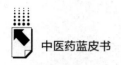
籍《东医宝鉴》列入世界记忆遗产名录。根植于传统文化的中医药知识，在中医药著作权、商标权等方面无法得到全方位的保护，并因此陷入困境。

遵照现行的药品审评制度规定，中国的中药秘方和医院院内制剂想要在世界范围内正式成为药品，首先就要申请专利，但在申请专利过程中必须公布全部配方内容，导致中药的知识产权和商业机密的丢失，这也成为中药秘方难以上市的主要原因，就更遑论走向国际发挥医药价值了。

## 三　开拓中医药科技创新交流合作新途径

### （一）构建多渠道、多层次、多模式的中医药国际传播体系

#### 1. 推广中医药文化，提高国际民众认知

中医药文化是中华优秀传统文化的重要代表，蕴含丰富的理论和实践内容，国际民众要接受中医，首先要理解和接受包括中医文化在内的中国传统文化，所以对其进行一次中国文化的启蒙是开展中医国际化的前提。

文化交流是中医国际化的重要基础，让国际民众在较好的文化氛围和环境下，进一步研究和了解中国文化与中医学，使其认识、接受、共同享用中医财富，并基于各国各民族的文化习俗和科学水平，立足于中医现代化、国际化长远目标，开展多层次的文化交流。

在中医药国际科技创新交流合作上，应坚持中西医健康理念和方法优势互补、融合利用，贴近时代性，富于创造性，特别重在实效性，使中医药健康养生文化、中医治疗理念等，与现代医学健康观点相融相通，进而提升世界人民对中医药的认知。

#### 2. 促进科技人文交流，强化创新互知互信

应开展现代科技与中医人文的深度交流，特别是应该加快中医古籍整理进程。对古籍的整理、保护、传承和利用，是赓续中华文脉、弘扬民族精神、增强国家文化软实力的重要工作，更会对当代中医药科研、临床与教育具有重大的启示作用，尤其是需要多学科专家的关注与参与，推动出版多语

种中医药理论研究和临床实证研究书刊，做好知识产权保护，对提升中医药国际话语权有重要意义。

强化科技创新领域互知互信。应充分发挥科技领军人才在国际人文交流中的作用，持续扩大交流规模，支持更多"一带一路"参与国家的科技人才来华交流、合作，既可深切感受中国科技创新的勃勃生机，也可使他们成为推动中外创新对话的"使者"。特别围绕中医药发展的优势技术，主动开展技术培训、联合研究、技术转移等工作进行传授和分享，努力培养一批知华、友华的外国科技人才，稳固和扩大中国科技创新合作朋友圈。

### 3. 加强海外传播，拓宽传播途径

2016年以来，国家高度重视开展中医药文化的国际交流合作，多部门联合发布了不少与中医药国际化发展相关的政策和文件，为中医药文化的国际传播，提供了坚实的政策依据和制度保障。同时，随着国家"一带一路"倡议的实施，中医药文化交流合作的深度和广度不断拓展。

在加强中医药国际文化传播、推进中医药科技创新交流合作上有以下建议。

①国家战略层面统筹规划，发挥中医药独特文化价值。

②推动协同创新平台建设，提升中医药文化传播效能。

③构建中医药对外传播人才培养模式，加强国际合作人才培养。

④加强舆情监测研判，引导中医药文化传播舆论走势。

### （二）培养具有国际竞争力的中医药科技人才队伍

#### 1. 重视中医药国际化人才培养，探索适合的培养模式

"一带一路"建设助推中医药在文化交流、科技融合、产业发展等方面的国际化进程，带动了中华文化、中医药教育、科学技术、医疗卫生等领域的国际交流，扩大了中国在世界上的影响力，并更加突出地体现了中医药国际化人才培养的重要性。

目前，在国家层面已出台不少有关中医药国际化人才培养的相关文件和政策，在高等院校中明确中医药国际化人才的培养目标。有了政策和经费的

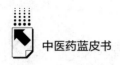

保障，调动各方资源的共同参与，鼓励多渠道多途径促进中医药国际化人才培养，逐步建立全新的人才培养体系，当是加强此项工作的首要任务。

中医药国际化人才培养前所未有，需要结合中国的国情和中医药自身的特点，走出一条有中国特色的人才培养之路。我们要明确人才培养内涵，借鉴国外知名国际大学先进的办学理念和办学模式，从教学目标、教学计划、课题体系及教学手段等方面入手，培养以国际临床诊疗为中心的中医药临床人才、高水平的中医药国际化师资人才、推动中医药现代化和国际化发展的科研人才、推动中医药产业走向世界的国际服务贸易人才、促进中医药文化对外传播的人才等，全面推进中医药医疗、教育、科研、产业、文化等相关领域的国际化发展。

2. 加强中医药国际宣传力度，扩大来华中医药留学生教育规模

来华学习中医药的留学生是中医药文化、中医药理论、中医药技术对外传播的重要载体，在推动中医药国际传播、加快中医药走向世界方面发挥着重要作用，加强对"请进来"的来华留学生的培养，将极大地促进中医药的国际化发展。举措内容应包括：完善来华中医药留学生管理制度；建立健全适应各国来华留学生教育的学分、学制、学位认定标准等；借鉴海外先进医学教育模式，深化国内教育教学改革；加强对高等中医药院校国际教育的投资和建设。

3. 加强中医药国际化师资队伍建设，推进中外合作办学

中外合作办学是"走出去"培养中医药国际化人才的有效途径。在政府引导的"一带一路"建设发展下，不断巩固和拓展与外国政府间的交流合作，努力建立权责分明、统筹有力的教育管理体制，为高等中医药院校、中医药科研机构及社会团体等与"一带一路"共建国家营造良好的合作环境。

（三）推动中医药在国际科技创新交流合作中拥有国际标准化语言"通行证"

1. 紧跟政府政策导向，加强中医药标准与相关制度的衔接

近年来，国家紧密围绕中医药国际创新交流合作发展的总体要求，以传

承创新为主线，以推动中医药现代化、产业化和走向世界为目标，在"一带一路"建设的带领下，中医药国际科技创新交流合作方面推出不少标准和政策，在加强顶层设计后，需要进一步引导和完善标准与制度的衔接，科学统筹管理，加强监管力度，增强法律保障，推进中医药高质量融入共建"一带一路"。

**2. 加强交流合作，推进高质量科技成果的标准转化**

进一步推动中医药国际科研学术的交流与合作，有助于向全世界揭示中医药的学术思想和科学价值，进而得到国际主流医学界的认可和支持。同时，还需要建立健全合理通畅的中医药国际转化机制，将有价值、高质量的中医药科研成果及时应用于标准，进一步指导中医药国际临床应用或服务国际市场。

**3. 夯实基础研究，大力培育中医药标准化技术人才**

中医药标准化已作为一门学科开展系统的研究，应进一步从多个层面建立健全知识体系，重视并加强中医药标准化的基础研究，促进中医药学科与标准化学科交叉融合，特别是建立中医药产品质量标准和技术标准，以及中医药信息标准和术语标准，才能在中医药国际科技交流合作中占据主导地位，发挥中医药优势。

着眼中医药国际标准化人才培养，加强顶层设计规划，加大培养力度，从覆盖面、技术能力、梯队层次等方面入手，尽快形成素质高、能力强的中医药国际复合型人才队伍，并促进团队梯次化、体系化的建设进程。

## （四）建立完善适应中医药特点的知识产权保护国际化体系

2021 年 9 月，中共中央、国务院印发的《知识产权强国建设纲要（2021~2035 年）》指出，推动中医药传统知识保护与现代知识产权制度有效衔接，进一步完善中医药知识产权综合保护体系，建立中医药专利特别审查和保护机制，促进中医药传承创新发展。

**1. 提升中医药知识产权意识，加强中医药知识的传承与保护**

中医药传统知识是中华民族的宝贵资源，是中医药传承发展的核心要

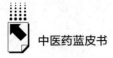 

素，必须提升对中医药知识产权的保护意识，才能不断促进中医药事业的创新发展。现有的知识产权保护体系只保护了结果创新，不保护资源的来源，所以更应该关注从源头上保护中医药知识，保护好由中华民族原创并世代传承、发展的中医药理论和经验，防止中医药传统知识和研究成果流失。

### 2.完善现行的中医药知识产权保护制度

国家中医药管理局局长于文明建议，要建立与现代知识产权制度相互衔接、相互补充的"中医药传统知识保护制度"：一是与现行中药注册、监管、市场管理等关联起来，整体统筹，持续优化中医药知识产权保护机制体系，确保各项政策的有机衔接；二是建立完善中医药传统知识专门保护法律制度，将中医药传统知识所有权、使用、管理、传承等纳入专门法律的框架下；三是建议加强制度创新，突破知识产权保护制度框架的惯性思维，建立起符合中医药规律和特点、能够发挥中医药独特优势和作用的传统知识保护制度。

### 参考文献

[1] 高际香：《中俄科技创新合作：模式重塑与路径选择》，《俄罗斯东欧中亚研究》2021年第3期。

[2] 田羽佳：《中医药技术国际交流的问题和策略研究》，硕士学位论文，河南中医学院，2015。

[3] 高峻、郭承、谢瑾：《弘扬中医文化开创针灸未来——针灸在"一带一路"发展的新征程》，《中国中医药现代远程教育》2019年第17卷第15期。

[4] 张玉川、洪雪亭：《中国新闻传播学高等教育国际化的现状与问题——基于对84所高校国际化课程设置和国际交流的分析》，《科技传播》2021年第13卷第3期。

[5] 陈孟利、杨思进、张艳等：《以"一带一路"为契机助推中医药文化国际交流》，《中医药管理杂志》2019年第27卷第7期。

[6] 李和平：《"一带一路"背景下国际交流与合作的创新发展路径》，《产业与科技论坛》2020年第19卷第23期。

[7] 鹿宪珂、牛楠、刘桐等：《浅谈当前形势下如何加强高校国际交流——以安徽

工程大学为例》，《教育教学论坛》2021年第25期。

［8］ 张明文：《"一带一路"背景下中医药对外交流问题与对策研究》，硕士学位论文，河南中医药大学，2017。

［9］ 王硕、宋欣阳、韦进等：《"一带一路"倡议下俄罗斯中医药发展前景分析》，《中国医药导报》2018年第15卷第27期。

［10］ 贺加贝：《关于陕西省高职院校国际交流"走出去"与企业应用的思考》，《中外企业文化》2021年第8期。

［11］ 李刃、李浩崴、朱华旭等：《中医药海外中心助推中医药海外教育推广的发展现状及对策研究》，《世界中医药》2022年第17卷第10期。

［12］ 桂大鹏、周亚东、朱家胜等：《后疫情时代中医药高校国际交流面临的机遇和挑战》，《蚌埠学院学报》2021年第10卷第5期。

［13］ 张莉、肖丽、金菲等：《"一带一路"背景下的中医药文化传播》，《中医药管理杂志》2022年第30卷第5期。

［14］ 程革：《"一带一路"视域下中国中医药高等教育对外合作策略的转变》，《亚太传统医药》2022年第18卷第7期。

［15］ 国务院办公厅：《国务院办公厅关于印发"十四五"中医药发展规划的通知》，中国政府网，2022年3月3日，http：//www. gov. cn/zhengce/content/2022-03/29/content_5682255. htm。

［16］ 程强、鞠红岩、昌彦汝等：《中外国际科技创新合作主要模式、经验与启示》，《决策咨询》2021年第4期。

［17］ 雷筱娱：《湖南与"一带一路"沿线国家科技创新合作现状及对策研究》，《企业技术开发》2019年第38卷第4期。

［18］ 梁建军、孙晓仁：《21世纪科学技术发展新特点》，《科技管理研究》2010年第30卷第10期。

［19］ 廖日坤、郑如青、朗琳等：《英国高校基础科学研究发展及其国际合作态势浅析》，《科技管理研究》2012年第32卷第5期。

［20］ 张丰：《四川探索中医药国际合作模式》，中国健康网，2022年6月9日，http：//health. china. com. cn/2022-06/09/content_41997117. html。

［21］ 尹璐、徐荣、高昂等：《中医药文化国际传播的现状分析及研究》，《中国医药导报》2022年第19卷第12期。

［22］ 赵文硕：《全国政协委员印顺建议：开展中医药文化的特色外交》，南方都市报，2022年3月1日，https：//www. sohu. com/a/526391160_161795。

［23］ 李和伟、宋瑞雪：《中医药文化国际传播的理性思考》，《中医药导报》2021年第27卷第7期。

［24］ 黄璐琦：《中医药发展的根本在于创新》，《光明日报》2020年6月17日。

［25］ 薛亚楠、王建波、曲怡：《中医药创新团队建设存在的问题及解决措施》，

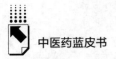

《卫生职业教育》2020 年第 38 卷第 12 期。

[26] 张霄潇、孙磊、冯雪等：《中医药标准化体系建设现状、问题与对策探讨》，《中国中药杂志》2019 年第 44 卷第 21 期。

[27] 于江：《经参丨中国国际经济交流中心研究员张瑾：我国中医药知识产权保护体系仍需完善》，新华社，2020 年 5 月 6 日，https：//baijiahao. baidu. com/s? id=1665900802792386965。

[28] 刘迅、邓奕辉：《中医药发展的优势、劣势、机会与威胁分析》，《医学与哲学》2021 年第 42 卷第 13 期。

[29] 张勤：《中医药国际化人才培养研究》，硕士学位论文，河南中医药大学，2018。

[30] 《于文明委员：建立符合中医药特点的传统知识保护制度》，人民网，2021 年 3 月 12 日，http：//dadeli. com. cn/htm/20213/10_ 1086. html。

# B.9
# 2022年中医药国际性
# 组织交流合作报告

李 丹[*]

**摘　要：** 本文以中医药国际性组织官网等数据为基础，对我国中医药国际
性组织交流合作现状进行分析，发现随着中医药的广泛传播，包
括世界中医药学会联合会、世界针灸学会联合会和国际标准化组
织中医药技术委员会（ISO/TC 249）等各类中医药国际性组织
呈现规模化发展，但仍存在一些问题，如对交流合作发展认识不
够、国际语言文化体系障碍、交流合作内容涉及学科领域较少、
新型媒体技术应用不足等。针对此类问题，本文提出积极探索中
医药国际性组织交流合作新领域的建议，包括从国家战略层面统
筹规划、加强中医药组织国际影响力，建设协同创新平台、提升
中医药组织传播效能，明确国际交流合作目标、制定交流合作领
域的发展战略等。

**关键词：** 中医药　国际组织　国际交流合作

中医药文化蕴含着丰富的人文科学和哲学思想，是中华民族优秀传统文
化的重要组成部分，是中国文化软实力的重要标签。当今，全球健康观念和
医学模式正在发生重大转变，中医药的整体观念、辨证论治、"治未病"等
精粹思想，越来越广泛地得到国际社会和多学科领域的接受与认可。近年

---

\* 李丹，女，1977年9月生，辽宁中医药大学学科发展与研究中心副主任。

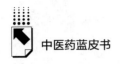

来，中医药在卫生应急和重大疾病防治方面的特色和优势作用被越来越多的国家和地区所认识。中医药国际性组织交流合作是推动中医药走向世界、弘扬中国传统中医文化、促进传统医疗技术发展的重要途径，是深化医学模式改革、服务全球人类健康、服务经济社会发展的重要举措。同时，推进中医药国际性组织交流合作是时代的需要、世界的需要，对增强中医药文化自信、推动中医药国际化发展、促进世界各国的文化互鉴和民心相通有着重要的意义。

# 一　中医药国际性组织交流合作发展现状

## （一）中医药国际传播与中医药国际性组织发展

党的十八大以来，习近平总书记高度重视中医药工作，作出了一系列重要论述，党中央、国务院把中医药摆在更加突出的位置，作出一系列重大决策部署，为中医药传承创新发展指明了方向，中医药在"走出去"方面步入快车道、迈出新步伐，取得系列显著成果。

2016年12月发布的《中国的中医药》白皮书指出，中医药已传播到183个国家和地区。103个世界卫生组织成员国认可使用针灸，其中29个成员国设立了传统医学的法律法规，18个成员国将针灸纳入医疗保险体系。有30多个国家和地区开办了数百所中医药院校，培养本土化中医药人才。总部设在中国的世界中医药学会联合会有67个国家和地区的251个会员团体，世界针灸学会联合会有53个国家和地区的194个会员团体。

2022年9月23日，国家卫健委召开新闻发布会公布：中医药已传播至196个国家和地区（图1），中国与40余个外国政府、地区主管机构和国际组织签订了专门的中医药合作协议，开展了30个较高质量的中医药海外中心、75个中医药国际合作基地、31个国家中医药服务出口基地建设工作。中医药内容纳入16个自由贸易协定。

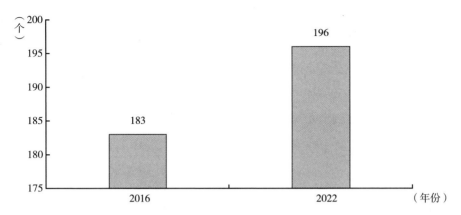

**图1 中医药传播国家与地区数量**

资料来源：编者对相关文献综合整理。

《推进中医药高质量融入共建"一带一路"发展规划（2021~2025年）》指出，计划与共建"一带一路"国家合作建设30个高质量中医药海外中心，颁布30项中医药国际标准，打造10个中医药文化海外传播品牌项目，建设50个中医药国际合作基地和一批国家中医药服务出口基地，加强中药类产品海外注册服务平台建设，组派中医援外医疗队，鼓励社会力量采用市场化方式探索建设中外友好中医医院。中医药国际性组织交流合作将得到进一步支持与发展。

## （二）代表性中医药国际性组织分支机构分布情况

随着中医药国际化的广泛传播，中医药国际性组织发挥了越来越多的作用，同时，各类中医药国际性组织也呈现规模化发展。具有代表性的主要有世界中医药学会联合会（World Federation of Chinese Medicine Societies，WFCMS）、世界针灸学会联合会（World Federation of Acupuncture-Moxibustion Societies，WFAS）和国际标准化组织中医药技术委员会。

### 1. 世界中医药学会联合会

世界中医药学会联合会（以下简称"世界中联"）成立于2003年9

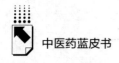

月 25 日，是经中华人民共和国国务院批准、民政部登记注册、国家中医药管理局主管、总部设在中国北京的国际性学术组织。截至 2022 年 11 月，世界中联已拥有 74 个国家和地区的 284 个团体会员、201 个分支机构（见图 2）。

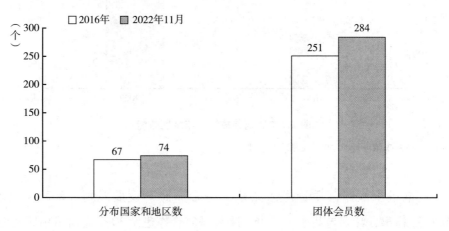

**图 2　世界中联机构分布**

资料来源：编者对世界中联网信息综合整理。

世界中联致力于推动中医药学的国际交流、传播和发展，团结世界各国中医药界同仁，积极努力把世界中联建设成为联系各国和地区中医药团体和从业者的纽带，为推动中医药国际交流与合作搭建桥梁，并逐步成为中医药战略化研究基地，中医药国际标准研究与推广基地，中医药学术、信息、人才、产品交流的基地。世界中联是世界卫生组织的非政府组织（NGO）成员、国际标准化组织 A 级联络单位，还是联合国教科文组织非物质文化遗产咨询机构。2021 年获得联合国经社理事会特别咨商地位。

**2. 世界针灸学会联合会**

世界针灸学会联合会（以下简称"世界针联"）1984 年开始筹备，由卫生部、中国科协、外交部和国家科委四大部委联名报请国务院，经国务院批准，由中国方面牵头，在世界卫生组织的指导下，于 1987 年 11 月在中国北京成立。世界针联是与世界卫生组织（WHO）建立正式工作关系的、与国际标准化组织建立 A 级联络关系的非政府性针灸团体的国际联合组织，总部设在中华人民共和国首都北京。

世界针联由团体会员组成。会员必须是所在国或地区成立三年以上拥有 50 名成员以上的合法针灸学会或合法针灸机构。截至 2023 年 3 月，世界针联官方网站显示，已有团体会员 246 个，代表着 70 个国家和地区 40 余万名针灸工作者，分布在亚洲、欧洲、北美洲、南美洲、大洋洲、非洲 6 个洲。详见图 3、图 4、图 5。

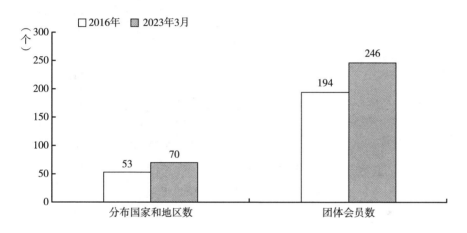

**图 3　世界针联机构分布**

资料来源：编者对世界针联官网信息综合整理。

世界针联成立以后，在促进世界针灸界之间的了解与合作、加强国际间的学术交流、确立针灸医学在世界卫生工作中的重要地位，以及推进针灸为人类健康服务等方面，做了许多卓有成效的工作。

3. 国际标准化组织中医药技术委员会

国际标准化组织是标准化领域中的一个国际性非政府组织，于 2009 年成立了国际标准化组织/中医药技术委员会（ISO/TC 249），主要制定中医药产品、服务、教育培训、信息等领域的国际标准，是目前业界公认的最权威、代表性最广泛的中医药国际标准制定平台。

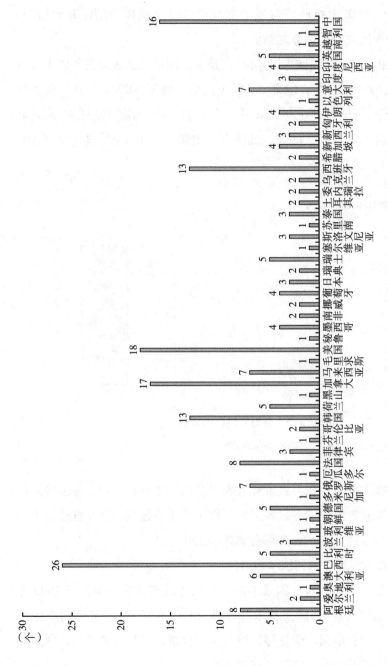

图 4　截至 2023 年 3 月世界针联分支机构在不同国家和地区分布情况

资料来源：编者对世界针联官网信息综合整理。

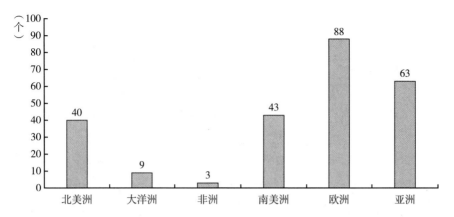

**图 5　截至 2023 年 3 月世界针联分支机构各洲分布情况**

资料来源：编者对世界针联官网信息综合整理。

截至 2023 年 3 月，TC 249 正式注册国家成员体 55 个（见表 1），下设 6 个工作组和 1 个联合工作组，已正式发布中医药国际标准 94 项，正在制定的国际标准 32 项，实现了 ISO 领域中医药国际标准的高速发展。ISO/TC 249 将持续探索中医药标准的全链式管理，集聚利用国际国内标准化两种资源，创新工作机制和模式，推动国际国内标准化工作相互促进、相互协同，开创中医药国际标准化发展新格局。

**表 1　截至 2023 年 3 月 TC 249 正式注册的国家成员体**

| 序号 | 名称 | 序号 | 名称 |
| --- | --- | --- | --- |
| 1 | Algeria 阿尔及利亚 | 9 | Chile 智利 |
| 2 | Argentina 阿根廷 | 10 | China 中国 |
| 3 | Australia 澳大利亚 | 11 | Colombia 哥伦比亚 |
| 4 | Austria 奥地利 | 12 | Czech Republic 捷克共和国 |
| 5 | Belarus 白俄罗斯 | 13 | Denmark 丹麦 |
| 6 | Belgium 比利时 | 14 | Egypt 埃及 |
| 7 | Brazil 巴西 | 15 | Estonia 爱沙尼亚 |
| 8 | Canada 加拿大 | 16 | Finland 芬兰 |

| 序号 | 名称 | 序号 | 名称 |
|---|---|---|---|
| 17 | France 法国 | 37 | Philippines 菲律宾 |
| 18 | Germany 德国 | 38 | Poland 波兰 |
| 19 | Ghana 加纳 | 39 | Portugal 葡萄牙 |
| 20 | Greece 希腊 | 40 | Qatar 卡塔尔 |
| 21 | Hong Kong Special Administrative Region of China 中国香港特别行政区 | 41 | Russian Federation 俄罗斯联邦 |
| 22 | Iceland 冰岛 | 42 | Rwanda 卢旺达 |
| 23 | India 印度 | 43 | Singapore 新加坡 |
| 24 | Iran,Islamic Republic of Iran 伊朗伊斯兰共和国 | 44 | Slovakia 斯洛伐克 |
| 25 | Ireland 爱尔兰 | 45 | Slovenia 斯洛文尼亚 |
| 26 | Israel 以色列 | 46 | South Africa 南非 |
| 27 | Italy 意大利 | 47 | Spain 西班牙 |
| 28 | Jamaica 牙买加 | 48 | Sweden 瑞典 |
| 29 | Japan 日本 | 49 | Switzerland 瑞士 |
| 30 | Kenya 肯尼亚 | 50 | Thailand 泰国 |
| 31 | Korea,Republic of Korea 韩国 | 51 | Turkey 土耳其 |
| 32 | Luxembourg 卢森堡 | 52 | Uganda 乌干达 |
| 33 | Malaysia 马来西亚 | 53 | Ukraine 乌克兰 |
| 34 | Netherlands 荷兰 | 54 | United Kingdom 英国 |
| 35 | New Zealand 新西兰 | 55 | United States 美国 |
| 36 | Norway 挪威 | | |

资料来源：编者对国际标准化组织中医药技术委员会相关信息的综合整理。

### （三）中医药国际性组织发挥的作用

中医药国际性组织是中医药走向国际化发展的重要平台和主要途径，在提升国内外中医药事业的学术发展、科技创新、人才培养、技术服务、经济贸易，增进世界各国（地区）中医药团体、机构间信息交流、成果交流，加快中医药现代化、国际化、标准化进程等方面均有杰出贡献。在防治常见病、多发病、慢性病及重大疾病领域，中医药发挥着具有特色和优势的疗效和作用，已得到国际社会的认可和接受。特别是近年在新冠防控中，中医药医疗技术发挥了引领作用，全球中医药人充分受益于中医药防瘟疫、治未病的优势，使中医药介入疫情防控的深度、广度和力度均彰显前所未有的特色优势。正如中国工程院院士、国医大师张伯礼所言："中医药走向世界是时代需求，不是我们强行向海外推广中医药，而是世界范围内对中医药的迫切需求。"在推动中医药传承创新、国际化与现代化进程中，中医药国际性组织发挥了重要作用。

一是中医药组织加速了中医药深度融入国际医药体系的脚步与进程。中医药组织通过多方面、多层次、多学科、全方位的人类健康学术交流会和全球中医药互联网健康产业高峰论坛、全球医疗卫生信息化安全论坛、医学人工智能与大数据论坛等学术交流，推进中医药国际化发展，服务全球人类健康。学术交流涵盖范围较广，包括数字健康产业、中医药交流、中医药传承、专科专病、民族医药、投融资等多领域专业交流议题。以科技创新开拓中医药产业全球市场，推动中医药更好地发展壮大、造福百姓，同时走出国门，积极参与构建人类卫生健康共同体。

二是中医药组织推动了中医药领域国际专项合作。中国与世界卫生组织、国际标准化组织等多边机构在传统医学科学研究、标准化和国家政策制定等领域的合作持续加强。世界中药"双中心"落地有力推动了中医药建立国际标准和流通体系。《中共中央国务院关于促进中医药传承创新发展的意见》中提出，将中医药纳入构建人类命运共同体和"一带一路"国际合作重要内容，实施中医药国际合作专项，研究推动现有中药交易平台稳步开展国际交易。世界中药（材）质量检定中心、世界中药（材）互联网交易中心等一批中医药创新发展项目集中落地启动，交易中心于揭牌当日完成首张线上交易订单，为中医药产业化、标准化、国际化创新发展提供有力的抓手。

三是中医药组织应用"中医药国际宣教平台"等，实现了中医药信息资源区域远程共享，实现了对口支援的协同医疗新模式。特别是中医药互联网模式的深化，推动了中医药服务贸易的转型升级。如，世界中医药学会联合会与山东互联网医保大健康集团合作建设世界数字化中医药（扁鹊）研

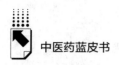

究院，并开展深入合作。合作领域涉及优势病种管理模式研究与示范应用、中医药数字化解决方案、中医药关键技术装备与科技创新成果转化、互联网医疗、海外中医药数字化教育等，充分发挥双方优势，提升海内外中医药服务能力和产业发展。依托海内外资源、发动海内外会员，推进中医药产业发展，促进实现中医药服务全人类大健康的重要目标。

## 二 中医药国际性组织交流合作面临的问题与挑战

近年来，各类中医药国际性组织不断开展工作，在促进中医药的国际交流合作中发挥了重要作用，但仍存在不足，并且面临着新问题与新挑战。

### （一）对交流合作发展认识不足

在党中央、国务院的高度重视下，中医药事业逐步形成了医教研协同和保健、文化、产业以及对外合作交流全面发展的格局，在促进经济社会发展中发挥了重要作用。在国际发展形势方面，中医针灸已在越南、新加坡、澳大利亚维多利亚州、泰国、南非、阿联酋等国家和地区政府取得合法地位，并且明确立法形式。但除针灸外，国外对中医药其他领域的了解和认识程度仍相对较低，中医药在世界大多数国家尚未被纳入医疗保健和社会保险体系中。综合分析，这与中医药组织文化跨地区传播、跨文化交流、跨层级合作等认识不充足、合作交流开展不到位密切相关，使得中医药组织国际交流合作发展管理体制健全缓慢，确切的法规、规章尚未健全，宏观管理力度不足，现有中医药国际交流与合作管理干部队伍、专业人才队伍素质还不能很好地适应形势发展的需要，认识不足仍然是制约中医药走向国际发展的主要因素。因此，强化认识，形成全方位、多层次、宽领域的发展格局是中医药国际性组织发展亟待解决的核心问题。

### （二）面临国际语言文化体系的障碍

语言从来都是连接世界的桥梁，是交流信息的重要方式和途径。中医药文化具有深刻的中国文化的特征和烙印，中医药文化要面向国际化发展，语言的转换和翻译对促进国际社会对中医药文化的理解与接受至关重要。中医药文化国际传播，应以全球化的视野、包容开放的态度推动中医药的研究和跨文化的传播，构建中医药文化国际传播话语体系、共建人类卫生健康共同体，增进各国人民福祉，推动中医药国际交流发展合作。此外，中医文本翻译工作存在的难处在于缺乏权威统一标准，主要表现在古籍、古汉语、中医药学术名词及中医药文化内涵等方面，例如《伤寒论》《金匮要略》《黄帝内经》等经典著作的翻译，现阶段虽发行了诸多语言版本，但缺乏广泛认可的权威版本。古汉语晦涩婉转，如何实现译文既体现信、达、雅的文字底蕴，又能准确表达中医药经典的学术内涵，实现跨文化交流传播，是中医药国际性组织交流合作发展需要攻克的一大重点关卡。

### （三）受到国际战略发展关系的影响

国际战略发展关系对中医药文化的传播、发展具有重要的影响，二者存在辩证统一的关系。对于中医药国际性组织开展交流合作而言，政治互信、平等相待、优势互补、合作共赢的国际战略发展关系具有重要的推动作用。同时，中医药领域的交流与合作能巩固和发展国家间战略发展关系，并加深各国人民之间的了解和情感。目前，中医药组织交流合作项目已覆盖196个国家和地区，成为中国与东盟、欧盟、非盟、拉共体以及在上海合作组织、金砖国家、中国—中东欧国家合作、中国—葡语国家合作中的重要内容。2020年，第八次世界中西医结合大会设立了中美海外专场。2021年，美国中医药针灸学会组织举办了"美国针灸热50周年纪念论坛"活动。2022年6月，国务院办公厅印发《"十四五"中医药发展规划》（以下简称《规划》），系统地阐述了"十四五"时期中国中医药发展的指导思想、基本原则、发展目标、主要任务和重点措施。《规划》明确提出，加快中医药开放发展，提出推进中医药高质量融入"一带一路"建设，实施中医药国际合作专项，推动社会力量提升中医药海外中心、中医药国际合作基地建设质量。

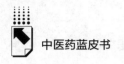

### （四）交流合作的协同机制不足

随着中医药"走出去"战略的推进和世界范围内健康观念及医学模式的转变，中医药在世界各国的应用日渐广泛，中医药国际性组织开展交流合作的机遇愈来愈多。但当前，国际的中医药文化交流主要以政府为主导，中医药的海外中心、基地建设主要依靠国家提供政策、制度和经费，尚未充分整合国际国内的各方力量。在这些中心和基地的建设中，中医药国际性组织的作用未得到充分发挥，也没有充分发挥国内外主流媒体、企业等元素的协同作用，中医药国际性组织开展的交流合作缺乏长效机制和协同机制。同时，在中医药文化国际交流方式方面，多数是通过开设中医文化课堂、举办中医文化体验活动、组织国际学术交流活动、开展中医文化讲座等，这些传统方式也无法完全满足新形势下中医药国际化交流合作的需求。因此，建立健全交流合作协同机制，是中医药国际性组织为更好地开展交流合作而需要解决的问题之一。

### （五）交流合作内容涉及学科领域较少

中医药发展走向国际化应从现代科学层面上去阐述中医药理论的科学内涵，通过中西医之间的交流与合作，多学科交叉协同攻关，产生创新性的研究成果，共同推动中医药科研学术及临床技能向国际化标准的发展。但现阶段中医药国际化处于起步阶段，交流合作内容涉及学科较少。每年来访的国外研学者、进修人员、留学生等，仍多围绕针灸学相关内容开展学习交流合作，针对中医药学其他学科分支内容的关注度相对较低，出现了学科交流单一、发展进程不均的现象。在国家出台的"一带一路"倡议规划背景下，仍需大力推进国家中医药驱动步伐，建设中医药海外传播软实力，中医学、中药学、中西医结合等多个中医药学科领域与语言学、社科人文学、金融贸易学、农业学、教育学、政治学、经济学等交叉融合联动，将思想引领、知识传授、技术交流、项目合作等融为一体，推动构建中医国际传播当代研究新范式，促进中医药多学科领域的国际交流与合作。

### （六）新型媒体技术应用不足

长期以来，中医药文化的国际传播主要依赖的主体有两个：一是中医药领域工作者，如教育工作者和临床从业人员等；二是相关部门和中医药专业学会。二者在中医药对外传播中发挥着重要作用，而中医药国际性组织开展交流合作也主要依赖这两大主体。但是相对而言，以往在交流合作中传播的内容多数太过专业，使用的传播平台也相对单一，主要通过中医药教育机构、医疗机构、科研院所和行业学会等专业性组织机构开展传播，较少利用大众传播媒介进行有效传播。随着新媒体的迅速发展，信息的网络传播力和曝光度逐渐增强，传播范围不断拓宽。当前，很多资讯类 App 带有算法功能，这些 App 和社交媒体多数都融入了社交关系的元素，可以利用"协同过滤算法"等对受众群体推送同质化的话题和热点信息，并且得到更加广泛地阅读和分享。这些新技术、新手段、新媒介都可以为中医药文化国际传播提供新的方式，为扩大中医药文化的影响力提供有利条件。但与此同时，新媒体技术的应用也会带来一些负面效应。如，在新传播媒介出现难辨真假的信息，或者学术争论时，会混淆受众的判断力并且可能会造成传播失真，导致中医药国际形象受损。当前，中医药国际性组织在交流合作中，在新媒体运用和舆情跟踪监测方面还存在不足，对中医药的传播热度和效果均不理想，面对中医药文化传播的负面消息时，有时未能及时、完全地把握舆论主导权，缺乏积极的响应和应对。

### （七）受到所在国家中医药立法或政策限制

中医药组织国际化传播交流、发展合作始于 1972 年尼克松访华，首次开展于美国，继而蔓延至欧洲国家，乃至在全世界兴起了中医热的潮流。1976 年美国加州首次立法，随即美国各州纷纷立法，而后欧美西方各国随之。总体来看，世界各地的中医药发展并不均衡，以北美洲、东南亚、大洋洲、欧洲发展较快，南亚、中东、南美洲、非洲最为显著，而西方一部分国家将中医药视为补充医学或替代医学，这与各国关于中医药立法机制或相关

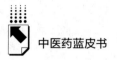
政策有关。中医药国际立法的出发点是对中医药行业进行法制规管，保证从业人员素质、行医质量等，以保护公众利益。立法内容涉及定义行医范围、考试标准、行医的核心技能标准、行医的伦理标准及执照的发放和纪律规范。立法是把双刃剑，许多国家目前的立法，对中医药国际化发展各环节的要求比较苛刻，从已经立法的几个国家来看，带来负面的因素相对更多，如语言交流障碍、药物使用和执业范围受限、中医药治疗未被纳入医疗保障体系等。2015年瑞士政府出台的联邦职业考试计划，要求有10年以上临床经验的人员需用当地语言完成30~40页的论文和45分钟答辩的考试方可进行职业操作，而后将被称为技师；在菲律宾则是医药分离，药物署参照东盟的相关协调机制对中医药进行注册，其中，一部分中药需要以食品添加剂的类别进行申请，这导致了大多数中成药未能注册，一小部分中药则是以食品补充剂的名义才能进口，淹没了中药的功效与应用。以上因素使得中医药在部分国家处于尴尬境地，因此所在国家的立法在一定程度上制约或阻碍了中医药的发展脚步。

## （八）受到所在国家经济贸易发展水平影响

随着全球各行业经济的迅猛发展，中医药相关产业项目成为对外贸易的重要内容之一。但受到经济水平、贸易政策、政策法规、人员资质、产品注册、市场准入、质量监管等方面的影响，中医药在走向国际化发展的进程中，也面临着层层壁垒与挑战，可划分为对内经济保护与对外引进严苛两方面。部分国家政府通过制定不利于外国竞争者的标准对外国服务提供者的进入和在境内从事服务活动设置障碍，目的在于保护本国国内经济贸易的市场份额与地位，这一举动限制了中医药国际性组织的合作交流和贸易进程。欧洲、美国、日本等发达国家和地区制定了严格的中药残留检测标准。例如，欧盟专门实行针对剂型、包装、规格、品质标准规定及对农药残留的限制，对溴乙烷的检查尤为严格，因此所在国家经济贸易的发展水平对于中医药国际化造成诸多不利的影响，大大增加了发展难度。可见，中医药国际性组织在跟进"一带一路"全球共同发展进程中，还应持续推进中医药的标准体系与国际接轨，建设高质量的国家中医药服务出口基地，推动中医药海外本土化发展，促进产业协作和国际贸易。同时，推动和发展"互联网+中医药贸易"，开展海外市场政策研究，逐步打破经济贸易壁垒。

# 三　探索中医药国际性组织交流合作新领域

## （一）国家战略层面统筹规划，加强中医药组织国际影响

从国家战略层面统筹设计、合理规划中医药组织交流合作，可形成中医药健康产业和中医药文化软实力的世界竞争优势。中医药文化博大精深，其哲学性思维理念较为深远，中医药学术语以古汉语为基础，其表达方式古朴深奥，对于国际社会而言，理解难度较大。主要原因在于，一是由于风俗文化和意识形态的差异，海外民众对中医药文化及其价值的认知有限；二是中医药文化传播渠道以传统方式为主，新媒体平台使用有限，在青年群体中影响力不大；三是中医药文化的国际话语能力需要提升。因此，国家层面统筹推进中医药文化先行，才能使世界各国加深对中医药理论体系内涵的理解，推进对中医药知识体系的理解与认同，从而驱动中医药医疗、科技、产业等面向国际化发展。同时，推进国际性中医药组织开展中国传统文化汉语言教育与中医药教育协同发展，使世界各国人民在接触中国文化的过程中了解中国古代的自然观、认识论与方法论，理解中西医学的差异，信任中医药诊治疗效，接受中医药的诊疗方法。

从国家层面制定中医药海外发展战略和发展规划，配以专项资金扶持，构建中国"软实力"和"巧实力"，从而推动中医药更好地走向世界。一是可以借鉴孔子学院模式，做好国际范围内统筹布局，有条件的单位或组织机构应走出去创办教育培训中心、中医医院、科研中心等，建设与发展各类中医药国际性组织，促进中医药文化、产品和服务在海外的传播。二是大力推介中医药治疗理念，为中医药的海外发展营造良好的舆论环境，通过多种方式增进国际社会对中医药的了解与信任，为其在海外的可持续发展创造良好

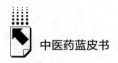

条件，鼓励中医药企业加大科技攻关力度，积极推进产品创新，出口高科技含量、高附加值的中医药产品，推动中医药领域的经贸合作，加快中医药产业的国际化步伐。三是通过制定相关政策对中医药国际性组织开展的中医药文化国际传播进行组织实施、行动指导及监督考核。同时，把中医药领域的合作作为政府间战略协议中的一部分，促进中医药文化的海外传播与发展，扩大中医药组织的国际影响力。

### （二）建设协同创新平台，提升中医药组织传播效能

当前，中医药国际性组织交流合作已进入全新的发展阶段，集中科技力量雄厚的中医药科研机构、建设中医药国际合作与交流的协同创新平台势在必行。搭建平台后，在对接世界先进医学、建设智库等方面，提供政策、机构和专项经费支持，使中医药国际传播成果服务于国家外交战略。同时，整合并借助国家中医药管理局海外中医中心等创新平台，增加成体系的海外融入性实践研究基地，释放人才、技术、资本等要素的动能，打破行业间的壁垒，打造高质量的中医药产品、提供高质量的中医药服务，实现中医药文化国际传播的共谋、共创、共赢，提升中医药文化的传播效能。

针对中医药国际服务现状，可通过多种方式，引导中医药国际组织提升服务能力和传播效能。一是积极建设中医药国际示范基地类的平台，通过示范、带动作用，培养中医药国际服务的专家队伍和骨干机构，推荐、派遣优秀中医药专家及专业技术人才，开展交流合作，推动中医药国际教育机构构建服务网络，促进中医药技术人才的国际交流。二是加强中医药国际组织的网络信息服务，发挥世界针联、世界中联等中医药国际性组织的专网作用，通过平台共享与宣传，推广中医药科研转化成果和新技术、新成果及适宜诊疗技术应用。三是引进竞争、招标机制，改进中医药对外合作交流方式，使其融入大外交、大外贸、大课题中。四是加强科技创新合作，推进创新合作圈建设，推进传统医药标准体系建立，提高传统医药国际化水平。

### （三）构建中医药外语翻译培养模式，提高中医药组织外语人才队伍水平

中医药国际性组织要做好中医药交流与合作工作，不仅需要政策制度和运行机制保障，而且需要高素质的人员队伍，特别是高水平的翻译人才，这是打破中医药国际传播语言文化壁垒的重要力量。中医药组织交流合作的领域和国家逐年增多，既懂中医药又有一定外国语翻译水平的人才需求逐渐增多。中医药外语翻译人才队伍，是保证中医药国际性组织顺利开展交流合作的有利支撑。

在培养模式上，可以挑选专业水平高、外语能力强的人员充实到中医药国际性组织中，进一步培养其成为外向型翻译人才。同时，对于外国语专业的翻译人才，开展中医药课程培训，制定符合所在国家或地区实际情况的教学模式，设置切实可行和灵活实用的课程，通过开设中医文化学、中医基础理论、中医翻译等课程，提高非医专业翻译的中医药理论水平。与此同时，依托中医孔子学院、中医药海外中心等开展中医药特色教育，加速海外中医本土人才培养。

### （四）明确国际交流合作目标，制定交流合作领域的发展战略

中医药国际交流合作应定位在推动中医药国际交流体系化、中医药国际化这一目标上。因此，中医药国际性组织开展中医药国际交流合作战略研究，开展国内外中医药国际交流合作的资源调查，在交流和相关领域制定发展战略，是实现这一目标的有效途径。一是探索中医药国际交流合作的规律与特点，优选中医药国际交流合作的方式与方法，针对不同国家、地区和人群的需求制定中医药国际交流合作发展战略。二是制定中医药基础理论领域发展战略。重点在证候基础理论、针灸作用原理、方剂配伍理论等关键领域开展交流合作，取得中医药基础理论国际化发展的新进展。三是制定中医药研究方法与技术领域发展战略。在中医临床诊断、中药质量控制、疗效评价、防治重大疾病机制研究方法学等领域开展交流合作，研究成果达到国际

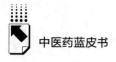

先进水平。四是制定中医药产业国际化发展战略。对有较大国际需求的中医诊疗技术、设备和中药品种等，在生产规范、质量标准、安全性评价和药效评价方面，在遵循相关标准和法规政策的基础上开展国际交流合作，促进中医药产业的国际化发展。

## 参考文献

［1］王晶亚、李慧珍、宗星煜等：《中医药国际标准化现状、问题与对策分析》，《中华中医药杂志》2022 年第 37 卷第 4 期。

［2］王晶：《首都医科大学附属北京中医医院中医药国际交流的回顾与展望》，《北京中医药》2016 年第 35 卷第 4 期。

［3］尹璐、徐荣、高昂等：《中医药文化国际传播的现状分析及研究》，《中国医药导报》2022 年第 19 卷第 12 期。

［4］吴洁婷：《国家"一带一路"倡议下中医药经济贸易的分析及对策研究》，《中医药临床杂志》2018 年第 30 卷第 9 期。

［5］党海霞、刘新民、罗卫芳：《现阶段中国中医药国际化发展的方向思考》，《中国药业》2011 年第 20 卷第 24 期。

［6］杨逢柱：《中医药国际服务贸易与中医外交》，《复旦国际关系评论》2018 年第 2 期。

［7］江雍蕙、周恩：《中医药对外传播研究现状分析——基于国家社科、教育部人文社科基金（2010～2020 年）项目立项的统计分析》，《中医药管理杂志》2022 年第 30 卷第 8 期。

［8］高彦彬、赵慧玲：《高等中医药教育国际化背景及发展趋势与战略选择》，《世界中西医结合杂志》2015 年第 10 卷第 11 期。

［9］朱佳卿：《中医药国际科技合作现状、存在问题及建议》，中国中医药信息研究会主编《中国中医药信息研究会第二届理事大会暨学术交流会议论文汇编》，2003。

# B.10
# 2022年中医药企业国际交流合作报告

朱民田*

**摘　要：** 在"一带一路"国际化发展的背景下，传播弘扬中医药文化，让中医药产品走出国门、进军海外医药市场是一项艰巨而伟大的事业；一些国内中医药企业也在通过产品注册、营销本土化、研发合作等，加快开拓国际市场。首先，中医药产业国际化还存在一些问题，主要表现在由于中西医药文化的差异，国外公众对中医药缺乏全面的认知；中药质量标准化管理体系与国际药品质量标准存在差异；中药企业知识产权制度不健全，中药知识产权保护意识薄弱；中医药企业科研创新能力不足，国际市场竞争力不强等。其次，国际中医药企业交流合作面临挑战，如中医药知识产权外流，专利被国外药企抢注，中医药企业国际化复合型人才严重缺乏，"洋中药"在医药市场上受到"建圈强链"的冲击。最后，我们应构建国际中医药企业交流合作新桥梁，加速中医药标准化体系建设，加大中药专利申请力度，加强中药产业链及平台的创新能力，健全培养中医药国际化人才的机制，构筑中药国际贸易的区块链体系，从而强大中医药在世界卫生健康体系中的话语权。

**关键词：** 中医药　国际企业　交流合作

---

\* 朱民田，女，1964年2月生，辽宁中医药大学经济管理学院教授。

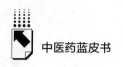

# 一 中医药企业国际交流合作发展现状

随着中医药国际影响力的不断扩大，中国中药产品的进出口规模也在稳步增长，发展势头良好。全国医药工业统计表明，2021年中药工业稳步增长，全年营业收入达到6919亿元，同比2020年的6156亿元增长12.4%。其中，中成药主营业务收入4862亿元，同比2020年的4347亿元增长11.8%；中药饮片主营业务收入2057亿元，同比2020年的1809亿元增长13.7%。2021年中药工业利润总额1004.5亿元，同比2020年的733.1亿元增长37.0%。其中，中成药利润总额755.2亿元，同比2020年的612.6亿元增长23.3%；中药饮片利润总额249.3亿元，同比2020年的120.5亿元增长106.9%。

中医药文化具有五千年的悠久历史，发展中医药企业的现代化和国际化是中医药产业的重要战略定位。在中药国际市场每年的销售额中，日本、韩国的"洋中药"所占份额达80%~90%，而他们制药所用的中药材原料70%~80%是来源于中国。经过20多年的发展历程，中国中医药企业在走向国际化的道路上已经取得一定的可喜成绩，然而，中国中医药企业进入国际市场起步较晚且还在探索中，加之国际环境中的非经济阻力、东道国对中医药缺乏全面的认知等诸多因素，以及缺乏高技术、高价值、高溢价的全球性品牌，所以中医药的国际化之路十分艰难，中医药企业如何完成国际化进程、突破国际化发展的瓶颈，一直是中医药企业界关注的课题。

## （一）中医药企业国际化发展历程

国家中医药管理局、推进"一带一路"建设工作领导小组办公室联合印发了关于《推进中医药高质量融入共建"一带一路"发展规划（2021~2025年）》（以下简称《规划》），《规划》中提出，"十四五"时期，与"一带一路"国家合作共建30个高质量的中医药海外中心，颁布30项中医药国际标准，培育10个中医药文化海外传播品牌，打造50个中医药国际合作基地以及一批国家中医药服务出口基地。四川省中医药管理局也印发了《关于推进四川中医药高质量融入共建"一带一路"的实施意见》（以下简称《意见》），紧扣共建国家的不同国情，开展了具有中医药医疗特色的多种形式的中医药国际交流与合作项目。《意见》明确，到2025年，与共建国家合作建设8个中医药海外医疗中心、5个国家级中医药国际合作基地、4个海外惠侨远程医疗站，打造20个中医药健康旅游示范基地。明确了中医药国际合作的方向，为深化国际贸易合作，积极发挥中医药的新优势，加快中国中医药企业国际化发展进程，促进中医药企业扩大企业发展规模，加快完善中医药产业链及国际知名品牌的建设，推动中医药企业中外合作产业园建设，为中医药企业"走出去"创造有利条件。近几年中医药国际合作项目详见表1、表2、表3、表4。

**表1　2018年度中医药国际合作专项项目清单**

| 序号 | 项目名称 | 执行单位 | 金额（万元） |
| --- | --- | --- | --- |
| 1 | 中国—阿联酋中医药中心 | 上海中医药国际服务贸易促进中心 | 100 |
| 2 | 中国—菲律宾中医药中心 | 福建中医药大学 | 100 |
| 3 | 中国—吉尔吉斯斯坦中医药中心 | 甘肃省卫计委 | 100 |
| 4 | 中国—缅甸中医药中心 | 云南中医学院 | 100 |
| 5 | 中国—尼泊尔中医药中心 | 泰安市中医医院 | 100 |
| 6 | 中国—泰国中医药中心（庄甲盛大学） | 辽宁中医药大学附属第二医院 | 100 |
| 7 | 中国—泰国中医药中心（华侨中医院） | 上海龙华医院 | 100 |
| 8 | 中国—新加坡中医药中心 | 北京中医医院 | 100 |
| 9 | 中国—以色列中医药中心 | 浙江省中医院 | 100 |
| 10 | 中非疟疾防治中心 | 广州中医药大学 | 100 |
| 11 | 中国—毛里求斯中医药中心 | 上海岳阳中西医结合医院 | 100 |
| 12 | 中国—摩洛哥中医药中心 | 上海中医药大学 | 100 |
| 13 | 中国—波兰中医药中心 | 山东中医药大学 | 100 |
| 14 | 中国—德国中医药中心（汉诺威） | 中国中医科学院 | 100 |
| 15 | 中国—德国中医药中心（魁茨汀） | 北京东直门医院 | 100 |
| 16 | 中国—俄罗斯中医药中心（莫斯科） | 长春中医药大学 | 100 |
| 17 | 中国—俄罗斯中医药中心（圣彼得堡） | 北京东方医院 | 100 |
| 18 | 中国—法国中医药中心（巴黎） | 江苏省中医院 | 100 |
| 19 | 中国—法国中医药中心（塞纳） | 世界中医药学会联合会 | 100 |
| 20 | 中国—荷兰中医药中心 | 山西中医药大学 | 100 |
| 21 | 中国—捷克中医药中心 | 上海中医药大学附属曙光医院 | 100 |

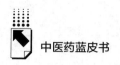

续表

| 序号 | 项目名称 | 执行单位 | 金额(万元) |
|---|---|---|---|
| 22 | 中国—罗马尼亚中医药中心 | 浙江中医药大学 | 100 |
| 23 | 中国—挪威中医药中心 | 中国中医科学院眼科医院 | 100 |
| 24 | 中国—瑞士中医药中心(日内瓦) | 陕西中医药大学 | 100 |
| 25 | 中国—瑞士中医药中心(苏黎世) | 南京中医药大学 | 100 |
| 26 | 中国—中东欧中医药中心(匈牙利) | 黑龙江中医药大学 | 100 |
| 27 | 中国—美国中医药中心 | 广安门医院 | 100 |
| 28 | 中国—澳大利亚中医药中心(悉尼) | 北京中医药大学 | 100 |
| 29 | 中国—澳大利亚中医药中心(墨尔本) | 南京中医药大学 | 100 |
| 30 | 粤港澳大湾区中医药创新中心 | 广东省中医院 | 100 |
| 31 | 中国—澳大利亚中医药中心(悉尼明医堂) | 北京明医康原健康投资管理有限公司 | 0 |
| 32 | 中医药防治糖尿病国际合作基地 | 广安门医院 | 100 |
| 33 | 中医药康复医疗国际合作基地 | 望京医院 | 100 |
| 34 | 中医药针灸临床研究国际合作基地(安徽) | 安徽省针灸医院 | 100 |
| 35 | 中医药防治代谢性疾病国际合作基地(广东) | 广东药科大学 | 100 |
| 36 | 中国—日本中医药国际合作基地 | 中日友好医院 | 100 |
| 37 | 中国—新加坡中医药国际合作基地(重庆) | 重庆市中医院 | 100 |
| 38 | 中国—东南亚地区药用植物资源开发与利用基地 | 中国中医科学院 | 100 |
| 39 | 中国—亚欧国家中医药疗养国际合作基地(海南) | 三亚市中医院 | 100 |
| 40 | 中国—葡语系国家和地区中医药国际合作基地(四川) | 西南医科大学附属中医医院 | 100 |
| 41 | 中医药国际合作基地(河南) | 河南中医药大学 | 100 |
| 42 | 中国—加拿大中药新药筛选国际合作基地(广东) | 康美药业股份有限公司 | 0 |

资料来源：国家中医药管理局官网。

### 表2　2019 年度中医药国际合作专项项目清单

| 序号 | 项目名称 | 执行单位 | 金额(万元) |
|---|---|---|---|
| 1 | 中国—阿联酋中医药中心 | 上海中医药国际服务贸易促进中心 | 100 |
| 2 | 中国—菲律宾中医药中心 | 福建中医药大学 | 100 |
| 3 | 中国—吉尔吉斯斯坦中医药中心 | 甘肃中医药大学附属医院 | 100 |
| 4 | 中国—缅甸中医药中心 | 云南中医药大学 | 100 |
| 5 | 中国—泰国中医药中心(庄甲盛大学) | 辽宁中医药大学附属第二医院 | 100 |
| 6 | 中国—泰国中医药中心(华侨中医院) | 上海中医药大学附属龙华医院 | 100 |
| 7 | 中国—以色列中医药中心 | 浙江省中医院 | 100 |
| 8 | 中国—毛里求斯中医药中心 | 上海中医药大学附属岳阳中西医结合医院 | 100 |
| 9 | 中国—摩洛哥中医药中心 | 上海中医药大学 | 100 |
| 10 | 中国—白俄罗斯中医药中心 | 浙江中医药大学附属第三医院 | 100 |
| 11 | 中国—波兰中医药中心 | 山东中医药大学 | 100 |
| 12 | 中国—德国中医药中心(汉诺威) | 中国中医科学院 | 100 |
| 13 | 中国—德国中医药中心(魁茨汀) | 北京中医药大学东直门医院 | 100 |
| 14 | 中国—俄罗斯中医药中心(莫斯科) | 长春中医药大学 | 100 |
| 15 | 中国—俄罗斯中医药中心(圣彼得堡) | 北京中医药大学东方医院 | 100 |
| 16 | 中国—法国中医药中心(巴黎) | 江苏省中医院 | 100 |
| 17 | 中国—黑山中医药中心 | 成都中医药大学附属医院(四川省中医医院) | 100 |
| 18 | 中国—捷克中医药中心 | 上海中医药大学附属曙光医院 | 100 |
| 19 | 中国—罗马尼亚中医药中心 | 浙江中医药大学 | 100 |
| 20 | 中国—挪威中医药中心 | 中国中医科学院眼科医院 | 100 |
| 21 | 中国—葡萄牙中医药中心 | 江西中医药大学 | 100 |
| 22 | 中国—瑞士中医药中心(苏黎世) | 南京中医药大学 | 100 |
| 23 | 中国—瑞士中医药中心(日内瓦) | 陕西中医药大学附属医院 | 100 |
| 24 | 中国—西班牙中医药中心 | 北京市中医药对外交流与技术合作中心 | 100 |
| 25 | 中国—中东欧中医药中心(匈牙利) | 黑龙江中医药大学 | 100 |
| 26 | 中国—英国中医药中心(曼彻斯特) | 南京中医药大学 | 100 |
| 27 | 中国—澳大利亚中医药中心(悉尼) | 北京中医药大学 | 100 |
| 28 | 中国—巴新中医药中心 | 广州中医药大学 | 100 |
| 29 | 中国—莫桑比克中医药中心 | 粤澳中医药科技产业园开发有限公司 | 0 |

资料来源：国家中医药管理局官网。

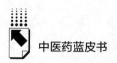

表3 2020年度中医药国际合作专项项目清单

| 序号 | 项目名称 | 执行单位 | 金额(万元) |
|---|---|---|---|
| 1 | 中国—摩洛哥中医药中心项目 | 上海中医药大学 | 100 |
| 2 | 中国中医药循证医学中心建设项目 | 中国中医科学院 | 100 |
| 3 | 中医药国际化发展研究中心项目(含中医药"一带一路"发展规划课题研究) | 上海中医药大学 | 100 |
| 4 | 中医药参与CITES公约、生物多样性公约和IUCN工作的战略研究 | 中国中药协会 | 25 |
| 5 | 中国—东盟药用植物保护与开发合作 | 广西壮族自治区药用植物园 | 25 |

资料来源:国家中医药管理局官网。

表4 2004~2021年中药企业国际合作一览表

| 序号 | 时间 | 项目名称 |
|---|---|---|
| 1 | 2004.5 | 美国东方生物技术以720万美元收购了以生产中药为主的黑龙江松花江药业100%的股权 |
| 2 | 2005.3 | 美国日晖集团对华良药业投资1500万美元,专门开发吉林长白山"北药"资源。具有雄厚基础的华良药业在长白山腹地拥有2040亩的GAP种植基地,此次并购为日晖集团向该领域进军提供了有利平台 |
| 3 | 2009.7 | 中美史克与天津中新药业旗下的达仁堂中药厂开展合作,涉足中成药销售领域 |
| 4 | 2013 | 天士力投资182万欧元收购荷兰海得宝管理有限公司下属的荷兰神州医药中心有限公司,成立荷兰神州天士力医药集团有限公司 |
| 5 | 2014 | 勃林格殷格翰与广药集团达成合作,将合作推广广药旗下的小儿七星茶糖浆;2015年,勃林格殷格翰宣布,其首个中成药OTC产品——乐可通正式上市 |
| 6 | 2014 | 德国拜耳以36亿元收购滇虹药业 |
| 7 | 2015.10.16 | 天士力子公司上海天士力药业与CBC SPVII、韩国Genexine公司三方签署了《中外合资经营企业合同》《知识产权转让及许可协议》,此次合作,目的在于引进Genexine公司多种具有在国际上领先水平的长效蛋白类药物,共同投资组建合资公司天视珍生物技术(天津)有限公司,并在中国合作研发新药 |
| 8 | 2016.9 | 以岭药业子公司以岭健康城科技有限公司与以色列Health Watch达成战略合作,出资1500万美元成为其第一大股东 |
| 9 | 2016 | 赛诺菲与华润三九于2016年底成立了合资公司三九赛诺菲,新公司致力于打造儿科、妇科、肝胆类产品 |

| 序号 | 时间 | 项目名称 |
|------|------|---------|
| 10 | 2017.11.29 | 天士力控股集团天士力与美国康宝莱国际公司在天士力国际交流中心签署合作框架协议 |
| 11 | 2018.9 | 天士力与美国制药企业 Arbor 公司宣布就 T89（复方丹参滴丸）在美国的研发与市场销售开启全面合作 |
| 12 | 2019.1.17 | 阿斯利康正式宣布与绿叶制药集团签署合作协议，成为跨国药企首次获权推广中国药企自主研发产品的事件，中国第一款自主研发产品血脂康首次敲开跨国药企之门 |
| 13 | 2019 | 振东集团与越南安望医药签约，共促中医药国际化发展 |
| 14 | 2021.1.12 | 百济神州宣布与诺华达成合作协议，诺华斥资 22 亿美元买入百济神州 PD-1 |
| 15 | 2021.1.18 | 信达生物与印度尼西亚生物科技公司 Etana 签订合作协议 |
| 16 | 2021.11.17 | 天士力医药集团股份有限公司与德国 Desitin Arzneimittel 合作启动仪式通过视频连线方式顺利举行 |
| 17 | 2021.12.9 | 中国—菲律宾中医药中心项目 |
| 18 | 2021.12.21 | 百济神州宣布，与诺华制药集团达成选择权、合作和授权许可方面的协议，双方将在北美、欧洲和日本共同开发、生产和商业化百济神州在研 TIGIT 抑制剂 ociperlimab |

资料来源：编者对网源信息综合整理。

目前国内有一些中药企业开启了国际化发展的道路，据不完全统计，目前已有至少 10 款中成药向美国 FDA 递交了新药研究（IND）申请，其中有复方丹参滴丸、连花清瘟胶囊等"明星品种"。天士力制药集团生产的复方丹参滴丸是首个以药品形式进军美国医药市场的中成药产品，1997 年 12 月通过了美国 FDA 的 IND 审定，经历了 20 多年的国际化发展历程，2016 年复方丹参滴丸又进行了美国 FDA Ⅲ期临床试验；2021 年 8 月 6 日，美国临床试验注册中心数据显示，天士力的复方丹参滴丸（研发代码：T-89）又开展了一项新的 FDA Ⅲ期临床试验，用于治疗急性高原反应。1999 年浙江康莱特集团生产的康莱特注射液向美国 FDA 提出申请，在 2015 年获得了美国 FDA 批准的Ⅲ期临床试验，成为首个中药注射剂在美国本土进入Ⅲ期临床试验的产品；以岭药业生产的连花清瘟胶囊也是中国第一个以治疗流感的大

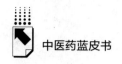

复方中成药进入美国 FDA II 期临床研究的中药。北京华颐药业生产的国家II类抗肿瘤中药威麦宁胶囊已被批准直接进入美国 FDA II 期临床试验。康缘药业生产的桂枝茯苓胶囊已完成美国 FDA IIb 期临床试验，正准备启动 FDA III 期临床研究，康缘药业还展开了以天舒胶囊欧盟注册为导向的多项合作项目。

### （二）中药企业药品在国际注册情况

在国际医药市场上，天士力集团已完成美洲、欧洲、非洲以及东南亚等国家和地区的全面市场布局，复方丹参滴丸已在世界 28 个国家进行了商标注册，并以药品身份进入了韩国、越南、阿联酋、俄罗斯等 16 个国家和地区的医药市场。2012 年 3 月，地奥集团生产的心血康胶囊获得荷兰药审局审批注册，并获上市许可。2016 年，天士力生产的现代中成药丹参胶囊获批欧盟植物药品注册，并以药品身份进入欧洲市场。2021 年 1 月，佛慈制药生产的藿香正气丸、防风通圣丸、小柴胡汤丸三款产品首次在乌兹别克斯坦获得卫生部颁发的药品注册证书；和黄药业的胆宁片也在加拿大获批上市，成为第一个功能主治都被欧美国家监管局认可的复方中成药。2021 年 8 月，以岭药业生产的连花清瘟胶囊成功在毛里求斯上市，是该国上市的第一款中成药，截至目前，连花清瘟胶囊已在全球 30 个国家和地区成功注册上市，覆盖了乌克兰、加拿大、俄罗斯、菲律宾、科威特等国家，连花清瘟胶囊在这次世界疫情防控中发挥了重要作用。

为了中医药企业与国际合作，中国中药协会开展了一系列推动中药国际化的工作，中国中药协会与美国、日本、加拿大等国家的行业组织、中药企业及相关机构合作，进而推动合作开发中药市场，借助海外机构的平台优势，整合优质资源，助力中国中药企业迈出国门，进军海外市场。一直以来，中药以不同的方式进入国际市场，中国一些中药企业正在不断探索尝试药品的海外注册以拓展国际市场，目前已有地奥心血康胶囊、连花清瘟胶囊、柴胡滴丸、愈风宁心片、通心络胶囊、板蓝根颗粒等中药产品在一些国家（地区）以治疗药品身份成功注册上市。

2020 年以来，罗氏、拜耳、艾伯维和辉瑞等跨国医药集团与中国药企的交易出现了前所未有的快速发展。以岭药业、同仁堂集团、扬子江药业、神威药业、白云山中一药业、仲景宛西制药、康弘药业等一批中药企业在积极推进中药在境外的注册，引领更多的中成药进入国际市场。全球的中药市场主要集中在东南亚华裔市场以及日韩、西方国家、非洲及阿拉伯国家等市场，这些是中国中草药、中成药及保健品的主要出口市场，这样庞大的市场份额值得更深入地研究和开拓。

## 二　中医药企业国际交流合作面临的问题与挑战

### （一）中医药企业国际交流合作面临的问题

中国工程院院士张伯礼说："中医药目前面临重大的需求和发展机遇，中医药现代化取得了突出的成绩。将中医药的原创思维和现代科技结合，将产生原创的成果、开拓新的研究领域、引领世界生命科学发展，为用中国式办法解决世界医改难题作出贡献。"传统的中医药学是中国人民在数千年来与疾病作斗争中所创立的治疗医术，并形成了一套完整的理论系统和丰富的临床实践经验，在此次抗击新冠的过程中，中医药在治疗上取得了显著的效果。

在"一带一路"国际化发展的背景下，传播弘扬中医药文化，让中医药产品走出国门、进军海外医药市场是一项艰巨而伟大的事业；一些国内中医药企业也在通过产品注册、营销本土化、研发合作等，加快开拓国际市场。虽然中医药的保健、治疗价值已经得到国际的广泛认可，但是中医药产业国际化还存在一些问题，主要表现在由于中西医药文化的差异，国外公众对中医药缺乏全面的认知；中药质量标准化管理体系与国际药品质量标准存在差异；中药企业知识产权制度不健全，中药知识产权保护意识薄弱；中医药企业科研创新能力不足，国际市场竞争力不强等，这些问题在一定程度上影响了中医药产业国际化的进程。

1.由于中西医药文化的差异，国外公众对中医药缺乏全面的认知

中西医药的文化和治疗理念存在一定的差异，中医药文化目前还没有得

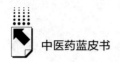

到全世界的普遍认知，中西医在哲学思想、医疗体系和医疗思路上依然存在较大的差异；中医传统的"望、闻、问、切"，阐明的是人与自然的天人合一，注重的是整体，但中药在国外的宣传力度不大，还有中外文字的差异和语言的翻译不同，国际社会对传统的中医药理论、疗效等方面的认识还较少，大多数国家还没有给予中医药合法的地位；外国人无法真正理解中医药理论以及中药的治疗作用。

2. 中药质量标准化管理体系与国际药品质量标准存在差异

中医药企业走出国门的产品是中药材、中成药等，尽管中国的中药企业为了中药产品能顺利出口做了不懈的努力，但在药品的质量标准、技术资料、有效成分含量、包装档次及剂型等方面还有待提高。

中国出口的中药产品与国际植物单品药在质量标准上还存在一定的差距，中药的质量标准问题一直是阻碍中国中药企业国际化进程的一个重要因素。在执行标准上，国际上按西药的标准对中药复方产品进行认证和审批，这无疑成为中药企业进入国际主流医药市场的最重要障碍之一，中药材企业的中药农药残留以及重金属超标等现象也尤为突显，此外中药制药企业的中药片剂的外观、注射液的色泽、口服液的均匀度、有效成分检查等都是影响中药企业国际化的因素。中国虽然执行了药物临床试验质量管理规范（GCP）、良好实验室规范（GLP）、良好作业规范（GMP）等药品质量控制规范，但国际上对中药的质量标准中的一些有效成分的含量、砷化物的含量、农药残留以及重金属含量等方面要求较高，闯关美国 FDA 最难的是大多数的复方中成药制剂有效成分多，检查时很难像西药单一成分那样清楚地解释哪一味是起治疗作用的成分，并保证每批次化学物质均匀一致、疗效准确。

3. 中药企业知识产权制度不健全，中药知识产权保护意识薄弱

中医药市场国际化竞争十分激烈，中医药企业竞争的核心力是产品，对中药知识产权保护的任务迫在眉睫，中成药、中药有用提取成分的专利保护制度还有待完善，中国中药企业多数是中小企业，缺乏知识产权保护意识，在中医药知识产权保护上投入较少，使中国中药企业在知识产权方面缺乏竞争优势。中国古方古药专利和商标已在国际上被其他国家抢注的现象屡屡出

现，如德国、日本、韩国等国外一些制药企业对中药专利的申请在不断加速，有近千种的中草药项目已被外国抢先注册专利，致使"洋中医""洋中药"等驰名海内外。目前包括华佗再造丸的五个国家一级保密处方无一有专利，中国在海外申请的中药专利有3000多项，而外国在中国申请的中药专利数却高达1万多项，"洋专利"已经占据了中国中医药领域高新技术的80%以上。如中国的古方"六神丸"，其功效为清热解毒、消炎止痛，已被日本制药企业仿制并改名为"救心丹"；具有清心化痰、镇静祛风功效的"牛黄救心丹"已被韩国制药企业仿制成"牛黄清心液"。中医药专利申请面临着新颖性、创造性和实用性认定的困难，不确定性因素太多，中药企业在国际市场的年销售额仅有百分之几，大部分销售额居然都源于日本、韩国、美国等国家，所以，中国中药知识产权的保护形势严峻而任务艰巨。

**4. 中医药企业科研创新能力不足，国际市场竞争力不强**

中国中药企业科技创新能力较低，科研投入力度不够，中药企业大多数在低水平重复生产，企业的产品结构、产品质量、技术设备、经营业绩、人员素质、资产状况等存在极大的差异，目前从中国中药出口的结构看，中药产品的出口主要是以低附加值的中药材提取物和中药材原料为主；虽然中国是中医药的发源地，但因其科研创新实力不足、技术含量较低，而只能成为中药原料的供应商。中药企业的生产现代化和技术标准化程度低，生产出来的药品不能通过多数发达国家药物标准的要求，无法逾越中药国际化的技术壁垒，中药企业的产品在药效机理方面缺乏深入透彻的研究，对中药的靶向治疗原理尚不清晰，缺乏一个完善的中医药研究、评价、标准规范体系，从而影响了中药企业在国际市场上的竞争。

## （二）中医药企业国际交流合作面临的挑战

中医药企业国际合作是促进中医药产品走向国际的最佳途径，在抗击新冠疫情中，中医药的治疗作用越来越被世界各国所认同，迎来发展机会的同时也面临着一定的挑战。

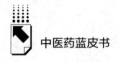

1. 中医药知识产权外流,专利被国外药企抢注

目前,中国中药企业中90%以上的中药还没有申请专利保护,但国外医药巨头对中国中医药知识产权开始进行大量"掠夺",宝贵的古方、验方以及祖传的秘方已被国外制药企业低价买走。几年前美国医药企业就抢先对吉林中药厂的"人参蜂王浆"申请了专利注册;韩国对"牛黄清心丸"申请了专利注册,还有德国和法国生产的银杏叶制剂在全球医药市场上十分畅销;外资制药企业早就看好中国的中药市场,日本制药在中国"六神丸"的基础上改制成"救心丸",且年销售额达上亿美元;银杏制品外国人申请了4项专利,几乎涵盖了银杏制品的全部提取工艺流程;江苏的道地药材薄荷,目前美国人已申请了8项专利。中医药知识产权的外流,挤占了中国中草药市场,限制了中国中药资源的再开发与利用,阻碍了中国中药产业的进一步科学研究与发展。

2. 中医药企业国际化复合型人才严重缺乏

中医药企业在人才储备上不足,急需具有国际视野、适应国际化发展的人才;中医药企业在国际化道路上快速发展,关键是需要熟悉中西文化、精通海外市场的管理人才。一直困扰同仁堂国际化发展的瓶颈是他们需要不仅具有丰富的跨国管理知识和经验,同时也具有对同仁堂的文化有深刻了解的人才。因此,培养熟悉药品知识产权、专利注册、国际各国药品标准、国际各国的法律法规、既懂药政又懂专业知识且有沟通和领导能力的高级复合型人才,是中医药企业亟须解决的问题,从而推动和引领中医药企业国际化发展进程。

3. "洋中药"在医药市场上受到"建圈强链"的冲击

一些跨国药企如诺华、赛诺菲、勃林格殷格翰、葛兰素史克等纷纷进军中医药市场,且采取的多是合作、收购、兼并等方式进入中药市场。2014年勃林格殷格翰与广药集团"牵手"合作,主推了广药集团旗下的小儿七星茶糖浆,一年后,勃林格殷格翰宣布,第一个中成药非处方药(OTC)——乐可通正式成功上市;2016年底,赛诺菲与华润三九成立了合资公司三九赛诺菲,该医药公司专注打造儿科、妇科、肝胆类药品等多品类医药平台。2019 年，阿斯利康宣布与绿叶制药集团签署战略合作协议，此协议获得了血脂康胶囊药品在中国境内的独家推广权，这是首次大型跨国药企在华获得的由中国药企自主研发的创新中药处方药的推广权；2022 年 4 月 22 日，在博鳌亚洲论坛年会上进行了阿斯利康中医药创新产业基地落户成都高新区的线上签约仪式，首个由世界 500 强跨国药企作为"链主"的医药企业、专注于中医药领域的创新基地在成都落地。

中成药的产品生命周期曲线相比化学药品的产品生命周期曲线较长，比如六味地黄丸、乌鸡白凤丸、安宫牛黄丸等一些经典古方药品都是畅销百年还一直被市场认可。跨国药企因具有雄厚的资本、国际化的平台和产业资源、强大的品牌以及进军中医药市场的较为庞大的销售团队优势，而对中国中药企业造成了又一挑战，因此，我们应该发挥"链主"优势，进行中药产业的资源整合、资本助力，在国家政策下促进中国中药产业"建圈强链"发展。

## 三　构建中医药企业国际交流合作新桥梁

中医药已经走出国门，中医药企业逐渐与世界接轨，中医药企业在进入世界不同的国家时，首先，要了解并熟知东道国的文化、政策、法律法规。其次，在海外合作中还可以采取灵活多样的方式，如同仁堂采取的是合资、独资、特许加盟及连锁等多种灵活的合作方式；扬子江药业、以岭药业、神威药业、白云山中一药业、仲景宛西制药、康弘药业等中药企业以中药在境外注册的方式，积极推动中成药进入国际市场。天士力以坚持"专家定位、学术推广"的营销模式进入国际市场，采取邀请国外权威人士来中国参观的形式，使其切身感受到中药在临床上的疗效，在感性上接受中医药，从而争取中药在其国家的临床检验机会，并在理性上得以验证。天士力还采取概念转换的方式，把中药改成植物药，以生产的方式进入了法国市场。天士力在不同的国家，采取注册的身份不同。天士力在不承认中药为治疗药品的国家，以保健品的身份申请注册，从而缩短了审批的时间，保证药品尽快地进入他国市场，如在马来西亚以保健品的身份注册，其采取的方式是直销，主

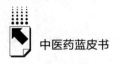

要推销的对象是保健品消费者；在韩国则以药品身份注册，设立了办事处并由合作伙伴进行代理销售，主要推广的对象是医生。

因此，要借鉴一些中药企业在国际化道路上的成功经验，紧随国家"一带一路"的发展倡议，构造中医药企业国际交流合作新桥梁，加速中医药标准化体系建设，加大中药专利申请力度，加强中药产业链及平台的创新能力，健全培养中医药国际化人才的机制，构筑中药国际贸易的区块链体系，从而强大中医药在世界卫生健康体系中的话语权。

## （一）充分利用资本市场，加速中医药标准化体系建设

中医药产业标准完善才能拥有中药世界标准的话语权，实现中医药产业的国际化。借助资本市场的力量，打造中医药产业生态的战略联盟，建立中医药产业生态的共同体，加快中医药国际标准的制定，推动中医药产业优化升级，进而加速中医药产业的国际化进程。在中医药"一带一路"倡议下，发挥中医药辨证治疗的优势，积极开发适合东道国的中医药标准体系，推进中药材、中医诊断治疗方式、中医器械的使用以及中医专业术语的标准化建设和推广。

目前，以岭药业通过自建和共建等多种方式，所有基地均按照良好农业标准（GAP）严格执行，对种植、养护、采收及加工等全过程均按规范化标准管理，保障了中药材的质量。中科院郭兰萍团队经过多年的持续研发，中药材标准体系的雏形已建成，建立了中药材农药残留、中药材二氧化硫、中药材重金属等检测标准，以及人参种子种苗、三七种子种苗等近40项ISO国际标准，这是传统中药材国际化标准化建设的重大突破，抓住了国际标准制定的话语权。佛慈制药在国家中药标准化项目的支持下，中药科研人员通过建立中药商品质量编码体系、中药全程的质量监管综合模型，在中药全程质量管控的大数据监督下，实现了中药全程的质量控制，建立了中药多成分质量检测的指标体系。

天士力在中药国际化标准的建设上是超前的，一直按国际公认的GAP、GEP、GLP、GCP、GSP和GMP等标准进行推广，天士力针对中药产业在

制药工艺流程、生产设备以及在线智能控制等方面的技术瓶颈，首创了中药现代智能制造新模式，构建了中药生产全流程数据信息统一平台、工艺控制模型库，解决了复方中药产品每一批次需有效成分检查均匀一致、药品疗效一致的难题，对推动中医药产业制造智能化发展具有指导意义。

中医药标准化是中医药产品进入国际市场的基础，中医药企业借助资本市场，加快中医药标准化的进程，在中药质量控制标准的制定和检测方法上实现了国际认可，中药生产企业正积极推进国际通用的药品生产企业管理规范，促进药材种植的规范化、中药生产的标准化、中药炮制的科学化，并提出了科学、合理、客观、符合中药特点的质量标准评价体系，保证中药产品的稳定性及安全性。

### （二）强化中药知识产权保护意识，加大中药专利申请力度

中医药是中国宝贵的物质文化遗产，中国拥有大量中药经典配方、技术诀窍，为防止中医药的知识产权大量流失和为在技术和经济上免遭双重打击，我们的生产企业迫切需要政府职能部门的高度重视，加强中医药产品和技术专利的保护，建立有力的中医药知识产权审核机制，鼓励中医药企业自主研发新药专利的申请。

一是加强中药知识产权的保护意识，建立健全完善的中医药知识产权保护法规，使中药企业在国际中药产业领域制定行业标准，以指导世界中药专利技术的发展方向，提高中国中药在植物药领域中的世界地位。二是提供中医药知识产权的法律援助，优化中医药知识产权的审批流程，缩短中药创新药物的审批周期，延长中药创新药物的专利保护期。对正处在国际市场开拓期的中药创新药物，国家应给予专利补偿；对于已进入国际市场的中药品种，建议延长其中药保护期。中药企业应创建技术战略联盟，在中药知识产权保护政策上给予支持，加强中医药研发及中药产业的技术创新能力，充分发掘中国的名医配方，积极协助中药企业完善国内外专利的申请与保护，着力培养专业的中医药权益保护人员，完善中医药企业的国际贸易专利保护、商标保护等法规，从而保护中国中医药企业在国际竞争中的合法权益。

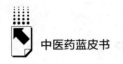

### （三）加强中药产业链及平台的创新能力，增强中药企业国际竞争力

中医药企业在国际市场上的竞争优势来源于整个产业链的创新能力，包括从中药材的种植、中药饮片和中药制剂加工到销售以及物流整个链条的竞争优势。中药企业的企业文化、品牌价值影响企业在国际市场的竞争，要提升中医药企业的国际竞争力及影响力，鼓励中药企业通过品牌收购、海外投资、兼并重组等方式，在海外建立公司，打造具有完备的中药产业链的跨国公司。

天士力的现代中药"智造"产业链，就是依托庞大而完善的核心研发体系，承载了以中药复方制剂国际化的战略目标、全产业链的制造技术与装备创新为一体的科研理念，使天士力成为中药产业国际化的领军企业。同仁堂是中国中药的第一品牌，具有超强大的品牌优势；同仁堂的"同修仁德，济世养生"成为金字招牌，是同仁堂的企业文化优势；同仁堂稳健的价值链纵向延伸，奠定了同仁堂走向国际化的坚实基础，同仁堂在强化价值链上游控制的同时，不断地将价值链向纵向延伸拓展，建立了同仁堂强大的国际化营销渠道。

要建立中医药产业园，聚焦中医药产业现代化的发展，依托院士专家的引领，积极推进科研成果的转化，打造产学研一站式的中医药孵化产业平台。加强跨国药企与中国中药企业的纵深合作，依托跨国药企在医药行业的地位、国际化平台和医药产业的资源，可以助力中国中医药企业加快国际化进程，同时也有利于助推中国中医药向现代化发展，建设中药大健康平台，全产业链协调发展，实现中药产业链的增值和再造，让中医药全产业链再上一个新的台阶。

### （四）健全培养中医药国际化人才的机制，助力中医药国际化

中医药企业在国际市场上获得竞争优势的关键是人才，只有加强中医药科技人才的凝聚，才能提高中国中医药企业在国际市场上的竞争力。因此，

需要积极培养既懂中医药专业又精通东道国语言、既熟悉国际贸易规则又能熟练运用医药国际贸易谈判技巧、不断开拓创新的国际化复合型医药贸易人才。

天士力在建立企业自身研发体系的同时，也有着开放的思维模式，建设了"没有围墙的研究院"，坚持"不求所在、但求所用、成果所有、利益共享"的基本原则，聘请国内中医药知名专家作为企业顾问，设立了博士后科研工作站，先后与北京大学医学部等国内十余所高校组建了产学研联合实验室。天士力还不惜重金聘请了精通西药临床试验的海归人士，如曾在美国FDA任职13年的孙鹤博士，通过不断的创新研究，使天士力的复方丹参滴丸等中药符合了西方现代医药的临床标准。同仁堂在国际化的进程中，聘用了熟悉当地语言、法律、生活习惯的中医医师及员工。

要强化中医药国际化人才的培养，树立中医药的国际形象，健全中医药国际化人才培育机制，加强中医药企业与高校合作，兼顾国际语言和中医药专业知识，以中医药高等教育为基础，不断改进和完善中医药国际化人才培养模式，按照中医药产业的需求以及国际医药市场的变化，培养专业融合的复合型人才，探索中医药国际化人才开发与培养的新途径，使中国的中医药企业在国际医药贸易竞争中处于优势地位。

### （五）构筑中药国际贸易的区块链体系，保障中药的产品质量

区块链作为一种客观的、不可篡改的、互信的科学技术手段，成为未来解决中医药国际化等一系列问题的曙光，通过"物联网+区块链"的融合技术，可以将国内中药种植商、中药生产商、中药出口商、境外销售商以及检测机构等原本不相关的群体连接起来，从而实现信息的共享和互信。

中药产业通过引入区块链技术，解决了中药材、中药饮片、中成药、中药保健品以及中药提取物等在国际贸易中的质量问题。区块链的引入降低了中药国际贸易的风险；区块链应用于中药国际贸易中，打通了中药检验检疫的国际相关渠道，可以将中药的检验检疫信息共享，减少海关检验检疫的压力，完善中药检验检疫机构的互信机制；因此，加强中药国际贸易的区块链

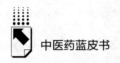

体系建设，保障中医药产品质量，促进中药企业国际合作的加深，依托跨国药企的行业地位、国际化平台以及医药产业资源，可以助力中国中医药企业加快创新和国际化进程的推广，同时也有利于中国中医药产业的现代化发展，让中医药产业再上一个新的台阶。

### 参考文献

［1］《中药材行业数据分析：2018 年中国中药贸易进出口总额达 57.68 亿美元》，艾媒网，2019 年 12 月 10 日，https：//www.iimedia.cn/c1061/67120.html。

［2］陈丹、鲍霞：《中医药研究生海外交流的探索与实践——以山东中医药大学为例》，《教育教学论坛》2022 年第 10 期。

［3］许仕杰、黄海阳、吕东勇：《"一带一路"背景下中医药产业国际化交流与发展存在的问题和策略研究》，《新中医》2021 年第 24 期。

［4］《中医药走向世界，开启海外发展新篇章!》，"罗斌聊金融"公众号，2021 年 12 月 23 日，https：//baijiahao.baidu.com/s？id = 1719945198961516770&wfr = spider&for = pc。

［5］《同仁堂、天士力：中药国际化的两个典范》，文秘帮，2022 年 7 月 1 日，https：//www.wenmi.com/article/ptxvdb0146zr.html。

［6］《连花清瘟的国际化之路越拓越宽》，证券之星，2022 年 2 月 21 日，https：//baijiahao.baidu.com/s？id=1725365221008997847&wfr=spider&for=pc。

［7］《国办：提升中药产业发展水平　加速中药生产工艺、流程的标准化和现代化》，每日经济新闻，2022 年 3 月 29 日，https：//baijiahao.baidu.com/s？id=1728624790449405912&wfr=spider&for=pc。

［8］金蒙、麦丽谊、陈昕等：《【出海】中药国际注册现状：国外已上市中成药有哪些？探路企业进展如何?》，医药经济报，2017 年 7 月 26 日，https：//www.sohu.com/a/160148990_377310。

［9］何树华：《浅析同仁堂中药的国际化营销策略》，《智富时代》2019 年第 5 期。

［10］马捷、李小林：《从一则"丝绸之路"中医药文告看中越医药文化交流》，《中医药文化》2018 年第 3 期。

［11］闵玲：《中医药文化对外传播交流人才培养模式研究》，《中国中医药现代远程教育》2021 年第 6 期。

［12］《中医药标准体系建设不断破局　全产业链迎来最好发展时机》，证券日报网，2022 年 6 月 30 日，http：//m.epaper.zqrb.cn/html/2022 - 06/30/content_

853473. html。

［13］《基于战略整合视角的天士力集团国际化战略研究》，国际品牌观察杂志，2020 年 10 月 12 日，http：//www.c-gbi.com/v6/8867.html。

［14］《现代中药"银杏"敲开国际市场大门》，人人文库，2021 年 10 月 9 日，https：//www.renrendoc.com/paper/148758170.html。

［15］《基于战略整合视角的天士力集团国际化战略研究》，国际品牌观察网，2020 年 10 月 12 日，http：//www.c-gbi.com/v6/8867.html。

［16］杨世璋：《天士力进军国际化的背后》，中国工业新闻网，2018 年 7 月 10 日，http：//www.cinn.cn/xfpgy/201807/t20180710_ 195100_ wap.html。

# B.11
# 2022年中医药国际注册管理
# 交流合作报告

才 谦[*]

**摘　要：** 本文通过对海外中医药注册管理交流合作的现状进行梳理及分
析，发现虽然有29个国家和地区已先后对中医进行立法，中药
也已在一些国家成功注册，但还有许多国家未对中医进行立法监
管，中药海外注册进程仍很缓慢。本文认为海外中医从业人员水
平参差不齐、中医药的科学内涵尚未被国际社会广泛认可和接受
这两个主要原因导致许多国家未对中医立法；中药海外注册进程
缓慢步履维艰的主要原因则是现行的中药法规标准滞后和中药产
品科技内涵不足。针对这些问题，本文提出从加强中医药国际化
人才培养和提高从业人员医疗水平、加大中医药研究的力度和用
现代科学阐明中医药的科学内涵这两个主要方面积极推动海外中
医立法；从运用现代科技理论和方法建立安全有效稳定的中药标
准、重视中药基础研究和提高中药生产水平这两个主要方面加强
与现代科技交汇融合，推动中药在海外注册。

**关键词：** 中医药　国际注册　海外立法

随着中国国际影响力的提升，中医药在世界各国和地区备受青睐，已成
为中国与东盟、欧盟、非洲等地区和组织卫生经贸合作的重要载体，也是中

---

\* 才谦，女，1972年6月生，辽宁中医药大学大连校区（药学院）党委副书记、副院长，教授。

国与世界各国促进东西方文明交流互鉴、增进人类福祉、建设人类命运共同体的重要载体。近年来，随着中医药国际化进程的不断加快，澳大利亚、加拿大、新加坡等29个国家和地区已先后对中医进行立法，18个国家和地区已将中医药纳入医疗保险，中药也已在一些国家成功注册。但还有许多国家未对中医进行立法监管，中药在海外的注册进程仍很缓慢。

# 一 中医药国际注册管理交流合作发展现状

## （一）中医在欧洲国家注册管理现状

欧洲的大部分国家均加入了欧盟，欧盟在欧洲起着主导或核心作用。中医在欧洲仍处于相对边缘的地位，未进入当地医疗体系的主流，中医在立法、标准制定、教学体系等方面情况都不乐观。2004年欧盟颁布《欧盟传统草药注册程序指令》（2004/24/EC）。截至2021年，欧盟已批准2000余件草药药品上市申请，而中国仅有极少数中药产品成功在欧盟成员国获批，中药在欧盟注册仍然任重道远。

1. 中医在欧洲国家注册管理现状

匈牙利2013年正式对中医立法，使中医行医合法化。在此基础上，2015年9月19日，匈牙利人力资源部颁布的中医法案实施细则正式生效，细则中对中医行医从业人员许可证发放进行了规定，该法案为中医在匈牙利的发展提供了法律保障。立陶宛卫生部2014年起草了关于替代医学的法案，其中规定了传统疗法行医准则并提交议会。法国也对针灸进行了立法，规定针灸师需经法国卫生部门注册，取得针灸证书。依据1976年捷克卫生部的公告，捷克制定了首部针灸法规，并于1981年对该法规进行了修改。1994年，捷克将针灸治疗纳入捷克国家医疗保健系统。捷克政府规定从事针灸治疗的医生必须完成相应的针灸课程。捷克政府还规定中医医生不具备合法的独立行医资格，必须挂靠在具有西医执照的诊所名下才能开展针灸、推拿等中医诊疗活动。2017年7月，在捷克中医团体及相关人士的推动下，政府

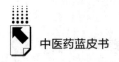

颁布了《中医非执业医法案》，此法案虽是对中医开展执业的许可，但由于法案中规定的条件苛刻，多数人无法达到要求。由于多种原因，该法案在实施了不到一年后，捷克政府于2018年6月撤销了该法案。斯洛伐克1979年允许进行针灸注册，卫生部发布了《针灸施行条例》。瑞典2010年出台《患者安全法案》（SFS 2010：659），此法案规定瑞典卫生署负责对21种医疗卫生医师资格进行审批与注册。各类医师注册要求不同，其中有两种与中医针灸按摩类似，一种是脊椎指压治疗师，另一种是推拿治疗师。但这两种推拿按摩与传统中医的推拿按摩的手法和理念都不同，传统中医按摩没有纳入瑞典医师资格认证体系。

2.中药在欧洲国家注册管理现状

中药、植物药等传统药物在欧盟被称为草药药品（HMP），1965年欧盟第1部药品法令65/65/EEC将HMP纳入药品的范畴，2004年随着《欧盟传统草药产品指令》（2004/24/EC）的颁布，欧盟更是以立法形式明确了传统草药的药品地位。该法令颁布实施后，欧盟的草药产品注册管理制度逐渐发展得更系统，不仅欧盟成员国的传统草药产品（Traditional Herbal Medicinal Products，THMPs）的简易注册取得良好进展，世界各国也对其注册审批资料设计进行效仿借鉴，但此指令对草药产品的条件和质量要求严苛，如注册程序中的要求之一是申请注册的药品或相应产品在申请日期前应至少有30年（包括在欧盟内至少15年）药用历史的文献或专家证据等。中国只有地奥心血康胶囊、丹参胶囊和板蓝根颗粒等少数中成药以药品的身份通过欧盟注册获批上市。见表1。

表1 欧盟注册上市的中药品种

| 序号 | 中文名称 | 制造商 | 适应证 | 上市地 | 获批时间 |
| --- | --- | --- | --- | --- | --- |
| 1 | 地奥心血康胶囊 | 成都生物研究所和地奥制药 | 冠心病、心绞痛 | 荷兰 | 2012年 |
| 2 | 丹参胶囊 | 天士力制药集团股份有限公司 | 妇科/用于轻度痛经的症状缓解 | 荷兰 | 2016年 |

| 序号 | 中文名称 | 制造商 | 适应证 | 上市地 | 获批时间 |
|------|---------|--------|--------|--------|---------|
| 3 | 板蓝根颗粒 | 香雪剑桥中药国际研究中心 | 感冒 | 英国 | 2017 年 |
| 4 | Padma Circosan 胶囊 | 瑞士白玛公司 | 外周循环障碍性疾病 | 英国 | 2013 年 |

资料来源：根据有关机构官方网站及参考文献资料整理。

## （二）中医药在美洲国家注册管理现状

近几十年来，中医药在美洲发展较快，其中主要以加拿大和美国发展较为迅速，对中医药的注册制定了详细的监管规则。加拿大主要对中药的注册建立了完整的规范，美国的中医立法较为完善，美洲其他国家对中医药注册管理发展得相对缓慢。

### 1. 中医在美洲国家注册管理现状

加拿大没有全国统一的中医管理政策，仅有五个省针对中医针灸进行了立法。其中不列颠哥伦比亚省历经 2 次立法程序成为中医立法较完善的省份，是北美洲中医立法的先驱。美国首次在内华达州立法院通过针灸合法化议案后，其余各州也相继开始了针灸合法化的进程。例如，加利福尼亚州于 1975 年 7 月通过了《针灸职业合法化提案》（SB86 提案）；纽约州于 1975 年 8 月通过了《针灸医师独立行医法案》等。截至 2020 年，美国的 50 个州中已经有 48 个州对针灸进行了立法管理。墨西哥政府于 2002 年 5 月给针灸治疗以合法地位。巴西国家卫生部 2006 年颁布相关法案，将针灸等传统疗法整体纳入全国全民免费医疗体系（SUS），巴西政府还积极鼓励包括针灸在内的传统疗法在健康维护领域的普及应用。古巴于 1994 年 11 月 25 日根据国家公共卫生部部长会议（类似中国国务院）颁布的 2817 号规定，确定了传统医学在古巴具有的法律地位。1995 年，古巴开始进行传统医学和自然医学医生注册。美洲其余国家暂未对中医进行立法。

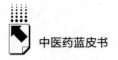

## 2. 中药在美洲国家注册管理现状

加拿大按照卫生部《天然健康产品管理条例》（*Natural Health Products Regulations*，NHPR）对中药在加拿大的注册制定了详细的监管规则。其注册不仅要满足安全性和有效性，还要满足质量要求，同时申请注册的产品必须证明成品规格的完整性，并符合天然和非处方健康产品理事会（Natural and Non-prescription Health Products Directorate，NNHPD）专论和《天然健康产品质量指导文件》中规定的质量规范。目前，中国有 92 种中成药在加拿大注册上市，具体名称见表 2。美国于 2004 年出台《植物药产品指南》，该指南承认植物药以药品身份注册销售，并且对植物药注册全过程给予指导。美国还在 2016 年发布了《植物药产品指南》最新版，增加了大量的关于植物药后期开发的建议和植物药上市后的建议。目前，植物药在美国注册销售可以通过非处方药（OTC）专论和新药申请（NDA）两种途径。OTC 专论是美国药品评价研究中心（CDER）对 OTC 药品进行管理的专用系统，符合 OTC 专论的要求是被广泛认可为安全和有效并无伪标现象。对于已经列入 OTC 专论的药品，若符合标签、产品生产质量管理规范（GMP）及登记等相关法律的规定，则任何制药企业都可以按《联邦法规 21 章》（21 CFR）第 207 部分的规定向药监局进行注册并提交所有药物清单，登记后将获得国家药品代码（NDC），并经 OTC 专论途径审核上市以非处方药身份直接上市销售，不需要再进行上市前的审批。获得国家药品代码的药品由于避免了新药申请过程中的复杂程序，成本得到降低，并被允许在中西药房销售，因此被认为是中药及非处方药进入美国市场的快捷途径，中国当前有 ZHENG GU SHUI（药品 NDC 59321-055，活性成分樟脑、薄荷醇）、DIE DA WAN HUA PAIN RELIEVING（药品 NDC 61821-001，活性成分松节油）、YUN XIANG JING（药品 NDC 59321-033，活性成分薄荷醇）、NIN JIOM PEI PA KOA（药品 NDC 57708-888，活性成分榆树）、ZHONG HUA JIU PATCH（药品 NDC 53614-001，活性成分薄荷醇）等多种中药产品已经获得 NDC 编号并在美国上市销售。

表2 加拿大中成药注册品种

| 序号 | 编号 | 英文名称 | 中文名称 | 注册企业 |
|---|---|---|---|---|
| 1 | 80057814 | Ginkgo Leaves Tablets | 银杏叶片 | Beijing Junda Pharmaceutical Co. ,Ltd. |
| 2 | 80057816 | Ginkgo Leaves Tablets | 银杏叶片 | |
| 3 | 80063820 | Isatis Root Granules | 板蓝根颗粒 | |
| 4 | 80069877 | Evening Primrose Oil Soft Capsules | 月见草油软胶囊 | |
| 5 | 80071315 | Yimucao Oral Liquid | 益母草口服液 | |
| 6 | 80071393 | Gongxuening Capsules | 宫血宁胶囊 | |
| 7 | 80071395 | Yimucao Granules | 益母草颗粒 | |
| 8 | 80071458 | Huanglian Capsules | 黄连胶囊 | |
| 9 | 80071461 | Chuanxinlian Tablets | 穿心莲片 | |
| 10 | 80071468 | Chuanxinlian Tablets | 穿心莲片 | |
| 11 | 80071690 | Motherwort Herb Syrup | 益母草糖浆 | |
| 12 | 80071696 | Xiakucao Oral Solution | 夏枯草口服液 | |
| 13 | 80071699 | Xiakucao Syrup | 夏枯草糖浆 | |
| 14 | 80071701 | Radix Pueraria Lobatae Tablets | 葛根片 | |
| 15 | 80071704 | Xinqingning Tablets | 新清宁片 | |
| 16 | 80071845 | Danshen Tablets | 丹参片 | |
| 17 | 80071847 | Sanqi Tablets | 三七片 | |
| 18 | 80071849 | Jinyinhua Liquid | 金银花露 | Beijing Kingbird Pharmaceutical Technology Development Co. ,Ltd. |
| 19 | 80071850 | Garlic Oil（Soft Capsules） | 大蒜油软胶囊 | |
| 20 | 80072100 | Ginkgo Biloba（Capsules） | 银杏叶胶囊 | |
| 21 | 80072106 | Shilintong Tablet | 石淋通片 | |
| 22 | 80072109 | Yuan Hu Zhi Tong Tablets | 元胡止痛片 | |
| 23 | 80077074 | Ginseng Panax（Tablets） | 人参片 | |
| 24 | 80077075 | Aloe Vera Capsules | 芦荟胶囊 | |
| 25 | 80077283 | Calendula Capsules | 金盏花胶囊 | |
| 26 | 80077752 | Chamomile Tablets | 洋甘菊片 | |
| 27 | 80077942 | Astragalus Membranaceus Capsules | 黄芪胶囊 | |
| 28 | 80077950 | Dang Gui Capsules | 当归胶囊 | |
| 29 | 80077957 | Bee Propolis | 蜂胶 | |
| 30 | 80079808 | Yuan Hu Zhi Tong Capsules | 元胡止痛胶囊 | |
| 31 | 80088466 | Yuan Hu Zhi Tong Granules | 元胡止痛颗粒 | |
| 32 | 80088467 | Folium Ginkgo Tablets | 银杏叶片 | |
| 33 | 80089283 | Sanqi Granules | 三七颗粒 | |
| 34 | 80089478 | Xi Yang Shen Powder | 西洋参散 | |

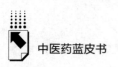
续表

| 序号 | 编号 | 英文名称 | 中文名称 | 注册企业 |
|------|------|----------|----------|----------|
| 35 | 80094871 | Ermiao Pill | 二妙丸 | |
| 36 | 80094872 | Zhong Jie Feng Pian | 肿节风片 | |
| 37 | 80094873 | Gancao Granules | 甘草颗粒 | |
| 38 | 80094926 | Chen Pi Powder | 陈皮散 | |
| 39 | 80094927 | Chaihu Mixture | 柴胡口服液 | |
| 40 | 80094928 | Kushen Tablets | 苦参片 | |
| 41 | 80095166 | Schisandra Chinensis Granules | 五味子颗粒 | |
| 42 | 80095168 | Hong Shen Granules | 红参颗粒 | |
| 43 | 80095252 | Angelica Sinensis Granules | 当归颗粒 | Beijing Kingbird Pharmaceutical Technology Development Co. ,Ltd. |
| 44 | 80095832 | Chaihu Mixture | 柴胡口服液 | |
| 45 | 80095833 | Xinqingning Tablets | 新清宁片 | |
| 46 | 80101689 | Shengjiang Granules | 生姜颗粒 | |
| 47 | 80101935 | Ma Huang Capsules | 麻黄胶囊 | |
| 48 | 80101937 | Qingqi Huatan Wan | 清气化痰丸 | |
| 49 | 80102539 | Bailing Capsules | 百令胶囊 | |
| 50 | 80103158 | Sangju Ganmao Tablets | 桑菊感冒片 | |
| 51 | 80103392 | Sangju Ganmao Tablets | 桑菊感冒片 | |
| 52 | 80103393 | Yangyin Qingfei Wan | 养阴清肺丸 | |
| 53 | 80103395 | Banlandaqing Tablets | 板蓝大青片 | |
| 54 | 80064092 | Xiangxue Kangbingdu Koufuye | 香雪抗病毒口服液 | Guangzhou Xiangxue Pharmaceutical Co. ,Ltd. |
| 55 | 80067912 | Xiangxue Respiratory Oral Liquid | 香雪呼吸口服液 | |
| 56 | 80066789 | Mirapeptide | | |
| 57 | 80074397 | Pepmetabalance | | Beijing Pepnoch Biotech Co. ,Ltd. |
| 58 | 80074405 | Pepimmuenhance | | |
| 59 | 80087225 | Pepcleaner | | |
| 60 | 80084974 | Dinggui Erqi Patches | 丁桂儿脐贴 | Beijing Yabao Pharmaceutical Co. ,Ltd. |
| 61 | 80074277 | Qianliexin Capsule | 前列欣胶囊 | Shandong Hong Ji Tang Pharmaceutical Co. ,Ltd. |
| 62 | 80081760 | Jinming Tablets | 金明片 | |
| 63 | 80081836 | Anshen Buxin Pill | 安神补心丸 | |
| 64 | 80072447 | Juxing Huajuhong | 橘星化橘红 | Huazhou Pummelo Peel Medical Materials Development Co. ,Ltd. |
| 65 | 80082997 | Juxing Huajuhong Cough Sirop | 橘星化橘红止咳糖浆 | |

续表

| 序号 | 编号 | 英文名称 | 中文名称 | 注册企业 |
|---|---|---|---|---|
| 66 | 80073325 | Danning Tablets | 胆宁片 | Shanghai Hutchison Pharmaceutical Co. ,Ltd. |
| 67 | 80077308 | Sunchen Chang Chang Qing Zhi Yin | 肠清散 | Beijing Sunchen Aerospace Agricultural Biological Technology Co. ,Ltd. |
| 68 | 80077385 | Sunchen Cordyceps Tablets | 冬虫夏草片 |  |
| 69 | 80078075 | Vslead Gaba Plus Cebaiye |  | Beijing Beike Deyuan Bio-Pharm Technology Co. ,Ltd. |
| 70 | 80078089 | Vslead Gaba Plus |  |  |
| 71 | 80078129 | Vslead Gaba Plus |  |  |
| 72 | 80078242 | Vslead Gaba Plus Shanzhuyu |  |  |
| 73 | 80078680 | Vslead Gaba+Shan Zhu Yu+ Ce Bai Ye |  |  |
| 74 | 80006245 | Cardiotonic | 强心剂 | Tianjin Tasly Pharmaceutical Co. ,Ltd. |
| 75 | 80006247 | Chinese Chaihu Capsule | 柴胡胶囊 |  |
| 76 | 80018548 | Silibinin Capsule | 水飞蓟宾胶囊 |  |
| 77 | 80030657 | Andrographolide Capsule | 穿心莲内酯胶囊 |  |
| 78 | 80030830 | Qi-Booster Capsule | 益气胶囊 |  |
| 79 | 80043218 | Huoxiang Zhengqi Dripping Pill | 藿香正气滴丸 |  |
| 80 | 80003485 | Qing Quing Tea |  | Cangshan Now Ka Tak Arctium Lappa Food Co. ,Ltd. |
| 81 | 80011476 | Zhiling Capsule | 之灵胶囊 | Changxing Pharmaceutical Co. ,Ltd. |
| 82 | 80014840 | Ningxinbao Capsule | 宁心宝胶囊 |  |
| 83 | 80007847 | Yact Ginkgo | 银杏胶囊 | Yanan Changtai Pharmaceutical Co. ,Ltd. |
| 84 | 80009493 | Yact Siberian Ginseng | 刺五加胶囊 |  |
| 85 | 80009567 | Perphetex Valerian |  |  |
| 86 | 80009575 | Perphetex Bilberry |  |  |
| 87 | 80009594 | Perphetex American Cranberry |  |  |
| 88 | 80009703 | Perphetex Saw Palmetto |  |  |
| 89 | 80011602 | Shenqi Wuweizi Pian | 参芪五味子片 |  |
| 90 | 80037542 | Lemai Keli | 乐脉颗粒 | Sichuan Chuanda West China Pharmaceutical Co. ,Ltd. |

| 序号 | 编号 | 英文名称 | 中文名称 | 注册企业 |
|------|------|----------|----------|----------|
| 91 | 80030922 | Taponing | 天保宁 | Hangzhou Conba Pharmaceutical Co. ,Ltd. |
| 92 | 80037688 | Conprosta | 前列康 | Zhejiang Conba Pharmaceutical Co. ,Ltd. |

资料来源：根据参考文献资料整理。

### （三）中医药在大洋洲国家注册管理现状

澳大利亚和新西兰是大洋洲最大的两个国家。虽然华人将中医药传入新西兰已有超过百年的时间，但是目前中医药在新西兰依然属于替代医学的范畴。华人同时也把中医药带到新西兰的邻国澳大利亚，但目前澳大利亚中医药发展状况明显好于新西兰。

1. 中医在大洋洲国家注册管理现状

澳大利亚是大洋洲唯一一个完成对中医进行立法的国家。2000 年 5 月，维多利亚州通过了《中医注册法案（2000）》，使其成为澳大利亚联邦第一个对中医行业立法并规范其医疗行为的州。同年，维多利亚州中医注册局成立，负责制定中医标准并监管标准的执行情况，该局除了颁布规范、准则、政策外，还对该州的中医师进行注册，是当时澳大利亚唯一注册中医的州。随后，新南威尔士州卫生部和西澳洲卫生部参照维多利亚州相继开展了中医针灸的立法与标准的制定工作，这标志着中医药在澳大利亚已经全面进入了立法期。2010 年 7 月 1 日，澳大利亚制定了全国注册和认证方案（NRAS），由澳大利亚医疗人员管理局负责具体执行。2011 年 7 月，澳大利亚中医药管理局成立，"为中医行业制定与商讨注册标准、准则及指南"是其工作内容之一。2012 年 7 月 1 日，澳大利亚本土的中医从业人员加入 NRAS，这标志着中医在澳大利亚与其他医疗行业享有同样的法律地位、遵循全国统一的中医注册标准。

新西兰作为大洋洲的另一个发达国家，其主流医学是西医学，中医药在新西兰属于替代医学范畴，目前中医药在新西兰并未取得合法地位。新西兰政府虽未正式立法承认中医药，但针灸在新西兰已获得政府的接受。2007年，新西兰以立法的方式将传统针灸纳入国家医疗卫生体系，与西医和物理理疗师以同等的方式注册管理。新西兰未专门设立中医药管理机构，所以新西兰政府通过授权注册的中医针灸协会等机构对中医药从业者进行监管。2011年6月11日，大洋洲中医药针灸学会联合会在新西兰首府奥克兰市成立。该协会作为洲际协会，成立的宗旨是促进中医药事业在大洋洲的发展，将澳大利亚与新西兰两国的中医管理制度同步，推动新西兰中医药立法，促进大洋洲地区的中医药针灸协会之间的联络与交流。

2. 中药在大洋洲国家注册管理现状

1989年，澳大利亚颁布《药物和医疗器械法案》，该法案规定所有治疗性药物需向澳大利亚联邦药品管理局（TGA）进行登记或注册，记入《澳大利亚药品和医疗器械注册名录》（ARTG）后方能合法销售。澳大利亚联邦药品管理局（TGA）对中药的管理包括注册药品和登记药品。目前，已经被允许上市的中成药包括六君子汤、加味逍遥散、补中益气汤、五苓散、防风通圣散、当归芍药散、小青龙汤等。2007年，新西兰在正式立法将传统针灸纳入新西兰医疗卫生体系的同时，也对中药进口和销售实行立法管理。在新西兰，大部分中成药被列入了保健品或食品之列，可在诊所、药店或者超市买到，且不须注册医生的处方笺。部分中成药颇受欢迎，如逍遥丸、六味地黄丸和玉屏风散等。另外，新西兰政府禁止销售致癌或含有处方药成分的中成药，包括龙胆泻肝丸、消渴丸、桑菊感冒片、银翘解毒片、牛黄解毒片等11种中成药。

## （四）中医药在非洲国家注册管理现状

中医药在非洲的发展与其他洲相比相对落后，目前仅有南非实现了中医药合法化，加纳实现了草药合法化。随着中医药的广泛传播，非洲地区有更多国家开始认可中医针灸，且近两年连花清瘟胶囊在多个国家注册并销售。

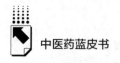

**1. 中医在非洲国家注册管理现状**

中医在非洲的传播历史悠久，最早可以追溯到明朝郑和下西洋时期。2016 年公布的一组国家卫生和计划生育委员会统计数字显示，中国在 49 个国家派驻援外医疗队，其中在 42 个国家有中医师在援外医疗队里开展工作，尤其是派驻在非洲国家的援外医疗队，几乎每个队都有中医医生。常年有将近 1200 名中国医生和队员在非洲国家工作，就中医专业医师来说，占总数的 7%左右。

1998 年，中国与南非建交。2000 年 10 月，南非政府通过法令，确立了包括中医针灸在内的补充医学的合法地位，政府组建了联合卫生委员会，包括中医针灸在内的疗法在该委员会注册。2002 年 2 月，中成药产品可通过注册合法进入南非医药市场。2003 年，中医针灸医师在南非可以合法营业。2005 年，南非开展首届中医师永久注册考试，中医师执照的获得人员须按照要求参加入职练习，之后可以加入意外保险，一旦出现医疗纠纷可得到相应的保障。2011 年，中医正式被纳入南非医疗体系，中医治疗被纳入南非医疗保险。

此外，中医针灸在其他非洲国家也陆续得到认可。1972 年，埃及成立首家针灸中心。1975 年，埃及政府以文件的形式对针灸的应用予以肯定。1976 年，埃及针灸学会成立。1994 年，非洲的另一个国家突尼斯将针灸作为西医科室被该国的卫生部纳入医疗保险。2020 年 3 月 6 日，纳米比亚正式将中医针灸和推拿纳入国家医保体系。

**2. 中药在非洲国家注册管理现状**

中药在非洲受到普遍欢迎。非洲国家普遍缺医少药，简便验廉的中医药在非洲地区普遍受到欢迎。中国中药已出口到 30 多个非洲国家和地区。2001 年，南非批准中成药以"补充药物"的身份注册及上市销售，由南非综合卫生健康专业委员会对此进行监管。2002 年 2~8 月开始"第一步注册"，随后进入"全面注册"阶段。2013 年 11 月 15 日，南非卫生部发布针对《药品及相关物质法（1965 年第 101 号法案）》的修订案，建立药物 D 类 - 补充药物的监管系统，并且设立南非保健品监管局

（SAHPRA）。现阶段南非对于特定学科的补充药物注册申请主要集中在对低风险药物的审批，将来针对高风险补充药物注册申请的审批会逐步放开。2012年，加纳也实现了草药合法化，而且建立了较为完善的注册销售监管法律体系。2012年，加纳建立食品和药物管理局（FDA），颁布第851号法案《2012年公共卫生法》，其中第118节为草药产品注册管理条款。2013年，加纳FDA在《2012年公共卫生法》基础上制定了加纳草药和食品补充剂注册指南。2020年，在新冠疫情的局势下，石家庄以岭药业股份有限公司的连花清瘟胶囊在津巴布韦成功注册，这是在津巴布韦注册的首个中成药产品。连花清瘟胶囊也在毛里求斯卫生健康部获得注册批文。2020年9月23日，乌干达国家药品管理局也批复了连花清瘟胶囊作为植物药的注册申请。

## （五）中医药在亚洲国家注册管理现状

中医药在亚洲各国的接受程度最高，中医药相关管理政策法规也比较完善，很多亚洲国家对传统医药进行了立法，例如越南、菲律宾、泰国、新加坡等国已对传统中医进行立法。即使有些亚洲国家尚未对中医药进行立法，中医药在民众中也有较好的认可度。

### 1. 中医在亚洲国家注册管理现状

菲律宾在1997年对传统医药进行立法，承认其合法性。2008年，菲律宾卫生部批准来自中国和其他国家的中医在获得菲律宾卫生部中医中心或卫生部授权机构的认证后，可以获得针灸师证书。2000年11月14日，新加坡政府正式发布了传统中医师的法案，中医师及针灸师注册制度也相继出台，目前中医医疗服务被新加坡纳入医保范畴。泰国在2000年颁布了《关于批准使用中医方法治疗疾病的规定》，承认中医的合法地位，这一规定的颁布使其成为最早对中医进行立法的东盟国家之一，泰国在2001年颁发了第一批中医执业准证。马来西亚在2016年正式实施《中医传统医药法令》，该法令规定经马来西亚卫生部承认的针灸组织会员可统一注册获得执业资格。越南政府也已经宣布了中医在其国家的合法地位。印度西孟加拉邦于

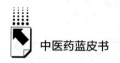

1996年发布了《针灸疗法体系法案》，使针灸合法化，在2019年2月21日正式发布条令，宣布了针灸可作为独立的医疗系统。土耳其在1991年发布《针灸实施条例》，针灸在该国被正式认可，但针灸疗法在土耳其至今没有被纳入医保，拔罐治疗方法在《传统与补充医疗临床试验实施细则》和《传统与补充医疗实践法规》两项中也正式被认可。尼泊尔有关中医药的法律规定政策还不完善，目前，被纳入合法执业认证范围的只有针灸，但针灸师不具有中药处方权。卡塔尔在2016年发布了《传统和补充或替代医学从业者执业资格申请指南》的文件，使针灸作为传统和补充或替代医学纳入国家医疗体系，得到合法化。

**2. 中药在亚洲国家注册管理现状**

亚洲传统医药中，传统中医药是理论体系最完整、传播范围最广、影响力最大的流派。菲律宾政府早在1917年就颁发了首个关于中药的法令，该法令规定开设中药店必须通过政府组织的中药制药师的考试，获得许可，但仅限于对华侨出售中药。目前，菲律宾实行医药分离，对中医药的注册管理，菲律宾药物署参照东盟的相关协调机制，在菲律宾的中药主要以食品添加剂这一类别进行申请。菲律宾食品药物管理局负责对药物进行管理，目前大多数的中成药尚未注册，少部分中成药以食品补充剂的名义进口，但不允许标注任何的疗效或治疗作用。海湾六国，包括阿拉伯联合酋长国（简称"阿联酋"）、阿曼苏丹、沙特阿拉伯、卡塔尔、科威特和巴林，在1993年与海湾合作委员会（Gulf Cooperation Council，GCC）签署了"GCC草药使用建议"。阿联酋在1994年成立"草药法规注册委员会"，负责管理草药注册和立法的工作。1998年，阿联酋颁布草药注册法规，这是海湾国家第一部官方颁布的关于草药注册的法规，阿联酋还编制完成了草药药典。阿曼苏丹在1995年第一次以立法的形式颁布有关草药的法规，但发展相对滞后。目前在卡塔尔，中草药以非处方药或食品添加剂的形式被作为单独类别管理。新加坡是中国传统草药和中成药的出口大国，中草药具有合法的进口权。马来西亚在中医药等传统医学的管理方面施行的是医、药分离政策，医务人员，包括医师和药剂师等由政府统一管理，中药材由马来西亚药品管理局管理。蒙古国在 1999 年发布《蒙古传统医药政策》，该政策规定中国药典和俄罗斯药典在蒙古国拥有一样的法律效力。

## 二 中医药国际注册管理交流合作面临的问题与挑战

虽然世界卫生组织已有 103 个成员国认可针灸这种治疗手段与其临床疗效，其中某些国家还制定了传统医学的法律法规，同时，部分国家也已将针灸纳入医疗保险体系，使得针灸在当地的传播与应用更为广泛，但中医仍处于相对边缘的地位，许多国家未对中医进行立法监管。中药虽已在俄罗斯、越南、古巴、新加坡和阿联酋等国以药品形式进行注册，并逐渐被接受、参与临床治疗等工作，但中国中药产品进入欧美等国际主流医药市场仍十分困难。而且，一些国家对食品药品的法律监管不断收紧，如《欧盟传统草药产品指令》的正式实施，使中药在海外注册更加困难。以下内容将围绕许多国家未对中医药立法和中药国际注册进程缓慢这两个中医药国际注册管理所面临的主要问题进行论述，并分别分析存在这两个问题的主要原因。

### （一）许多国家未对中医药立法，未对中医师进行注册管理

目前，国际上很多国家还尚未制定中医药相关的法律法规，这意味着中医药在许多国家还未被合法化，中医药行业在海外的行业标准参差不齐，一些民众对中医药诊断治疗的信任度不高，使得中医药在当地的经营和传播等工作的开展举步维艰。我们认为主要有以下两个方面原因。

#### 1. 海外中医药从业人员水平普遍偏低

一组 2016 年的统计数字表明，在中国之外的其他国家中，接受过专业培训的中医药人员有 50 多万名，但其中多达 90% 以上的人员是在各国当地的业余中医学校接受培训或毕业的，这就导致海外中医药从业人员的专业水平普遍较低，达不到中国国内的一般水平。而中国国内的中医药从业人员到海外行医，则存在语言交流障碍、不能完全熟悉当地的国情以及民族文化、不能将中医药很好地融入当地的医疗体系等一系列问题。

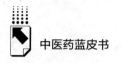

## 2. 中医药的科学内涵尚未被国际社会广泛认可和接受

由于在发展历史、文化信仰和治疗理念等多个方面存在差异，中医学与西医学有着各自不同的特点和存在环境。在中国国内的中医临床实践中得到普遍认可的辨证论治治疗手段和中药炮制、配伍用药体系，还未在国际医药领域得到充分的认可和应用。究其原因，主要由于中医药现代化发展缓慢，有关中医药科学内涵方面的基础研究还比较薄弱，现代科学技术尚未很好地应用于中医药理论体系的研究，对中医药理论的科学阐释还不够充分。同时，现有的中医药评价标准由于尚不完备而不被国际社会完全接受和认可，而且中医诊疗技术手段尚未客观化、标准化，也没有系统的中医医疗技术操作规范。这些都在一定程度上导致了中医药的科学内涵与诊疗手段尚未被国际社会广泛认同和接受。

## （二）中药海外注册进程缓慢，步履维艰

自 2013 年中国向全世界发出"一带一路"倡议以来，虽然中药产品海外注册步伐明显加快，但目前国际主流的医药市场对中药产品的接受程度在总体上还处于中等水平，一些国家及民众对中医药不了解、不信任，对中药产品进入临床、用于治疗疾病还处于观望状态。因此，在许多海外国家中药产品主要以植物药品、膳食补充剂的形式进行销售。同时，很多发达国家以化学药物的标准来管理中药产品的上市注册，国外与药品生产相关的监管部门在药品生产过程中设置了较为严格的技术规范，而中国中药又存在法规标准滞后以及科技内涵不足等主要问题，这些都是导致中药海外注册进程缓慢的重要因素。

### 1. 现行的中药法规、标准滞后

中国中药产品海外注册区域主要集中在欧美等发达国家。在政策法规、质量标准和检测方法等方面，中国也大多参考在国际主流医药市场发展成熟、拥有话语权的欧美等发达国家。由于历史、经济等因素影响，中国中药标准体系及法律法规仍不健全，需要不断完善发展，中药标准化还处于探索阶段，无论是在国家标准中还是在行业标准中，中药标准都数量少且适应性

不强，而且中药标准整体水平不高，这就严重影响了标准的可重复性和权威性，制约了中药海外注册的发展进程。同时，在国际标准的制定过程中，主导权一直掌握在西方发达国家手中，中国仍处于弱势地位，始终只能扮演"参与者"角色，缺少相应的话语权，导致在法规和标准制定上与国际主流法规体系存在差距或很难融合。

### 2.中药产品的科技内涵不足

目前，中国出口的中药类产品中多以技术含量和附加值较低的中药材、中药饮片和中药提取物为主，而真正具有科技内涵的中成药占比非常少。近年来，中国中医药理论的基础研究和研发创新虽然取得了一定的进步，但与现代科学技术的快速发展相比，还是较为缓慢落后的。主要问题是缺乏符合中药复杂体系特点的系统评价方法和研究技术手段，在国际主流医药评价体系面前，无法提供支撑疗效和用药安全的直接证据，这严重影响了中药产品海外的注册过程。同时，中药的生产管理和质量控制仍没有贯穿从研发到生产的全过程，生产工艺仍较为粗糙，质量控制的标准也较低，大部分中药生产线只能实现机械化或者自动化，尚未达到生产过程的数字化和智能化的程度，这也严重影响中药产品进入国际主流医药市场的进程。

## 三 寻求和打造中医药国际注册管理交流合作新契机

在当前国际化的大背景下，随着社会文化与经济的不断向前发展，世界各国人民的健康意识正在不断增强，中医药应该充分发挥其在预防保健、疾病治疗和康复中的独特优势，成为各国人民可选择的医疗保健手段之一。针对前文提及的中医药国际注册管理中存在的问题和壁垒，我们应积极找寻和创建中医药国际注册管理交流合作的新契机，加快中医药国际注册管理的进程。

### （一）积极推动海外中医药立法

为推动海外中医药立法，我们应努力提高海外中医药从业人员医疗水

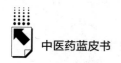
平，改变从业人员水平偏低的现状，并努力探索用现代的科学技术阐明中医药的内涵，改变中医药的科学内涵与治疗理念未被其他国家民众广泛认可和接受的现状，提升中医药国际认可度，进而推动海外中医药立法。

1. 加强中医药国际化人才培养，提高从业人员医疗水平

人才是中医药发展的第一资源。为了提高中医药在海外的传播速度及民众认可度，须保证行医质量及从业人员质量，厘清目前人才培养模式的现状及弊端，建立一套规范的、可实施的、长远的、适应国际社会的中医药人才培养模式，明确中医药海外传播环境下的中医药人才培养模式的意义。并在人才培养模式的标准制定及建设的过程中，逐渐完善中医药国际教育体系，强化中医药国际化人才的培养。同时，要依托"一带一路"建设的良好契机，加强与"一带一路"共建国家开展中医药国际交流合作，促进海外中医药人才的联合培养。另外，我们还应积极建设中医药海外中心平台，鼓励海外各地区建立专业的中医诊所，充分调动各方资源，及时反馈并有效地解决各地中医医生执业、医保覆盖、技术规范、行业标准等方面存在的突出问题，不断提高海外中医药从业人员的医疗水平。

2. 加大中医药研究的力度，用现代科学阐明中医药的科学内涵

我们要主动运用人类现代科技发展取得的成果来破解中医药密码，这是讲清、讲透、讲好中医药原理的重要前提。在研究过程中，要积极引入药理学、生物学、医学检验、统计学、计算机科学等多学科的知识，加强中医药与系统生物学、大数据、人工智能等多个前沿学科在技术上的深度交叉和融合，促进中医药研究策略的优化和复杂系统研究方法学上的变革，着力培养一批多学科交叉的中医药创新型领军人才，深入研究中医药的基础理论、中医的诊断、治疗规律和中药起效的作用机理等，用现代科学阐明中医药的内涵，全面提升中医药在国际社会上的认可度和接受度。

## （二）加强与现代科技交汇融合，推动中药海外注册

中药海外注册是中药海外上市推广、国际化发展的必要途径。中药法规标准滞后以及中药产品科技内涵不足这两个主要原因导致中药产品海外注册

进程缓慢。为改变这一现状，应主要从推进中医药标准化和提高中药生产水平两个方面着手，加快中药海外注册的步伐。

1. 运用现代科技理论和方法，建立安全有效稳定的中药标准

加强中药标准化建设，遵循中医药的自身特点和发展规律，完善中药法规标准，增强中药国家标准和行业标准的权威性，这将有利于中药取得国际社会的广泛接受和认同，促进中药海外注册。在标准建立的过程中，应注意中药材是中药饮片和中成药的原料，其质量的优劣直接影响到中药饮片和中成药的质量和临床疗效。因此，应加强中药材在选品、种植、采集、加工、炮制、提取等方面的技术标准与技术规范的制定，将中药标准化贯穿应用于中药生产的全过程。随着现代科学技术的深入发展，应用于中药分离分析的方法和技术也不断更新，气相色谱法、高效液相色谱法、气质联用技术、液质联用技术、毛细管电泳法等的应用，为中药质量标准的研究与制定提供了新的手段和方法。运用这些现代分析检测技术，能有效、快速地对中药进行定性鉴别，判断中药产品的真伪优劣，并进行定量分析，全面控制中药质量，使质量控制手段更为科学、先进、合理、规范。另外，中药中的污染物和以重金属残留、农药残留、微生物残留、放射性物质残留、有害工业化学物残留为主的有害残留物，已经成为近年来国内外关注的重点问题之一，其中尤以重金属残留及农药残留受到关注。虽然中国的中药标准中有关有害残留物的研究近年来取得了长足的进展，但仍与国际水平存在很大的差距，国家有关部门应继续加大投入，制定和完善中药中污染物及有害残留物的标准。

在制定国际标准和政策法规时，应加强与欧美发达国家相关部门和专家的合作与沟通，明确中药国际注册与中药标准研究理念，避免由于对中医药缺乏了解而导致的不必要的障碍。还应加强与相关国际组织开展紧密合作，密切关注中医药国际政策法规的变化，多角度、多渠道地加强沟通，有组织、有计划地推进中医药国际化的进程。

2. 重视中药基础研究，提高中药生产水平

充分利用现代科学技术，加强中药基础理论的研究，从安全性、有效

性、质量可控性 3 个 "金标准" 入手，开展药效物质基础、体内药代动力学、体内药物相互作用机制等研究，开发出安全有效、质量可控、机制清晰的现代中药产品。同时，还要重视中药生产企业科技能力的提升，运用现代科学技术及高品质的制药设备，提高中药生产水平。具体应包括加快推进中药饮片生产的智能化，实现智能化监控、远程控制等，确保中药饮片质量；围绕智能生产和绿色制造，推出具有中药提取、浓缩、干燥、灭菌等工艺及设备制造核心技术的高科技创新型设备，致力于打造质量可靠、安全有效、绿色环保的智能化中药产业。这样才能更好地推动中药产业创新发展，加强中药在国际市场的竞争力，加快中药国际注册的步伐。

## 参考文献

［1］陈骥、何姗、Chris Zaslawski：《海外注册中医师的胜任能力特征分析——以澳大利亚为例》，《中医药导报》2017 年第 23 卷第 14 期。

［2］夏林军：《匈牙利中医概况和中医立法后的思考（一）》，《中医药导报》2016 年第 22 卷第 8 期。

［3］尚玉：《立陶宛卫生部长访问北京中医药大学》，北京中医药大学，2022 年 11 月 1 日，https：//www.bucm.edu.cn/xxxw/32633.htm。

［4］顾小军、蒋兆媛、张子隽等：《中医药在德国、法国、英国及荷兰的发展现状及合作策略分析》，《国际中医中药杂志》2021 年第 43 卷第 7 期。

［5］朱勉生、阿达理、鞠丽雅：《中医药在法国的发展史、现状、前景》，《世界中医药》2018 年第 13 卷第 4 期。

［6］夏瑾：《捷克："一带一路"推动中医药走进中欧》，《中国青年报》2021 年 6 月 1 日，第 8 版。

［7］胥静、Bellova Eugenia、Boris Ivanic 等：《斯洛伐克中医药发展现状与分析》，《国际中医中药杂志》2021 年第 43 卷第 3 期。

［8］Patientsäkerhetslagen，Patient safety act（2010：659），2022-11-01，http：//www.socialstyrelsen.se/regelverk/lagarochforordningar/patientsakerhetslag。

［9］段黎萍、刘隽：《传统中医药在瑞典的发展现状》，《中国中医药信息杂志》2012 年第 19 卷第 9 期。

［10］瞿礼萍、王梅、邹文俊：《欧盟草药药品注册管理现状与中药欧盟注册策略》，

《中草药》2021年第52卷第20期。

[11] 胡慧敏、杨龙会、谭勇等：《欧盟传统草药产品简易注册分析》，《国际中医中药杂志》2022年第44卷第1期。

[12] 徐晓婷、沈远东：《匈牙利中医药立法对中医国际化传播的启示》，《中医药文化》2018年第13卷第1期。

[13] 石慧、张宗明：《针灸在美国本土化的历程、特色与成因探究》，《自然辩证法研究》2022年第38卷第1期。

[14] 崔钰、冷文杰、李富武等：《美国各州中医针灸立法管理现状》，《中国医药导报》2020年第17卷第11期。

[15] 沈泉源：《中医中药在墨西哥》，《世界科学技术-中药现代化》2002年第4卷第3期。

[16] 李皓月、党迎迎、于涛等：《中医药在巴西的发展现状与分析》，《国际中医中药杂志》2021年第43卷第5期。

[17] 张治波、周青、钱凤娥等：《中医药走向古巴的现状分析和对策》，载《中国中药杂志2015/专集：基层医疗机构从业人员科技论文写作培训会议论文集》，中国中药杂志社，2016。

[18] 赵利斌、白剑、朱永宏等：《加拿大的中药监管及面临的机遇和挑战》，《国际中医中药杂志》2009年第31卷第1期。

[19] 朱诗宇、杨龙会、谭勇等：《中成药在加拿大的注册情况分析及对中国中药国际注册的启示》，《国际中医中药杂志》2022年第44卷第2期。

[20] 刘雪竹、杨毅、田侃等：《复方丹参滴丸完成FDA III期临床认证对中药国际化的启示》，《时珍国医国药》2017年第28卷第9期。

[21] 孔祥生、武志昂：《中国中药以药品身份在美国注册的策略初探》，《中国临床药理学杂志》2020年第36卷第3期。

[22] 王惠芳、孙晓生、米菲菲等：《新西兰中医药发展现状及未来发展策略》，《中国现代中药》2019年第21卷第2期。

[23] 陈骥、梁繁荣、Li Weihong等：《中医药在澳大利亚的发展评述：回顾、现状与展望》，《中国中西医结合杂志》2017年第37卷第5期。

[24] 应佳珂、陆芳：《澳大利亚和欧盟植物药注册法规比较研究》，《国际中医中药杂志》2022年第44卷第1期。

[25] 孙昱：《澳大利亚获批中成药品种研究及思考》，《中国临床药理学杂志》2020年第36卷第16期。

[26] 贺松其、孙嘉玲、戴娇娇：《中医药在新西兰的发展前景及海外交流的战略意义》，《中国中医药现代远程教育》2019年第17卷第12期。

[27] 刘海舟：《中医药在非洲的发展现状及传播策略研究》，《科技视界》2016年第4期。

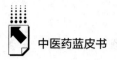

［28］张铋雪、吴国英、Teresa P Sebewu 等：《南非中医药发展现状与分析》，《国际中医中药杂志》2021 年第 43 卷第 2 期。

［29］郝鸣昭、党迎迎、Ahmed Alsayed 等：《埃及中医药发展现状与分析》，《国际中医中药杂志》2021 年第 43 卷第 2 期。

［30］朱嘉辰、田嘉禾、严夏继等：《中医药在突尼斯的发展现状及策略探讨》，《国际中医中药杂志》2021 年第 43 卷第 12 期。

［31］房连强、王鹏、丁贤等：《针灸在纳米比亚的现状、发展与思考》，《中国针灸》2021 年第 41 卷第 4 期。

［32］陈焕鑫、张昕、卓清缘等：《中药产品在南非的注册路径与策略研究》，《国际中医中药杂志》2022 年第 44 卷第 5 期。

［33］张昕、陈焕鑫、卓清缘等：《中药产品在加纳的监管体系与注册路径研究》，《国际中医中药杂志》2022 年第 44 卷第 4 期。

［34］张玉亮：《中医在津巴布韦：从"求病人治"到"病人求治"》，《经济参考报》2021 年 11 月 24 日，第 6 版。

［35］《以岭药业连花清瘟胶囊在毛里求斯获批》，《中国商界》2020 年第 10 期。

［36］吴萍、赵霞、李祺等：《中医药在亚洲的政策管理法规及发展对策》，《国际中医中药杂志》2012 年第 34 卷第 9 期。

［37］卞跃峰、宋欣阳：《中医药服务贸易在新加坡的发展现状》，《国际中医中药杂志》2018 年第 40 卷第 10 期。

［38］Institute for Public Health（IPH），National Health and Morbidity Survey 2015（NHMS 2015），Vol. Ⅱ：Non－Communicable Diseases，Risk Factors and Other Health Problems，Kuala Lumpur：Ministry of Health Malaysia，2015.

［39］梁宁、Wamontree Phanida、石晗等：《中医药在泰国的发展现状与分析》，《国际中医中药杂志》2021 年第 43 卷第 6 期。

［40］郑启明、陈逸梦：《菲律宾中医药标准化的现状和展望》，《福建中医药》2020 年第 51 卷第 3 期。

［41］崔鑫、Bee Eow Gaik、Ching Tee Bee 等：《中医药在马来西亚的发展现状与分析》，《国际中医中药杂志》2021 年第 43 卷第 6 期。

［42］聂文祎、石晗、Gadhavi Rajendran 等：《印度中医药发展现状与分析》，《国际中医中药杂志》2021 年第 43 卷第 1 期。

［43］王哲、梁宁、Tayfun Kanat 等：《土耳其中医药发展现状与分析》，《国际中医中药杂志》2021 年第 43 卷第 4 期。

［44］吴映雪、王全、黎浩：《"一带一路"视域下湖北省在尼泊尔推广中医药的现况分析》，《国际中医中药杂志》2020 年第 6 期。

［45］高欣桐、严夏继、宋欣阳等：《卡塔尔中医药发展现状及策略探讨》，《国际中医中药杂志》2020 年第 1 期。

［46］陈峰、刘新民、曹彩：《与中药有关的国际（亚洲、海湾6国）植物药技术标准管理体制研究——中药技术标准管理体制的战略研究系列（Ⅱ）》，《世界科学技术–中医药现代化》2005年第7卷第3期。

［47］黄奕然、沈远东：《"一带一路"背景下阿拉伯国家中医药发展现状》，《国际中医中药杂志》2017年第9期。

［48］刘新民、赵畅：《中医药在阿拉伯联合酋长国的现状与前景》，《中草药》2000年第31卷第3期。

［49］陈虹林、刘真、廖军等：《中医药在阿曼苏丹的发展现状与建议》，《国际中医中药杂志》2021年第8期。

［50］卞跃峰、宋欣阳：《中医药服务贸易在新加坡的发展现状》，《国际中医中药杂志》2018年第40卷第10期。

［51］赫兰晔、贾小强、李嘉俊等：《蒙古国中医药发展现状与分析》，《国际中医中药杂志》2021年第43卷第1期。

［52］何姗、陈骥、唐小云：《中医药在新西兰的发展现状及前景展望》，《中医药导报》2017年第23卷第18期。

［53］刘彦珠：《海外中医药发展现状和经营探索》，载《山东中医药大学海外校友会第二届学术研讨会论文集》，山东中医药大学学报，2018。

［54］董静怡、张宗明、陈骥等：《基于跨文化传播视角的英美澳中医药立法对比研究》，《浙江中医药大学学报》2022年第46卷第4期。

［55］海外华人中医药群集体：《国际中医药发展和立法情况概览》，《中医药导报》2016年第22卷第9期。

［56］王硕、孟凡英、周瑛桃：《"一带一路"背景下中药产品海外注册发展研究》，《世界中医药》2021年第16卷第9期。

［57］王传池、杨燕、胡镜清等：《中医药标准化调研分析的现状、问题与相关政策解读》，《中华中医药杂志》2018年第33卷第9期。

［58］程勇、石云、蔡轶明：《中医药海外中心建设的现状与思考》，《中医药文化》2018年第13卷第5期。

［59］雨苡、张烨、孔军辉：《新医改背景下中医院医务人员发展研究》，《中国医药导报》2019年第16卷第15期。

# 附录一 2022年中医药国际交流合作主要活动和成果报告

文献检索服务组收集整理

## 一 国际中医医疗服务

### （一）海外中医中心建设

海外中医中心是在国家层面的领导下，与世界各国合作共建的一个集中医药教育、科研、医疗于一体的新型中医药国际平台。海外中医中心的建立有利于中西医结合的发展，能够促进中医药文化的交流与合作，推动中医药国际化、合法化。

截至 2019 年 12 月，中国在全球共设立 54 个中医药海外中心，分布在欧洲、亚洲、大洋洲、非洲、北美洲等地。各地中医药海外中心数量分布情况及代表性中医药海外中心，具体如图 1、表 1。

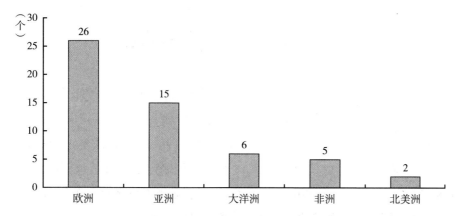

图1 我国中医药海外中心数量分布

表1 我国代表性中医药海外中心情况

| 地区 | 代表性中医药海外中心 |
| --- | --- |
| 欧洲地区 | 中国—捷克中医中心(2015)、中国—俄罗斯中医中心(圣彼得堡)(2016)、中国—法国中医中心(巴黎)(2015)、中国—匈牙利中医中心(2014) |
| 亚洲地区 | 中国—以色列中医中心(2018)、中国—马来西亚中医中心(2017)、中国—泰国中医中心(2018) |
| 大洋洲地区 | 中国—澳大利亚中医中心(悉尼)(2016)、中国—澳大利亚康平中西医结合医疗中心(2014) |
| 非洲地区 | 中国—马拉维中医中心(2015)、中国—毛里求斯中医中心(2019) |
| 北美洲地区 | 中国—美国中医药肿瘤合作中心(2014)、中国—北美广誉远中医中心(2017) |

## （二）海外中医药服务机构

海外中医药服务机构中具有代表性的是天士力、同仁堂等，机构以中医、针灸诊所为主要形式，为海外群众提供中医药健康服务。天津天士力集团打破海外中医药市场壁垒，让复方中药首次进入美国、日本等主流医药市场，并积极建设海外中药材、健康保健、医疗康复相关产业，推动中医药大健康服务走出国门。北京同仁堂集团积极响应国家推动中医药事业"走出去"的号召，在新加坡、马来西亚、波兰等国家，因地制宜提供多品类的中医药个性化服务。

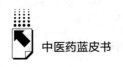

## 二 国际中医药法制法规进展

2019 年 5 月，第 72 届世界卫生大会审议通过《国际疾病分类第十一次修订本（ICD-11）》，将中医药纳入传统医学章节，中医药开始进入世界主流医学体系。根据《世界卫生组织 2019 年传统和补充医学全球报告》，世界卫生组织 179 个成员国中已有 98 个成员国制定了发展传统医药的国家战略或政策，109 个成员国制定了关于传统医学和补充医学的法律法规，124 个成员国发布了草药法规，107 个成员国成立了传统医药委员会，45 个成员国对传统医学和补充医学有医疗保险覆盖，34 个成员国把草药纳入基本药物目录。

总的来说，首先，世界各国中医药立法发展并不同步。从全球范围来看，中医药立法分为三类：第一类是对中医全面立法，如澳大利亚和加拿大大部分省份；第二类是只对针灸立法，如美国；第三类是未对中医或针灸专门立法但默许中医药服务的存在及行业自律，如英国和德国等。

其次，全球中医药立法重中医（尤其是重针灸）而轻中药。世界卫生组织第二次全球调查中期报告（2012）调查反馈显示，129 个国家中有 103 个国家现在认可使用针灸，29 个国家制定了针灸疗法的法规，18 个国家将针灸疗法纳入了健康保险覆盖范围。

世界针灸联合会秘书处对 99 个国家和地区的针灸立法和政策进行了整理，发现有 45 个国家和地区（含中国香港、中国台湾和中国澳门）有针灸立法，其中有明确针灸立法条例的国家和地区有 28 个；65 个国家和地区承认针灸的合法地位，将针灸纳入医疗保险的国家和地区有 39 个，鼓励针灸发展的国家和地区有 12 个，对针灸采取默许态度的国家和地区有 19 个。

## 三 中医药医疗旅游

在新冠疫情的环境下，中医药产业在世界又进一步提升了影响力，越来越多的国际患者接受成本低廉、疗效好的中医药健康医疗服务。其中，发展相对成熟的业态包括中医药森林康养旅游和中医药温泉康养旅游。

## （一）中医药森林康养旅游

2014年8月，国务院发布《关于促进旅游业改革发展的若干意见》，首次提出发展中医药康养旅游与森林旅游。

2019年3月，国家林业和草原局、民政部、国家卫生健康委员会、国家中医药管理局《关于促进森林康养产业发展的意见》正式发布，提出要积极开发中医药森林康养旅游产品。

为积极配合中央政策，各地方政府也纷纷出台了促进森林康养旅游发展的政策文件。如2014年12月，浙江省发布《关于加快森林休闲养生业发展的意见》（浙林产〔2014〕103号），提出要挖掘当地中药材、养生饮食等，开发各类森林旅游食品和纪念品；2017年4月，湖南省发布《湖南省森林康养发展规划（2016~2025年）》，提出将中医药资源融入林业和旅游业，促进产业融合发展；2020年2月，福建省发布《关于加快推进森林康养产业发展的意见》（闽林文〔2020〕18号），提出要大力开发中医药与森林疗养、亚健康理疗、康复养老等相融合的产品。

## （二）中医药温泉康养旅游

2015年11月，由国家旅游局和国家中医药管理局联合发布的《关于促进中医药健康旅游发展的指导意见》明确提出，要利用中医药文化元素突出的各种中医药资源和温矿泉等，打造一批中医药康养旅游企业，推动旅游业和中医药健康服务业深度融合。

此后，为了将温泉旅游更好地与中医药相融合，各地方政府也先后发布了推动各省市中医药温泉康养旅游产业发展的相关政策及意见，纷纷表明要推动"温泉+康养""旅游+康养"多产业融合发展。

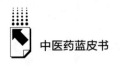

# 四 国际中医药人才培养教育

## （一）以国内中医药院校或机构为主体的中医药国际教育

《2020 年中医药事业发展统计提要报告》数据显示，2020 年全国高等中医药院校招收外国留学生总数为 1164 人，在校留学生数 8187 人，当年毕（结）业生数 1702 人，授予学位数 819 人。

国内许多中医药高等院校与共建"一带一路"国家建立了合作关系，在世界多个国家布局了中医孔子学院、建立了海外中医中心等对外交流合作机构，并开展了多种形式的中医药教育合作项目。

2019 年 12 月，天津在马里设立了全球首个中医技术"鲁班工坊"。

2021 年 11 月，国际中医教育联盟成立，该联盟是由北京中医药大学发起，联合了来自美国、加拿大、英国、德国、俄罗斯、法国、罗马尼亚、新加坡、澳大利亚等国家的 15 所教育机构，性质为国际中医教育机构的交流合作组织。孔子学院是中国在海外设立的公益机构，主要宗旨是教授汉语和传播中国文化。

截至 2020 年，全球共成立了 11 所中医药特色孔子学院，以及两所孔子课堂。由北京中医药大学与日本兵库医科大学联合创办的"学校法人兵库医科大学中医药孔子学院"是亚洲第一所中医孔子学院，也是世界上第一所在医科专业大学开办的中医孔子学院。截至 2019 年 7 月，该学院累计教授学生 4865 人次，当地民众累计受教 6559 人次。中医孔子学院有效地传播了中医药文化，有助于中医药国际教育的发展。

## （二）以国外大学或机构为主体的中医药国际教育

在西方，最初中医药教育以中医针灸教育为主，而后逐渐开展了中医基础理论、中药等教育内容。

法国在 1946 年创办了"法国针灸中心学院"，该学院是欧洲第一所中医教育机构，法语也是继英语之后对中医经典翻译最多的语言；美国中医针灸教育始于20世纪70年代，是目前除了中国大陆以外最具规模、体系和影响力的；澳大利亚首先在正规高等教育中推行中医药本科教育，并且是最早对中医药进行立法的西方国家；德国的中医药教育从20世纪80年代以来获得了较快的发展，中医药目前已经成为德国一种被广泛认可和接受的补充治疗方法。近年来，中医药教育在瑞典、丹麦、意大利、西班牙等国家的发展也在逐渐加快脚步。

## 五 中医药国际科研合作发展

目前，中国已与86个国家签订了科研合作协议。

在国际科研合作项目中，国家中医药管理局自2015年设立中医药国际合作专项经费，中医药现代化国际合作项目"一带一路"中医药海外中心类项目每年投入不少于5000万元，2020年中医药国际合作专项委托办事项目投入1000万元；中医药国际科研合作逐渐向中医药基础理论、中医药标准化、中医临床诊疗、中药作用机制和产品开发及中医药文化传播等多领域主题发展；合作方式已由早期的单独项目合作逐渐转变为依托研究中心、重大研究计划开展多维度科研合作，如海外中医中心、国际合作基地等项目。

对于国际科研合作成果，主要以科研论文产出的形式呈现。目前，中国科研论文产出数量仅次于美国，但中医药国际科研合作学术产出数量及影响力均有待提高，且中医药国际科研合作成果转化项目也较少。截至2022年3月，国际标准化组织已发布中医药国际标准79项，中国推动在国际标准化组织（ISO）成立中医药技术委员会（ISO/TC 249），与日本、韩国、美国、英国等传统医学应用较为广泛的国家开展中医药标准制定科研协作，是中医药国际科研合作的重要成果。

国际科研合作基地是具有多项国际交流合作功能的合作基地或合作中心。国家有关部门自2007年起认定国际合作基地，十年内中医药领域示范性国际科技合作基地共有13项，国家级国际联合研究中心共有5项，主要

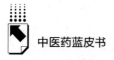

依托国内知名中医药科研机构、高等院校及大型中医药企业。如依托于中国中医科学院的中国中医科学院国际科技合作基地、北京中医药大学的中医药防治重大疾病国际合作研究基地、石家庄以岭药业股份有限公司的中医药国际科技合作基地和中国科学院新疆理化技术研究所的中亚民族药创新药物研发国际科技合作基地等示范型国际科技合作基地；如依托于山西中医药大学的分子中医药学国际联合研究中心、上海市生物医药科技产业促进中心的上海中医药国际创新园和北京中医药大学的中医药防治糖尿病国际联合研究中心等国家级国际联合研究中心。

国际标准化组织自 2014 年发布了第一个中医药国际标准，截至 2022 年 3 月共正式发布 79 项中医药国际标准，2016 年后发布数量显著增多，说明国际科研合作在此方面取得了初步成效。

## 参考文献

［1］高静、郑晓红：《基于海外传播平台的文明交流互鉴助推中医药国际传播与文化认同》，《中医药导报》2020 年第 26 卷第 13 期。

［2］侯胜田：《全球中医药发展历程与未来展望》，载侯胜田、黄德海、张录法等主编《中医药蓝皮书：全球中医药发展报告（2022）》，社会科学文献出版社，2022。

［3］《传统医学正式纳入〈国际疾病分类第十一次修订本（ICD-11）〉》，国家中医药管理局，2019 年 5 月 25 日，http：//www. natcm. gov. cn/guohesi/gongzuodongtai/2019-05-25/9884. html。

［4］黄婧、方廷钰、刘子宁等：《〈世界卫生组织 2019 年传统和补充医学报告〉的解读》，《北京中医药大学学报》2021 年第 44 卷第 7 期。

［5］张彩霞、梁静姮：《全球中医药立法发展报告》，载侯胜田、黄德海、张录法等主编《中医药蓝皮书：全球中医药发展报告（2022）》，社会科学文献出版社，2022。

［6］鲍云帆、张祉涵、弥仔涵等：《“一带一路”背景下针灸的国际传播：过去与未来》，载北京大学新闻与传播学院主编《2021 中国新闻史学会健康传播专业委员会年会暨第四届“医疗、人文与媒介：健康中国与健康传播研究”国际学术研讨会论文集》，2021。

[7] 王笑频、刘保延、杨宇洋：《世界针灸政策与立法通览》，中国中医药出版社，2020。

[8] 杨思秋、王天琦、焦科兴：《中医药国际康养旅游发展报告》，载侯胜田、黄德海、张录法等主编《中医药蓝皮书：全球中医药发展报告（2022）》，社会科学文献出版社，2022。

[9] 国家中医药管理局办公室：《2020年中医药事业发展统计提要报告》，国家中医药管理局，2022年8月20日，http：//www.natcm.gov.cn/guicaisi/gongzuo dongtai/2022-01-20/24293.html。

[10] 张聪、杨化冰、赵妍：《全球中医药人才培养教育发展报告》，载侯胜田、黄德海、张录法等主编《中医药蓝皮书：全球中医药发展报告（2022）》，社会科学文献出版社，2022。

[11] 石雨、金光亮、唐民科：《打造特色孔子学院推动中医国际传播——兵库中医药孔院建设与思考》，《医学教育研究与践》2021年第29卷第1期。

[12] 田力欣、王超、王卫等：《欧美中医教育概况》，《中国中医药信息杂志》2010年第17卷第4期。

[13] 杨丽、卢凤姣、叶青等：《海外中医药报道议题和话语策略研究》，《世界中西医结合杂志》2020年第15卷第3期。

[14] 赵汉青、李金星、李玥函：《中医药国际科研合作发展报告》，载侯胜田、黄德海、张录法等主编《中医药蓝皮书：全球中医药发展报告（2022）》，社会科学文献出版社，2022。

[15] 中国国际科技合作专项网站，2022年8月20日，http：//www.cistc.gov.cn/2017-06-20。

# 附录二　发挥新媒体优势，结合传统模式，脚踏实地开展中医药国际交流合作

侯献兵　夏林军　董志林　鹿馨　江泓成*

河北省沧州中西医结合医院是一家集医疗、教学、科研、预防、保健等多功能为一体的"三级甲等中西医结合医院"，于 2010 年成立"沧州市针灸研究所"。众所周知，针灸疗法因其治疗范围广、见效快、简便易行、经济安全的特点，深受广大人民群众欢迎，正在被世界各国人民所接受。在国内，针灸疗法已经在治未病、手术后并发症、肿瘤治疗、围手术期治疗以及针灸麻醉等方面日益显现出优势，并且针灸学已经被教育部批准为一级学科；在海外，针灸疗法已经被应用到更多的领域，例如针灸成为美国军医便捷的救护工具，被称为"战场针灸"，针灸进入美国阿博特西北医院急诊室等，因此，院领导十分重视中医针灸的国际交流与合作。目前，医院已经与世界传统医药论坛、澳大利亚中华针灸学院等建立起学术交流和初步合作意向。现将交流合作的经验分享如下。

## 一　世界传统医药论坛：发挥新媒体优势，开展线上中医药国际交流合作

新媒体使地球成为一个村庄，应用新媒体，即使相隔十万八千里，也可

* 侯献兵，河北省沧州中西医结合医院针灸科副主任医师，沧州市针灸研究所所长；夏林军，世界传统医药论坛副主席（匈牙利）；董志林，世界传统医药论坛主席（荷兰）；鹿馨，世界传统医药论坛副主席（英国）；江泓成，澳大利亚中华针灸学院院长（澳大利亚）。

以 1 秒钟看到对方的笑容、听到对方的声音，应用新媒体技术开展线上中医药国际交流，已经打破了时间、地域对开展国际交流工作的限制。

应用新媒体微信群进行中医药学术交流，世界传统医药论坛董志林先生已经探索出一个完善的组建学术交流群管理、组织学术交流讲座、分享学术动态等的交流模式。2015 年董志林先生率先在荷兰注册成立了海外华人中医论坛，2020 年正式更名为世界传统医药论坛，目前论坛凝聚了来自五大洲 80 多个国家和地区的约 1 万名中医界同仁。世界传统医药论坛（以下简称"论坛"）目前已经成立了不同区域学术群共计 25 个，管理工作群 11 个。

## （一）线下会议、线上交流

以不同区域为单位组建微信学术交流群，举例说明，如在美国举办了线下学术会议，则邀请所有参会的中医同仁组建一个微信群。目前已经建立了包括大洋洲、非洲等并以英文字母（A~X）为首命名的 24 个微信群，另外还有 1 个英文群，人员共计 1 万余人。

## （二）精于管理学术交流微信群，制订学术交流计划

组建微信群只是第一步，最重要的是如何管理好这支庞大的队伍。第一，每个微信群都会由董志林先生聘任一位世界传统医药论坛的执委或者常务理事等担任执行群主来管理群内日常事务，并且各执行群主也逐步建立了自己的微信群管理委员会，协同管理群内事务；第二，制定统一的群规，以杜绝群内出现学术交流以外的不良信息，并且群内实行实名制，使得群内交流更加规范化；第三，建立轮值主席制度，由 62 名业内知名学者带领大家开展热门话题讨论、分享业内动态、辅助群主管理等，轮值主席每次 2 人，每次轮值时间为 2 周；第四，邀请了中国科学院院士仝小林等国内外一大批知名专家定期在群里开展学术讲座，让大家在群里可以实实在在学习到知识，截至 2023 年 3 月，共举办专家学术讲座 300 余场次；第五，应用微信群机器人技术，在一个微信群里举办现场讲座，其他 23 个微

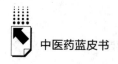

信群可以同步收听，这样就把微信群制作成了一个万人会议厅，其学术交流效果远远超过了线下会议；第六，随着论坛的影响力越来越大，需要管理的内容也越来越细，先后组织成立了秘书处、学术部、广告部等 11 个管理工作群。

（三）制作世界传统医药新闻联播，关注、分享国际中医药发展动态

国内外中医药发展动态可以说是中医药发展的风向标，因此，世界传统论坛十分关注，并且将其制作成《世界传统医药新闻联播》，截至 2023 年 3 月，共制作、发布 142 期，使大家在世界传统医药论坛微信群里便可以及时浏览到最新的国内外中医药发展动态。

## 二 澳大利亚中华针灸学院：传前人学术精华，励后人薪火相传

### （一）继承和发扬针灸绝技

"问渠那得清如许？为有源头活水来。"澳大利亚中华针灸学院江泓成先生十分重视学术的传承工作，经过多年跟诊、潜心学习，总结出版了《魏凤坡针灸临证精要》，后又参编澄江针灸学派代表作《承淡安医集》，2018 年到河北省沧州中西医结合医院进行学术交流，倾囊相授了其申报的海外华人华侨中医药百项特色技术——合担合截双针齐飞，讲座得到了与会人员的高度赞赏。现此项技术已经在该院得到了成功推行，为该院新技术新项目添上了绚丽的一笔。

### （二）感承门恩情，励后人传承薪火

2019 年，时值承淡安先生 120 周年诞辰，江泓成先生为了表达对传承恩师学术的感恩之情，也为了激励后人传承薪火，邀请承门海内外弟子和后学共同为南京中医药大学捐赠了"纪念承淡安铜像"，2021 年，在疫情期间

主编和出版了《承淡安先生诞辰 120 周年纪念册》，并倡议把承淡安先生金针济世、一生致力于复兴针灸事业、开创中国针灸教育先河的精神传承下去，把祖国灿烂悠久的中华中医药文化传承好、发展好。

### （三）不忘初心牢记使命，传承与弘扬"淡安精神"

传承前人技艺，更要传承前人精神。承淡安先生不但针灸技艺高超，更可贵的是他爱国为民的精神。承淡安先生把针灸复兴与强国兴邦共举。"淡安精神"不仅有"学贯中西，执中守正"的教育精神，还有承淡安在重庆提出的针灸也能救国的理论，他认为通过推广针灸，可以节减后方对医务人员和药品的需求，能给予前线将士更多的支持。1954 年 12 月 21 日，在第二届全国政协会议中，承淡安先生提议大力培养针灸人才，认为这能迅速有效地缓解基层特别是农村医药供应不足的矛盾，有助于推动新中国经济建设取得更大的成绩。1955 年 6 月，承淡安先生作为我国著名老中医被推荐为中国科学院院士（学部委员）。承淡安先生被誉为"中国针灸复兴之父"。他在 1954 年出版的《中国针灸学讲义（新编本）》卷首语中，以端正的学习态度、为人民服务的思想认识，提出医学原为治病救人之事业，卫生工作者实负有保护人民健康之重要责任，认为医者首先必须对此具有正确之了解。他提出"针灸之功效，既广既捷，针灸之施用，亦便亦廉，易于普及，易于贫病，允为利民之国粹，实有推行之必要"，充分体现了他心中有人民的"淡泊名利，安心为民"精神。承淡安先生的一生为针灸复兴鞠躬尽瘁，死而后已。他以培养针灸人才为要务，精研古籍，公开家学，弟子遍布海内外。他认为古圣先贤的心得应该得以传承，将古代医学与现代医学加以融通，临床验证所谓"传承不泥古，创新不离宗"，开创了针灸医学的"科学创新精神"。同时推陈出新，将数千年的中华针灸绝学传扬海内外，不私藏于己。所以，我们提倡以"爱国为民，传承创新"的"淡安精神"为口号，作为中医药"一带一路"推广的核心思想，贯彻人类命运共同体理念，将老祖宗留下的中医药瑰宝与"淡安精神"传扬四海，为世界人民的健康作出应有的贡献。

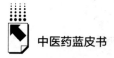
综上所述，随着中华的崛起、"一带一路"倡议的实施、中医针灸的复兴，中医药的国际交流和合作越来越频繁，无论是应用新媒体线上交流，还是采取学术报告、出版专著、义诊等传统模式，我们都在脚踏实地开展工作，而且以后国际交流与合作形式会越来越丰富，真正把先进的技术发扬光大，把优秀的工作模式普及开来，共同谱写新世纪中医针灸篇章。

# 附录三　中医药国际交流合作发展案例

## ——以北京中医药大学深圳医院（龙岗）为例

胡世平*

**摘　要：** 近年来，中医药发展上升为国家战略，随着新冠疫情的暴发，中医药的海外认可度和接受度显著提升，这为中医药国际交流合作创造了良好契机。北京中医药大学深圳医院（龙岗）地处粤港澳大湾区的枢纽城市深圳，借助自身优势，在对外交流与合作方面做了一些探索性工作，特别是在抗击新冠疫情方面，与港澳民众同舟共济，共同助推中医药抗疫经验国际化。目前，中医药文化的国际交流任重道远，要创新中医药文化国际传播和交流，为中医药文化全球传播不断添劲助力。

**关键词：** 中医药　国际交流合作　粤港澳　新冠

加快中医药开放发展，深化中医药交流合作，这为中医药国际化发展举旗定向，体现了中央对中医药"走出去"的高度重视。近年来，随着中医药发展上升为国家战略，依托"一带一路"建设，中医药对外交流与合作工作已成为我国外交工作和中国医药卫生事业发展中富有特色且不可或缺的重要组成部分。新冠疫情发生后，中医药在抗击疫情过程中展现出的显著成

---

＊　胡世平，医学博士，北京中医药大学深圳医院（龙岗）党委书记，主任医师，博士研究生导师、博士后合作导师，广东省名中医，主要研究方向：中西医结合防治肝病的临床与基础研究。

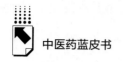
效和独特优势备受国际社会和世界人民的关注。推动中医药创新发展、弘扬中医药传统文化是当前中医药国际交流合作发展的重点和焦点。

作为中国特色社会主义先行示范区的深圳，是连接港澳地区和祖国内地的前沿之地、粤港澳大湾区的枢纽，是国家创新发展与交流的沃土，肩负着中医药传承和弘扬的民族使命。在习近平新时代中国特色社会主义思想指引下，深圳与港澳中医药界同仁勇担使命，共同探索中医药产业的跨境拓展，推进中医药人员异地执业，践行中医药国际交流合作，创新合作模式。

北京中医药大学深圳医院（龙岗）地处深圳龙岗，是集医疗、教学、科研和预防保健于一体的三级甲等中医综合医院，是国家中医药管理局中医药改革试点单位，近年来深入贯彻落实国家关于中医药国际交流与合作工作的决策部署，积极实践，勇于探索。本文将从搭建平台、医疗合作、人才培养等方面介绍北京中医药大学深圳医院（龙岗）国际交流合作的实践情况。

## 一 搭建平台，培育学术沃土

为开展更加广泛、高效、积极的国际合作与交流，促进全球人才、信息、技术的交流和共享，推进医院接轨世界先进医疗水平，在中华中医药学会的大力支持下，北京中医药大学深圳医院（龙岗）于2016年搭建了"海峡两岸暨港澳地区中医药国际交流中心"和"珠三角中医药创新联盟"两个大湾区交流平台，每年均会通过召开"深港澳中医药文化交流暨全国名老中医学术思想传承与创新高峰论坛"，汇聚南北各大学术流派在深圳龙岗百花齐放，"深港中医药论坛"尽显中医特色，彰显与时俱进精神，实现了深港澳轮流办会，大大拓展了交流范围和提升了学术水平；开展深港澳中医药专家互访与学术交流，学习香港执业中医师的临床经验和服务理念、探讨澳门中医药学会管理工作的思路和做法，都对深圳中医药界产生了积极的影响。高质量的平台为中医药传承创新贡献了智慧与力量，促进了中医药事业高质量发展。

多年来连续举办的中医药论坛专注学术研究，凝聚智慧，聚焦前沿，深度交流，共话合作，合力推动中医药的大发展，在中医药国际化建设上不断探索，以国际交流推动技术合作和医院发展，已成为具有一定影响力的中医药学术盛会。海峡两岸暨港澳台地区中医药国际交流中心平台已成为区域中医药交流的重要平台，合作效应、创新效应、培训和教育效应不断显现，诞生了一批标志性合作项目和先进技术。交流平台让深圳以及更广地区的中医药工作者近距离聆听到中医药的"世界声音"，触摸到"国际技术"，使中医药对外交流合作内涵日益丰富，外延不断拓展。海峡两岸暨港澳台地区中医药国际交流中心平台构建和完善了粤港澳全方位、多角度、宽领域、高层次的合作格局，使中医药发展的国际化道路行稳致远。

## 二　共育人才，着力传承发展

人才是中医药国际传播和交流的主体，其数量和质量直接影响到传播效率。北京中医药大学深圳医院（龙岗）高度重视中医药特色人才培养，开展名中医药专家学术经验继承项目，发挥院内省市名、老中医药专家技术特长及辐射作用，招收包括港澳台地区在内的中医药人才，传承中医药学术思想和名家经验，为中医药的传播提供高质量人才。

依托香港注册中医师协会、澳门中医药学会等国际、国内有影响力的学术组织，北京中医药大学深圳医院（龙岗）把培育高层次、高水平临床创新复合型人才队伍作为发展目标，鼓励优秀中医药人才参加国际学术交流，引领和支撑国内中医药临床创新发展的同时增进国际对中医药文化、理念和中国方案的认可。

作为北京中医药大学第五临床医学院、广东省高等医学院校教学医院，北京中医药大学深圳医院（龙岗）聚四海英才，育天下桃李，每年开展包括港澳台在内的本硕博学生的培养工作，积极探索港澳台本科生整班制教学模式，推动多层次的中医药国际教育交流合作；秉持"两岸一家亲"理念，制定有关中国台湾青年来深实习、就业工作的优惠政策，吸引台湾优秀中医药青年前来发展，促进两岸中医药文化的交流。

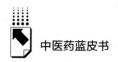

北京中医药大学深圳医院（龙岗）创建了深圳市博士后创新实践基地，制定了针对国际高水平人才进驻的优惠政策，培养了中医药学与现代生物医学相结合的复合型国际中医药交流人才。

## 三 科研合作，深化创新发展

北京中医药大学深圳医院（龙岗）创建了深圳市龙岗区中医药创新与免疫再生重点实验室，探索传统中医药与现代生命科学、生物医学和药物科学发展前沿的交叉领域；创建了药物临床试验研究中心，为承接国际或国内大规模、多中心临床试验奠定了基础，助力我国医药健康产业协同创新发展；推动深圳市中医药治未病研究院建设，推动更多优秀的中医药成果转化和推广应用，为中医药的创新研发提供国际化交流平台；成为10家广东省中医经典病房建设试点单位之一，致力于创新中医药临床诊疗模式、提升中医药临床科研能力；积极申报粤港澳区域合作科研项目，竭诚邀请湾区高等院校和知名企业参与开展多学科研究中医药项目；重点打造医院制剂室，加强道地药材产业合作，推动中医经典方和临床经验方的多形式转化；努力创建新型研发机构，致力于建立国内、国际联动的国际化中医药学研究机构，为开展高水平中医药国际科技合作研究与交流奠定了坚实基础。

## 四 科普宣传，助力文化传播

中医药的国际交流与合作离不开中医药文化的传播，推动中医药的科普对于传播中医药文化至关重要。医院是中医药文化传承、交流的重要阵地，北京中医药大学深圳医院（龙岗）建有深圳市唯一一家馆藏珍稀动植物标本的中医药博物馆——深圳中医药博物馆，作为中华中医药学会科普基地、深圳市中医药科普专业委员会主委单位，也承担着面向社会的中医药宣传及科学普及工作。医院依托在中华中医药学会"海峡两岸暨港澳地区中医药国际交流中心"和"珠三角中医药创新联盟"的地位，不断丰富与促进"一带一路"和粤港澳大湾区中医药交流，定期举办各类中医药文化科普知识讲座，开展中医治未病知识普及，广泛开展中医药文化国际交流合作，自开放以来接待了来自国家、省（自治区、直辖市）以及其他国家和地区的中医药专家及文化爱好者近 10 万人，其中也包括中国港澳台地区、美国、英国、德国、意大利及加纳共和国等国家的来访者。

为提高中医药国际影响力，讲好中医药故事，传播好中国声音，北京中医药大学深圳医院（龙岗）一直在推进科普信息化深度融合，利用互联网，探索直播、音频、网课等形式来提升科普覆盖面，目前已利用在线科普平台开展《中医养生知识》《中医健康大讲堂》等系列课程；运用视频号、抖音、B 站等新媒体平台开展健康科普；建立稳定的青年中医药科普讲师团，持续推进中医药文化进校园项目，培养好中医药文化传播和国际交流的接班人。

为进一步弘扬中医药文化、传播中医药知识，让中医药更好地助力新冠疫情防控，北京中医药大学深圳医院（龙岗）在新冠疫情期间积极采取线上、线下多种有效科普形式宣传中医药抗疫措施，受到了深圳市疫情防控指挥部专刊通报表扬，同时获评深圳市卫健委颁发的健康促进单位金奖及首批健康促进基地；医院第一时间从中医防治疫病的角度解读《新型冠状病毒肺炎治疗方案（试行第九版）》的事迹也被《人民日报》、深圳新闻网等多家媒体广泛报道，"龙岗经验"荣登全国中医药发展成绩单榜首，院领导因此获中华中医药学会"抗疫先进个人"称号。

# 五　结语

中医药是国家卫生、经济、科技、文化和生态资源的重要组成部分，中医院承担着传承创新发展中医药的重要使命，要积极贯彻落实党中央、国务院决策部署，深入挖掘和传承中医药精华精髓，创新发展模式，加强国际交流与合作，推动中医药高质量发展，共同为人类卫生健康共同体的建设贡献中医药力量。

# 附录四 深耕现代中医药饮片 推动大健康产业高质量发展

柴大勇 崔国静*

**摘 要：** 大健康产业正步入黄金期，中医药是国家战略的重要组成部分，国家连续出台相关政策提供强有力的法律保障和政策支持。据大健康行业数据分析，2022 年中国大健康产业整体营收将达 8.32 万亿元，2030 年将增至 16 万亿元，从现在的增长速度看，大健康产业产值可达到 25 万亿元以上。大健康产业已被国际经济学界视为兆亿产业。

**关键词：** 中医药 大健康产业 中药饮片

中药材是中药的源头，也是中医药大健康产业发展的基石。根据中药不同的特性，建立中药材追溯体系是大势所趋，是民心所望。

中药饮片是中国中药产业的三大支柱之一，是中医临床辨证施治必需的传统武器，也是中成药的重要原料，其独特的炮制理论和方法，无不体现着古老中医的精深智慧。随着其炮制理论的不断完善和成熟，目前中药饮片已成为中医临床防病、治病的重要手段。巧妙的炮制，达到

---

* 柴大勇，世界中医药学会联合会 PPP 研究促进委员会专家顾问、团中央中国青年创业导师、北京商旅同舟旅游规划设计院院长、中国农工民主党党员（农工党北京市委社会服务委员会委员）、国家 A 级景区评审专家、客座教授；崔国静，北京市医药行业协会副会长、北京恒济卫生管理发展基金会副理事长、北京太洋树康药业有限责任公司董事长。

了改变药性、减轻毒性、提高疗效的目的，使中医临床用药得心应手，辨证论治，对症施药，疗效极佳，所以说饮片炮制是中医用药的特点和优势。

中医是中国五千年文明的智慧结晶，持续不断地推动着国家中医药健康事业的发展。大健康产业发展得越快，国民经济发展的速度也就越快，抢抓机遇、抓紧谋划，中国的大健康产业正在发展成为支柱性产业，努力推动大健康产业发展迈上新台阶。

# 一　中医药领域发展回顾

## （一）主要相关政策

政策总体情况。在中药创新方面，国家医疗保障局、国家中医药管理局联合发布《关于医保支持中医药传承创新发展的指导意见》，中医药将获得医保的大力支持，中医药机构可暂不实行 DRG（疾病诊断相关分组）付费，中药饮片可以继续加成 25%；中药质量控制方面，国家药监局、国家卫生健康委员会办公厅等陆续出台《中药配方颗粒质量控制与标准制定技术要求》等政策，强化对中药配方科技质量控制，对中医药服务强化监督，行业规范程度提升；中药国际化方面，商务部、国家中医药管理局等 7 部联合发布《关于支持国家中医药服务出口基地高质量发展若干措施的通知》，鼓励向境外人士提供中医医疗服务、加大中药及中医服务出口的支持力度；中医医疗服务方面，卫健委、国家中医药管理局等部门陆续发布《关于进一步加强综合医院中医药工作推动中西医协同发展的意见》等政策，进一步加强综合医院中医临床科室建设，推动综合医院中西医协同发展。

医保政策方面。2004～2017 年版国家《医保目录》中，中成药占比逐年上升，而中药饮片的数量占比相对较少。根据 2019 年版国家《医保目录》，"中药饮片"的准入范围，从以往的"排除法"，演变到"准入+排除"的界定方式，目录内中药饮片数量自此大幅增加。2021 年的国家医保

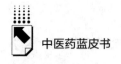

药品目录调整中，在医保目录药品总数增加的情况下，中成药和中药饮片的数量均保持不变；招投标年度谈判成果新增中成药 3 款，分别为化湿败毒颗粒（首个治疗新冠中药）、宣肺败毒颗粒（抗击新冠中医药）、关黄母颗粒（妇科药），另有 3 款被调出中成药医保目录。本次调整充分体现了国家对于中医药抗击新冠疫情发挥重要作用的充分肯定。

### （二）细分行业市场

从产业链上来说，中药产业链上游是中药材种植，中游主要为中药产品（中药饮片、中成药、功能性食品、保健品等）的生产加工过程，其中配方颗粒属于中药饮片中的新型药物，下游主要为服务机构及中医药销售到达终端消费者的各个环节所构成的产业链条。

1. 上游中药材种植面积、交易额及出口额同步攀升

根据《中药材保护和发展实施方案》和《全国道地药材生产基地建设规划（2018—2025 年）》数据显示，2020 年，全国中药材种植面积超过 400 万公顷，其中，河南、湖北、内蒙古等省份种植面积均已超过 10 万公顷。中药材的市场需求持续增长，需求扩容，推动中药材市场交易额接近 2000 亿元。2020 年，全国中药材市场成交额突破 1790 亿元，同比增长 8.75%，2021 年中药材市场成交额逼近 2000 亿元。

2. 中游中药饮片、配方颗粒及中成药各领域均出现新态势

（1）中药饮片行业发展有所波动

中药饮片分为传统中药饮片和新型中药饮片。传统中药饮片采用现代的炮制方法进行加工，新型中药饮片主要指通过现代制剂工艺提取主要成分、浓缩和制粒炮制的中药饮片，如中药配方颗粒及中药破壁饮片等。近 5 年中，2017 年达到销售收入最高点，超 2000 亿元。2018~2020 年度，中药饮片销售收入有所波动，2020 年度，中药饮片销售收入为 1782 亿元，相比上年度下降约 8%。

（2）中药配方颗粒试点全面放开，行业快速发展

中药配方颗粒逐步替代传统中药饮片。工信部发布的数据显示，2019

年度中药饮片主营业务收入约 1932.50 亿元，中药配方颗粒销售收入占中药饮片比重约 26.01%。2020 年度，受新冠疫情影响，我国感冒和清热解毒类药品销量明显提升，增速较之前有所增加，2020 年中药配方颗粒在中药饮片中占比提高至 29%，市场规模达 533 亿元。

（3）中成药行业发展遭遇瓶颈，2020 年度产量及销售收入下降

根据国家医疗保障局和人力资源和社会保障部联合印发的《国家基本医疗保险、工伤保险和生育保险药品目录（2020 年）》报销政策，医保支付被加以限制。政策影响下，中成药近几年发展趋缓。中成药过去受益于医保扩容得以快速发展，中成药产量和销售收入在 2000~2017 年逐年增长，2018 年及之后，中成药去库存，年销售增速下降，行业发展趋缓。2020 年度中成药产量降低至 244.88 万吨，相比上一年度降幅达 13.27%。此外，2020 年度中成药销售继续下降，2020 年销售收入 4414 亿元，相比上年度下降约 4%。

3. 中医药服务诊疗人次下降，中医类医院影响相对较小

国家中医药管理局办公室印发了《2020 年中医药事业发展统计提要报告》。报告指出，2020 年中医类医疗卫生机构数增幅达 9.9%，在中医医疗服务方面，2020 年全国中医总诊疗量 10.6 亿人次，比上年减少 1.1 亿人次，下降 9.1%，与新型冠状病毒肺炎疫情有关；中医总诊疗量占全国总诊疗量的 16.8%，较 2019 年上升 0.4%，但中医类医院总体影响相对较小。

# 二　中药饮片产业发展趋势

## （一）饮片产品呈现特色化与专业化态势

中药饮片是由中药材加工而来，向下游，则不仅是中成药、中药配方颗粒的主要原料，还可作为药品直接在医疗机构出售，用于中医临床。因此，饮片既是中成药工业的重要原料保障，也是中医临床疗效的关键物质基础。近年来，饮片产品形态上出现了一系列显著的变化，得益于现代包装、信息化溯源、配送等技术的快速发展，小包装饮片得到了快速发展；

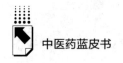
此外，区域特色饮片、精品饮片、工业饮片也分别满足了部分特定用户群体的需求，取得了长足的发展。从产品层面看，饮片特色化、专业化的态势日益显著。

### （二）饮片产业的支撑有待进一步强化

中药饮片产业的剧烈下跌态势虽然近年来才出现，但制约因素早已聚集发酵多时，中药饮片或将面临更严峻的困境，直接的原因初步分析有以下几方面。

**1. 中成药工业产销下滑，拉低饮片需求**

中药饮片加工业下跌应该与近年来中成药制造业形势不佳有关。中成药制造业是中药产业的主体，饮片是中成药的主要原料。2016年以来，中成药制造业总体营业收入持续下跌，并逐渐导致压力向上游传导，对饮片产销产生不利影响。中成药制造业持续低迷，对原料饮片的需求与支付能力均下降，直接压低了大部分工业饮片的销售增长，影响了饮片行业整体表现。

**2. 医保控费压力增大，饮片支付承压**

近年来，我国医保收支矛盾日益突出，医保控费压力巨大。而饮片产业持续多年高增长，饮片占医保支出比例也逐渐增高，必然引起医保部门的关注。2020年4月，国家医疗保障局发布了《基本医疗保险用药管理办法（征求意见稿）》，明确了《医保目录》制定和调整的原则和要求，文件提出：对标准饮片进行再次加工的破壁饮片、精制饮片等产品，将不纳入《医保目录》。破壁饮片、精制饮片是市场中高利润品类，该政策将会对有关企业带来显著的影响。可以预见，随着医保控费进入深水区，医保支付方式不断优化，控费逐步精细化，饮片的合理用药和医保支付政策也将面临调整优化，这些将对饮片产业产生持续深入的影响。

**3. 政策红利有效释放，面临逐步退出风险**

中药饮片是中医药特色优势的集中体现，近年来获得多项行业关键政策的支持，如外资禁入、可纳入医保报销、不计入公立医院药占比、保留医院药品加成等，但前期政策红利已经有效释放，未来饮片可能面临扶持政策逐步退出的风险。

4.中药颗粒产业规模增加，潜在影响饮片经济发展

中药配方颗粒是由传统单味饮片，经加工（提取、分离、浓缩、干燥、制粒、包装等生产工艺）制成的颗粒，主治功效与原饮片一致，可以即冲即服，无须煎煮。随着中药配方颗粒法律地位的明确，中药配方颗粒国家标准也在逐步制定中，如今配方颗粒再获得医保政策的支持，则其替代饮片的步伐可能进一步加快。

5.质量危机长期化，可能引发信任危机

当前，饮片产业最严峻的威胁来自质量问题，以及由此引发的信任危机。业界甚至出现"中医亡于中药"的说法，行业深陷"质量危机"。而且，饮片品质问题已经显著影响了中医药的形象，"放心吃中药"成为各界人士的共同诉求。如果这一不利态势不能尽快扭转，长此以往，民众对于中医药的信心难免受到影响，信任危机必随之而来，这不仅严重威胁饮片行业生存与发展，甚至对中医药事业的长期发展都构成了严重的威胁。因此，能否尽快破局饮片现实中的质量危机，成为未来饮片产业能否跨越生死边界、迈向高质量发展的关键。

6.中药炮制理论及饮片产品，需要多样性创新发展

目前饮片产品传承创新的通路并未打通，这不仅制约中药炮制理论及实践发展，也制约了中医药领域的边界拓展，甚至可能影响饮片产业竞争力的提升。如何厘清中药炮制与饮片的理论与实践、传承与创新的边界，处理好饮片规范化、规模化发展与多样性创新发展之间的关系，是制约饮片产业健康发展的重要因素。

# 三　中医药助推大健康产业发展

## （一）充分发挥中医药优势

### 1.中医药提高中医服务能力

实施中医临床优势培育工程，强化中医药防治优势病种研究，加强中西

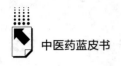 

医结合，提高重大疑难病、危急重症临床疗效。

### 2. 中医养生保健治未病服务

实施中医治未病健康工程，将中医药优势与健康管理结合，探索融健康文化、健康管理、健康保险为一体的中医健康保障模式。

### 3. 推进中医药继承创新服务

重视中医药经典医籍挖掘，弘扬老中医药专家学术思想和临床诊疗经验，挖掘民间诊疗技术和方药。建立大宗、道地和濒危药材种苗繁育基地。

## （二）加强中医药与养生有机结合

整体观念是中医学的基本特点之一，贯穿于中医生理、病理、诊断、治疗之中。包括两方面：人体自身是一个有机整体；人和自然界（外在环境）也保持着统一的整体关系。中医的分形论包括了阴阳分形、五行分形、经络分形、藏象分形，藏象分形将人体分为五个系统，即肝系统、心系统、肺系统、脾系统、肾系统。

### 1. 传统养生

通过食物的调养，进补一些营养食物。另外通过中医理疗的外在保健方法，以此达到身体康健的目标。

### 2. 自然养生

中医哲学观的提炼、深化实践，将人与自然环境合为一体，讲究天人合一，人生天地间，人与自然是浑然一体的，不可分割的。以自然环境作为调养的根本，强调大自然对人身体的调养，顺应自然的规律来调养身心。

声音不过五种：宫、商、角、徵、羽，这就是五声音阶，但五声的变化却是听之不尽。

颜色不过五种：青、红、黄、白、黑，但五色的变化却观之不尽。

味道不过五种：酸、苦、甘、辛、咸，而五味的变化却尝之不尽。

### 3. 中医理论+中医药 = 自然康养

中医根植于中国传统文化，本草学作为其重要的组成部分形成了理、法、方、药等系统的医学体系。中医学认为人体是以五脏为中心，通过经络系统，把六腑、奇恒之腑、五官九窍、四肢百骸紧密联系起来的有机整体。五感对应中医的五脏理论"肺肾脾肝心"。

肺主皮毛，开窍于鼻，鼻窍为嗅觉通道，皮毛为触觉的主要器官。

肾主骨，开窍于耳，双耳为听觉通道。

脾主肌肉，开窍于口唇，口唇属于味觉的入口通道。

肝主筋，开窍于目，目为视觉通道。

心主血脉，开窍于舌，舌为味觉通道。

植物的四性是指寒、热、温、凉四种药性，主要用来反映药物作用对于人体寒热变化的影响。植物的五味是指辛、甘、苦、酸、咸五种基本药味，反映草本药物作用的某些特点，不同的药味具有不同的功效。

## （三）推动中医药保健产业发展

按照"内生外引""联动发展"的平台经济发展模式，利用中医药资源和旅游资源优势，共同营造养生产业发展环境，搭建养生产业运营平台，延伸和完善养生产业链，形成独具特色的中医养生产品。

1. 福地文化养生产品

长寿文化主题养生产品：道家养生+温泉养生+森林养生。

健康文化主题养生产品：食品养生+医药养生+保健养生。

安宁文化主题养生产品：祈福养生+文化养生+宜居养生。

乐活文化主题养生产品：旅游养生+运动养生+休闲养生。

富民文化主题养生产品：会议养生+培训养生+用品养生。

2. 中医药保健养生产品

休闲养生旅游产品：休闲养生+户外旅游+近郊体验。

养生养老文化产品：居家养老+互助式养老+社区养老。

生态农林业体验产品：中草药养生+森林养生+农家采摘。

候鸟式旅游地产产品：避暑养生+冬季疗养+旅居度假。

医疗保健服务产品：中医保健+按摩理疗+中药治疗。

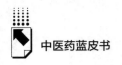

# 四 中药饮片企业案例研究

## （一）企业发展概况

北京太洋树康药业有限责任公司创立于2004年，是一家按照GMP标准建立的现代化中药饮片生产加工和集产品销售、中药集中煎制于一体的综合性现代化制药生产企业。企业厂区位于北京市大兴区长子营工业开发区，占地面积约14000平方米，旗下职工150人。

北京太洋树康药业董事长崔国静先生是农工党党员，比利时联合商学院博士、国医大师金世元先生的入室弟子，现任中国中医药信息研究会中药调配与监测分会副会长兼秘书长、中国老年学和老年医学学会常务理事、北京中医药养生保健协会副秘书长等职务。他曾多次在大会上向北京市民郑重承诺"当北京人，做良心药！"

## （二）企业发展成就

北京太洋树康药业一直坚持"质量为先，信誉至上，诚信为本，争创一流"的服务宗旨，研发及生产中药饮片800余种，设有理化实验室、微生物检验室、精密仪器室、高温仪器室、天平室、中药标本室、常温留样室、阴凉留样室、危险化学品存放室、试剂存放室、气瓶间等科室。主要仪器有高效液相色谱仪、气相色谱仪、原子吸收分光光度计、紫外分光光度计、三用紫外分析仪、生物显微镜等现代高端检验仪器设备，可以满足产品检验及科研开发的需要。公司从2019年起参与了《北京市中药饮片炮制规范》《全国中药饮片炮制规范》的修订研究与验证工作，23个品种的炮制技术成果通过评定，将收载于新版《北京市中药饮片炮制规范》《全国中药饮片炮制规范》当中。

企业基于市场需求，在厂区内设立普通饮片、直接服用饮片生产车间，中药调剂及煎制车间等。生产厂房依据国家GMP标准要求建立，整体布局合理，具有专业的密闭隔离防护设施。同时，企业为保证产品的品质，建立了完善的药品追溯制度，并响应政策号召，从中药材的源头抓起，先后为56个中药品种建立溯源信息。由太洋树康药业牵头共建的6个品种基地，在通过北京市医药行业协会与北京中医学会专家组联合进行的基地考察后，均获得了《北京医药行业中药材标准化基地》的标牌，加快了中药饮片制药行业标准化推动的进程。

### （三）企业发展方向

#### 1. 主题方向

北京太洋树康药业传播中医药文化、普及科学知识，具备比较完善的文旅研学发展条件，有较为丰富的中药、养生、体验产品和业态，从资源、文化、市场需求三个方面拓宽文化资源，丰富项目文化与产品内容。

"创新中医药——中医药健康体验"作为项目的主题发展方向，同时结合医药科技创新和现代服务资源，推出中医药创新产品和服务体验。如参观现代中药生产车间、了解中医药饮片研制故事、品尝中医药膳、获取中医药养生保健方案等，为发展中医药健康养生、积极传播中医药文化贡献力量。

坚持中西医并重，传承精华，守正创新，实施中医药振兴发展的重大工程，补短板、强弱项、扬优势、激活力，推进中医药和现代科学相结合，推动中医药和西医药相互补充、协调发展，推进中医药现代化、产业化，推动中医药高质量发展和中医药走向世界，为全面推进健康中国建设、更好保障人民健康提供有力支撑。提升中西医结合能力，促进优势互补，共同维护人民健康。统筹谋划推进中医药服务、人才、产业、文化，传承创新、开放发展、深化改革，形成促进中医药事业发展的合力。

#### 2. 项目定位

太洋树康药业拓展文化资源，丰富中医养生与文旅产品内容，发展"中医饮片养生"协同项目，通过中医药和文旅产品融合，开发和完善配套设施，把太洋树康药业开发建设成为以中医文化体验为重点，集文化展示、科普体验、教育科研、主题休闲于一体的中医药主题展示区。

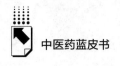

3.远景目标

成为国家级中医中药养生示范基地、国家级知名中医中药体验中心、国家级中医中药学术研究中心。

4.重点项目

（1）"人和"主题养生体验区

通过中医药文化展示等载体展现中医药文化博大精深，设计各式参与及服务场所，打造中医药文化体验之旅。

①中医药文化博物馆

汇集中医文化精髓，以多媒体、静物等多种方式展现中医发展历史，激活中医文化的现代魅力。

②百年药局

引进全国知名的百年药店品牌，如四大药局的北方"同仁堂"、西北"时济堂"、南方"胡庆余堂"、广东陈李济"杏和堂"等。通过情景化形式展现不同地域风格知名药店的发展历程，设计游客参与抓药、称药、碾药、制蜡丸等项目。

③中医堂

以场景化参与形式展示中医文化，内设中医问诊场景、中医器具（如针灸穴位铜人、手术刀、杯罐、刮痧具等），现场展示神奇的拔罐、针灸、刮痧等中医理疗手法。

④岐黄书铺

展示中医药古籍、养生书籍，向游客展示岐黄之术的博大精深，开辟中草药工笔画吧，售卖精美草药工笔画作品和草药标本，并为游客绘制草药工笔画或制作中草药标本，提供装裱服务。

⑤汤药铺

设置特色汤药铺，出售传统保健、美容、养生类汤药包，请专家研制"养生秘制"汤药包，延长中医药旅游商品产业链。

（2）"地和"中医药文化体验区

提供大众中医药文化体验服务，打造具有药用价值及景观性相结合的中草药基地，开发研学旅游等体验项目。

①中药百草园

开辟种植各种中草药的园圃，供参观、采摘。草药种植应有目的地选择人们耳熟能详、用于日常生活却没亲眼见过的品种（如板蓝根、大青叶、田七等）。

②中药展示园

主题内容：包含特色中药、常见中药等。

展示方式：中药标本、药用植物盆栽、全株药用植物模型、虚拟 VR 采药、中草药分布沙盘等。

（3）"天和"中医生态康体区

根据传统医学，五音可以调节五脏，由此，在项目中引入"五音养生"产品，运用五行原理，根据五脏在脏气上的差异，配合"宫商角徵羽"不同的音乐，用五谷形成相应的治疗五脏的特色养生产品。

①天音五品养生休闲

利用五弦琴之"宫商角徵羽"古代五音对养生休闲进行艺术包装，打造五谷，与之形成一一对应的关系，即宫谷、商谷、角谷、徵谷、羽谷。

②民族医学论坛

邀请蒙、藏、苗等民族医学大师，讲授民族特色养生，如当代藏医大师强巴赤列、措如·才郎（西藏藏医学院院长）、尼玛（前青海省藏医院副院长）等，主讲藏药、瑜伽、熏蒸治疗等。

# 五　中医药引领大健康产业建议

## （一）未来大健康为朝阳产业

### 1. 提高大健康产业消费潜力

我国大健康产业的消费对象主要来源于两个群体。第一类是老龄化群体。数据显示，到 2050 年中国老龄人口将达到 4.8 亿。社会老龄人口数量越多，对医疗、养老、护理等有关健康的需求、关注、迫切度越高。因此，老龄人口成为大健康产业的主流消费群体。随着现代医疗技术和卫生条件的改善，人口寿命延长，由此开启更多的消费空间，使得大健康消费总量不断攀升。第二类是亚健康群体。研究表明，我国近70%的人群处于亚健康状态，70%以上的人存在过度劳累致死风险。不仅如此，亚健康群体呈现年轻化趋势，众多20多岁青年出现亚健康倾向。因此，大健康需求的年轻化趋势明显。

2. 提升大健康产业健康意识

近年来，国家对大健康产业持续关注，越来越多的行业利好政策不断出台。大力支持大健康产业发展，一方面是实际需求引导，另一方面是对我国卫生体系的有力保护。我国人口基数大，国民医疗需求高，优质医疗资源有限。伴随老龄人口和亚健康群体增长，全民医疗需求将会迎来新的高点，这将对我国目前尚不十分充裕的医疗供给产生巨大冲击。因此，发展大健康产业可成为充实医疗资源的有益补充，有助于提升全民健康意识，普及"治未病"理念，为通过提前干预和自我预防等手段控制疾病、节约医疗资源提供途径。

## （二）增强大健康产业内生动力

中医药具有天然的健康养生属性，不仅在治疗方面独具优势，更在预防和"治未病"方面具有突出效果。中医药能够为大健康产业提供多样的消费方式和丰富的资源供给，打造具有针对性的健康服务，成为增强大健康产业内生动力的重要手段。

1. 利用中医药场景突破

时至今日，大众健康养生理念逐渐成熟，但大健康产业落地措施乏力，产品研发和推广缺乏科学指导，致使市场消费信任度时有下降。中医药是传统文化的载体和民族智慧的结晶，几千年来为中华民族健康保驾护航，因此，在人群中的信任度较高。以中医药作为大健康实践场景，不仅拥有理论依据和实施规范，还能够增强消费者信任度，为其提供真实、有效、科学的健康养生体验，在一定程度上解决了大健康产业落地难的实际问题。

## 2.利用中医药资源突破

对于"治未病"和慢病而言，西医的技术手段在日常调养中应用有限。而中医整体观、辨证论治的理论则更为适用，并发挥着很好的作用：一方面中医药具备良好的治疗效果；另一方面，对广大患者而言，中医药的经济负担通常小于西医药，更易为大众接受。我国地大物博，中药材的采育传统和产业科学布局，使得中药材市场供应丰富，成本较低。因此，充分利用中药材资源，科学研发设计"治未病"、慢病中医药医养结合方案，是符合现阶段社会经济发展、协调人民收入水平与健康期待的切实举措。

## 3.利用中医药理念突破

中医药是中华文明的瑰宝，是中华优秀传统文化的重要载体。厚植于中医药文化中的文明智慧和健康理念是"健康中国"建设的重要理论支持，更是大健康产业发展的重要基础。中医健康理念可以引导和调节现代人由于物质生活和社会压力引发的精神困扰和心理失调，预防精神因素导致的亚健康问题，对相关人群心理疗愈、社会价值观纠正起到积极作用。

中医药产业要抓住时代赋予的机遇，发挥自身优势，深耕中医药饮片，优化产品效能，不断做大做强中医药健康养生产业，为大健康产业提供全方位解决方案，助力国民健康水平的提高和"健康中国"建设。

## （三）推动饮片产业迈向高质量发展

### 1.优化产业竞争格局

推动形成饮片全国大流通、大竞争格局，推动饮片产业模式变革。逐步引导形成以"道地药材产品—优质饮片产品—优势中成药品种+高品质产品"为竞争核心的中药产业竞争体系。

### 2.强化监管实效

建立符合饮片特点和契合监管现实需求的标准，必须从饮片产品"半工半农"的特质出发，结合饮片品质形成过程多因性的特点，立足饮片加工业发展历史阶段的现实状况，并与当前法律框架体系、监管能力协调，从而建立起科学、合理、可行、"最严谨"的饮片标准。

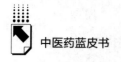

### 3. 引导规范产业秩序

进一步厘清饮片的传承与创新的边界，明晰饮片与中药配方颗粒、超微饮片、破壁饮片等相关产品的关系与地位。在充分凝聚行业共识基础上明确中药配方颗粒的定位，合理平衡饮片、配方颗粒间的关系，构建与其定位相契合的监管、临床应用、医保支付体系，使得饮片、配方颗粒、中成药各类型产品各安其位，推动配方颗粒形成按品种和产品竞争、优胜劣汰的市场格局。

### 4. 平衡价格与品质

建立全产业链、全过程的追溯系统。生产符合优质标准的优质中药产品，在医保支付上给予合理、稳定的价格保障，保障优质饮片获得市场竞争优势，从而调动企业主动生产优质饮片的积极性。此外，中药材、饮片质量的舆论引导与管控策略，高品质饮片形象重塑，中药材产地趁鲜加工等问题同样对饮片产业长期发展影响重大，值得业界同仁高度关注。

# 附录五　中医药膳的日本推广
## （国际中医药膳师资格认定制度）

中国中医药研究促进会

日本的药膳研究和推广工作起源于 1980 年前后的饮食业，并在 21 世纪初迎来了新的热潮。中医药学起源于中国，有着几千年的悠久历史，其独特的理论和卓越的临床效果为人类的健康作出了巨大的贡献。

21 世纪，随着世界老龄化的发展，改善生活习惯受到人们的重视，健康维持的核心从药物转移到饮食。因此，以中医药学为基础的药膳、食养的学习和普及备受瞩目。"药膳"是以中医学理论为基础，以治病防病或维持日常健康为目的的饮食学问。

在日本，人们越来越重视自己的健康管理，中国传统医学的"医食同源""药食同源"的中医药膳料理也越来越受到日本人的欢迎。在长期吸收融合中国传统医学中的药膳食疗文化的基础上，日本也发展起具有自己特色的药膳学，负责制作药膳的日本营养师也需要学习以中医学为基础的中医药膳学，来运用中西医结合的营养学知识从事营养指导工作。

为了正确地认识"药膳理论"，日本中医学院（原北京中医药大学日本分校）食养系的毕业生成立了"日本中医食养学会"，为建立正确的药膳理论进行着各项普及活动（见图 1）。同时，日本中医学院从 2004 年秋天开始，与中国中医药研究促进会合作，共同在日本开展"国际中医药膳师"的认定考试工作（见图 2）。在日本中医学院实施的国际中医药膳师能力认定考试，每年春季和秋季共进行 2 次，从 2004 年开始已实施近 30 次，共计约 1000 名考生通过考试领取了合格证书，并在日本饮食业中从事中医药膳制作和推广工作。

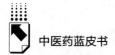

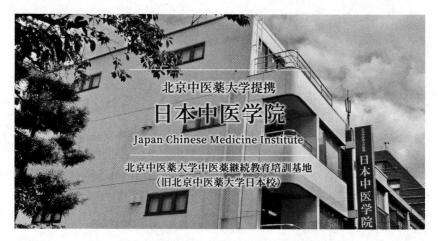

图1 日本中医学院（原北京中医药大学日本分校）

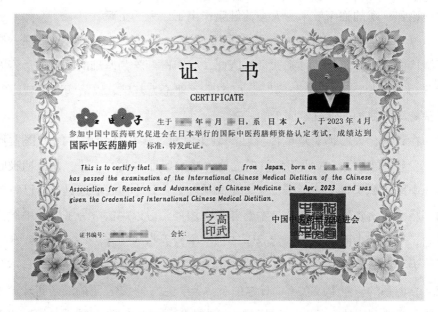

图2 国际中医药膳师证书

国際中医薬膳師・国際薬膳調理師能力認定試験要綱（試用）
(一)《 中 医 基 礎 理 論 》

一　中医学的基本特徴
1. 整体観念の概念と基本内容。
2. 弁証論治の概念と基本内容、弁証と弁病の概念。
二　陰陽五行
1. 陰陽学説
　　陰陽の概念と陰陽学説の基本内容：
　　　陰陽の対立、陰陽の互根、陰陽の消長、陰陽の転化。
　　中医学における陰陽学説の応用：
　　　人体の組織構造、生理機能、病理変化を解釈し、診断と治療法を指導する。
2. 五行学説
　　五行の概念と特徴。自然界の物事及び五臓等の五行帰属。
　　五行相生、相克、相乗、相侮の意味及び規律。
　　中医学における五行学説の応用：
　　　五臓の生理機能とその相互関係、五臓に病変がある時の相互影響、診断と
治療法を指導する。
三　蔵象学説
1. 蔵象学説の概念、五臓の共通生理特徴、六腑の共通生理特徴、奇恒の腑の概
念。
2. 五臓
　　心の主要な生理機能（血脈を司る、神志を司る）、心と五志、五液、五体、五
竅の関係。心包の概念及び生理機能。
　　肺の主要な生理機能（気を司る、宣発粛降、通調水道、朝百脈、治節を司る）、
肺と五志、五液、五体、五竅の関係。
　　脾の主要な生理機能（運化を司る、昇清を司る、統血を司る）、脾と五志、五
液、五体、五竅の関係。
　　肝の主要な生理機能（疏泄を司る、蔵血を司る）、肝と五志、五液、五体、五
竅の関係。
　　腎の主要な生理機能（蔵精を司る、生長発育と生殖を司る、納気を司る）、腎
と五志、五液、五体、五竅の関係。
3. 六腑
　　六腑（胆、胃、小腸、大腸、膀胱、三焦）各々の主な生理機能。
4. 奇恒の腑
5. 臓腑間どうしの関係
　　臓どうしの関係：心と肺、心と脾、心と肝、心と腎、肺と脾、肺と肝、肺と
腎、脾と肝、脾と腎、肝と腎。
　　五臓と六腑の関係：心と小腸、肺と大腸、脾と胃、肝と胆、腎と膀胱。
四　気、血、津液
　　人体の中における気の概念、気の生成、気の主要な生理機能（推動、温煦、

1

**图 3　国际中医药膳师学习纲要**

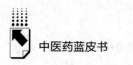

## 中医薬膳専科カリキュラム

総 時 間 数： 800 時間 （集中講座 190 時間　自己学習 610 時間）
教 育 内 容：（集中講座は講義で、自己学習はご自宅で予習・復習・宿題を解くこと）

| 科　　目 | 総 時 間 数 | 集 中 講 座 | 自 己 学 習 |
|---|---|---|---|
| 中医基礎理論 | 80 時間 | 20 時間 | 60 時間 |
| 中医診断学 | 80 時間 | 20 時間 | 60 時間 |
| 中薬学 | 80 時間 | 20 時間 | 60 時間 |
| 方剤学 | 80 時間 | 20 時間 | 60 時間 |
| 中医内科学 | 80 時間 | 20 時間 | 60 時間 |
| 中医営養学 | 100 時間 | 21 時間 | 79 時間 |
| 中医薬膳学 | 100 時間 | 17.5 時間 | 82.5 時間 |
| 調理実習 | 50 時間 | 14 時間 | 36 時間 |
| 弁証施膳トレーニング | 50 時間 | 17.5 時間 | 32.5 時間 |
| 作品発表会 | 30 時間 | 8.5 時間 | 21.5 時間 |
| 卒業試験 （受験対策勉強会・試験） | 70 時間 | 11.5 時間 | 58.5 時間 |
| 合計時間 | 800 時間 | 190 時間 | 610 時間 |

カリキュラムは諸般の事由により変更の場合があります。

集 中 講 座：毎月 2 回　10 月生：第 1・3 (5) 土・日曜日／4 月生：第 2・4 土・日曜日
　　　　　　土曜日 13：00〜16：30　日曜日 10：00〜16：00　＊但し変更する場合があります

受講方法：本　　科：来校又はオンライン（Zoom）受講、後日オンデマンド配信あり。
　　　　　通信課程：オンライン（Zoom）（但し、調理実習を除き年間 3 回来校受講可、事
　　　　　　　　　　前連絡必要）、後日オンデマンド配信あり。
　　　＊ オンデマンド配信は、配信日より 14 日間視聴可能。

実施内容：　1　中医学理論講習：中医学基礎・臨床の各科目
　　　　　　2　調理実習と弁証施膳トレーニング
　　　　　　　　＊　薬膳基本調理法、薬膳粥
　　　　　　　＊　祛風・潜陽（春の薬膳）
　　　　　　　＊　清熱・解暑（夏の薬膳）
　　　　　　　＊　滋陰・潤燥（秋の薬膳）
　　　　　　　＊　補腎・温陽（冬の薬膳）
　　　　　　　＊　利水・祛湿（水腫の弁証施膳）
　　　　　　　＊　解表（感冒の弁証施膳）
　　　　　　　＊　理気・行気（気鬱、生理痛、便秘などの弁証施膳）
　　　　　　　＊　胃痛・不眠の弁証施膳
　　　　　＊但し、都合により変更があります
　　　　　　3　作品発表会：受講者が作成した作品を発表（講師が添削指導）

### 図 4　国際中医薬膳師学習綱要

# 附录六 中医药国际交流水平评价指标体系

马月丹*

**表1 全国各省（自治区、直辖市）中医药国际交流水平评价指标体系**

| 一级指标 | 二级指标 | 序号 | 三级指标 |
|---|---|---|---|
| 中医国际交流合作 | 对外医疗 | 1 | 开办海外中医机构数 |
| | 科学研究 | 2 | 国家中医药服务出口基地数 |
| | | 3 | 国家级国际联合研究中心数 |
| | | 4 | 中医机构成立联合研究机构数 |
| 中药国际交流合作 | 对外贸易 | 5 | 中药材进出口总额* |
| | | 6 | 中成药进出口总额* |
| | 产品研发与推广 | 7 | 中药企业国际合作项目数* |
| | | 8 | 中药企业药品国际注册数* |
| 中医药文化国际交流合作 | 文化传播 | 9 | 中医药海外中心数 |
| | | 10 | 中医药对外交流合作示范基地数 |
| | 文旅产业 | 11 | 中医药健康旅游示范基地数 |
| | 科技服务 | 12 | 科学研究与技术开发机构对外科技服务工作量* |
| | | 13 | 科学技术信息和文献机构对外科技服务活动* |
| 中医药人才国际交流合作 | 合作办学 | 14 | 中医孔子学院数 |
| | | 15 | 高等中医药院校中外合作办学项目数 |
| | 人才培养 | 16 | 高等中医药院校招收外国留学生总数* |
| | | 17 | 高等中医药院校留学生毕(结)业生数* |

注：1. 每个指标按数量降序排列并赋分，同时兼顾发生时间，数量相同者发生时间较早的省份排序在前，即发生时间越早，指标值越大，赋分越低。

2. 构建中医药国际交流评价指数，即 $1-(X_i-X_{min})/(X_{max}-X_{min})$，其中 $X_i$ 代表某省（自治区、直辖市）的全部指标的评分总和，$X_{max}$、$X_{min}$ 为评分最大值的110%、最小值的90%。指数值越大代表该省份中医药国际交流的水平越高。

3. 带*指标因缺少数据，暂不纳入实际评价。

资料来源：作者整理。下同。

---

* 马月丹，女，1978年7月生，辽宁中医药大学经济管理学院副院长、副教授。

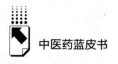

**表2　全国各省（自治区、直辖市）中医药国际交流水平评价结果（不含港、澳、台）**

| 序号 | 省（自治区、直辖市） | 评价指数 | 序号 | 省（自治区、直辖市） | 评价指数 |
|---|---|---|---|---|---|
| 1 | 北京 | 0.97 | 17 | 湖北 | 0.34 |
| 2 | 天津 | 0.73 | 18 | 湖南 | 0.54 |
| 3 | 河北 | 0.48 | 19 | 广东 | 0.88 |
| 4 | 山西 | 0.33 | 20 | 广西 | 0.59 |
| 5 | 内蒙古 | 0.21 | 21 | 海南 | 0.37 |
| 6 | 辽宁 | 0.33 | 22 | 重庆 | 0.21 |
| 7 | 吉林 | 0.43 | 23 | 四川 | 0.74 |
| 8 | 黑龙江 | 0.65 | 24 | 贵州 | 0.24 |
| 9 | 上海 | 0.85 | 25 | 云南 | 0.51 |
| 10 | 江苏 | 0.80 | 26 | 西藏 | 0.12 |
| 11 | 浙江 | 0.76 | 27 | 陕西 | 0.53 |
| 12 | 安徽 | 0.12 | 28 | 甘肃 | 0.61 |
| 13 | 福建 | 0.43 | 29 | 青海 | 0.24 |
| 14 | 江西 | 0.45 | 30 | 宁夏 | 0.12 |
| 15 | 山东 | 0.57 | 31 | 新疆 | 0.12 |
| 16 | 河南 | 0.43 | | | |

注：由于部分指标数据无法获取，故评价结果尚不能全面反映各省（自治区、直辖市）中医药国际交流水平，评价结果仅供参考。

**表3　海外国家中医药发展水平评价指标体系**

| 一级指标 | 二级指标 | 序号 | 三级指标 | 指标类型 |
|---|---|---|---|---|
| 政策法规 | 合法地位 | 1 | 是否承认中医医疗的合法地位 | 定性 |
| | | 2 | 是否承认针灸、推拿的合法地位 | 定性 |
| | 医保纳入 | 3 | 是否将中医医疗服务纳入医保 | 定性 |
| | | 4 | 是否将针灸、推拿服务纳入医保 | 定性 |
| | | 5 | 中成药注册品种数量 | 定量 |
| 中医医疗 | 医疗机构 | 6 | 中医医院数 | 定量 |
| | | 7 | 中医诊所数 | 定量 |
| | 医疗人员 | 8 | 中医师数 | 定量 |
| | | 9 | 针灸师数 | 定量 |
| 中药产业 | 国际贸易 | 10 | 中药材进出口总额 | 定量 |
| | | 11 | 中成药进出口总额 | 定量 |
| | 产品研发 | 12 | 含中药成分药品开发的品种数量 | 定量 |
| | | 13 | 中药研发国际合作项目数 | 定量 |

续表

| 一级指标 | 二级指标 | 序号 | 三级指标 | 指标类型 |
|---|---|---|---|---|
| 科学研究 | 研究机构 | 14 | 中医药相关研究机构数 | 定量 |
| | | 15 | 中医药国际联合研究中心数 | 定量 |
| | 研究成果 | 16 | 中医药类科学著作数 | 定量 |
| | | 17 | 中医药类科学论文数 | 定量 |
| 文化教育 | 文化传播 | 18 | 中医药海外中心数 | 定量 |
| | | 19 | 中医孔子学院数 | 定量 |
| | | 20 | 中医药相关社会组织数(学会、协会) | 定量 |
| | | 21 | 中医药交流合作示范基地数 | 定量 |
| | 人才培养 | 22 | 中医专业学历教育院校数 | 定量 |
| | | 23 | 国际合作办学项目数 | 定量 |
| | | 24 | 中医药专业毕业生总数 | 定量 |
| | | 25 | 来华中医药专业留学生毕(结)业生数 | 定量 |

# 附录七　中医药国际交流合作之中医药国际文化传播

人民日报海外网

为深入贯彻落实《中共中央 国务院关于促进中医药传承创新发展的意见》精神，为世界讲好中医药故事、推广中医药文化，在国家中医药管理局的号召和支持下，《人民日报》海外网组织开展了中医药国际合作文化传播项目。面向国内中医药相关单位征集中医药文化国际传播短视频，并通过 Traditional Chinese Medicine Hub 的 YouTube 频道、海外网络媒体矩阵进行传播。

该项目共征集到 61 家单位、113 部宣传中医药文化的推广视频，经过专家评审和网络热度评分，最终选出 10 部优秀短视频案例。与此同时，《人民日报》海外网制作了 4 部中医药文化趣味科普短视频作品，分别为《Look！神奇的老字号同仁堂番外片》、《Look！神奇的老字号日本中医药品牌》、《中医药之美》以及《什么是中医药》。通过搭建 Traditional Chinese Medicine Hub 的 YouTube 频道，面向海外精准推广征集、制作的中医药文化短视频，累计触达 1200 万海外受众，视频播放量超 100 万次。通过《人民日报》海外网的全球网络媒体矩阵推广，项目内容以英语、阿拉伯语传播至近 70 个国家及地区，海外网络媒体落地 963 篇次，覆盖全球 8.2 亿受众，其中英国、澳大利亚、美国、马来西亚、德国、阿拉伯联合酋长国、韩国、沙特阿拉伯的网络用户对中医药关注度颇高。该项目加快了中医药"走出去"的步伐，通过海外社交媒体平台、主流网络媒体平台，从中医药文化的发源、传承、创新、应用等多个维度，立体地塑造了中医药"与时俱进、源远流长"的文化形象。

后续,《人民日报》海外网还将从两个方面延伸该项目。

1. 维护 Traditional Chinese Medicine Hub 的 YouTube 频道,组织协调中医药海外中心、中医药文化出口基地及其他各中医药机构提供中医药文化海外传播短视频,筛选优秀案例在该频道发布推广。

2. 搭建中医药海外传播网络媒体推广平台,组织协调具有示范作用的中医药海外中心、中医药文化出口基地,在该平台进行多语种推广。

# 附录八　中医药国际合作项目之中药国外注册项目

赛灵药业科技股份有限公司

为深入贯彻落实《中共中央国务院关于促进中医药传承创新发展的意见》精神，为世界讲好中医药故事、推广中医药文化，同时为了响应国家"一带一路"的政策，提高"一带一路"共建国家的骨科疾病的诊疗水平，赛灵药业科技股份有限公司分别与臻森国际医药有限公司、吉尔吉斯木林森有限公司合作，完成恒古骨伤愈合剂在三个国家的药品注册工作。

该公司于 2019~2020 年分别取得乌兹别克斯坦、吉尔吉斯斯坦、塔吉克斯坦三个"一带一路"共建国家的恒古骨伤愈合剂药品注册证，到目前为止，已经为三个国家近 5 万骨病患者提供服务。并且因为恒古骨伤愈合剂较高的临床价值，被乌兹别克斯坦卫生部纳入《骨关节炎合并骨质疏松症指南》中，作为骨关节炎合并骨质疏松症治疗推荐用药。恒古骨伤愈合剂已经充分得到了以上国家专家患者的认可，为中医药走出国门树立了榜样。

恒古骨伤愈合剂会代表中医药植根中亚国家，为中亚人民骨健康保驾护航。后续会有更多的系列产品作补充，让中医药文化持续发扬光大，助力"一带一路"建设。

# 附录九　中医药国际合作项目之第十六届 世界中医药大会"一带一路" 中医药学术交流活动

赛灵药业科技股份有限公司

为深入贯彻落实《中共中央国务院关于促进中医药传承创新发展的意见》精神，为世界讲好中医药故事、推广中医药文化，同时为了响应国家"一带一路"的政策，提高"一带一路"共建国家的骨科疾病的诊疗水平，赛灵药业科技股份有限公司与世界中医药联合会合作，参与第十六届世界中医药大会"一带一路"中医药学术交流活动，进行恒古骨伤愈合剂产品展示及中医药文化传播。

会上，公司向匈牙利及各国参会嘉宾充分展示了恒古骨伤愈合剂的疗效价值，也获得了与会嘉宾的一致认可。《恒古骨伤愈合剂对腰椎间盘突出症疗效及术后疼痛的影响》一文，发表在会刊杂志上，以期让匈牙利人民更好地了解及应用恒古骨伤愈合剂。后续赛灵药业科技股份有限公司会将工作继续深入，力求继续获得匈牙利人民的认可。恒古骨伤愈合剂正式进入匈牙利市场。

# 附录十  中医临床分会案例

中国中医药研究促进会中医临床分会

自 2000 年中国中医药研究促进会中医临床分会成立以来，辽宁中医药大学，尤其是辽宁中医药大学附属第三医院与澳洲健康之路发展有限公司（海维集团）进行了长期的国际合作，具体工作如下。

## 一　多次举办中澳中医药发展交流论坛

2004 年 8 月，澳大利亚国立大学、堪培拉大学、堪培拉科技学院以及南京中医药大学、辽宁中医药大学、云南中医学院等国内外六所高校联合举办的首届堪培拉中医药国际发展论坛召开。时任国家中医药管理局副局长的吴刚率队参加，与百余名国内外高层次代表共议中医药国际化发展，论坛取得圆满成功。

2010 年 8 月，中国中医药研究促进会中医临床分会与世界中医药学会联合会联合主办"堪培拉国际中医药高峰论坛暨首届中青年专家发展论坛"，在中澳两国政府的支持下，来自世界各地的多名在中医药教育、科研、医疗、保健领域中发挥传承作用的中青年专家学者参加。论坛旨在通过研讨和交流，探索中医药产业现代化、标准化与国际化的发展道路。

## 二　为促进国际科学技术交流架起桥梁

2005 年，辽宁中医药大学附属第三医院柳越冬、于永铎等四名中医专家赴澳与澳大利亚消化学会进行学术交流，柳越冬博士在墨尔本博士山医院和布里斯班皇家医院分别举办了两场名为 TCM&IBD 的关于炎症性肠病的讲座。2006 年 4 月，中国中医药研究促进会中医临床分会推荐和协助国内著名肛肠病学专家、中华中医药学会肛肠专业委员会会长、辽宁中医药大学附属第三医院院长田振国教授赴澳大利亚悉尼参加具有很强国际影响力的"炎性肠病诊断和诊疗国际大会"，成为国内首位参加以西医为主流的国际学术交流大会并作大会发言的中医专科学者。

2010 年 4 月，中国中医药研究促进会中医临床分会邀请新西兰奥塔哥大学医学部教授、奥塔哥区卫生局肠胃病学顾问、丹尼丁公立医院胃肠病科首席专家麦考尔·史库兹（Michael Schultz）博士访问中国并作学术交流，与辽宁中医药大学及辽宁中医药大学附属第三医院建立了联系，协助研究人员赴新西兰奥塔哥大学开展联合研究。

## 三 资助《中华中医药学刊》海外版发行

《中华中医药学刊》是由国家中医药管理局主管、中华中医药学会主办、辽宁中医药大学承办的学术层次较高、影响面较广的一部中医药专业期刊。为促进中医药国际学术交流，增强中医药国际影响力，辽宁中医药大学附属第三医院与澳洲健康之路发展有限公司与澳大利亚中医药发展中心和辽宁中医药大学联合，在澳大利亚公开出版发行了《中华中医药学刊》海外版。

# 皮 书

## 智库成果出版与传播平台

### ✤ 皮书定义 ✤

皮书是对中国与世界发展状况和热点问题进行年度监测，以专业的角度、专家的视野和实证研究方法，针对某一领域或区域现状与发展态势展开分析和预测，具备前沿性、原创性、实证性、连续性、时效性等特点的公开出版物，由一系列权威研究报告组成。

### ✤ 皮书作者 ✤

皮书系列报告作者以国内外一流研究机构、知名高校等重点智库的研究人员为主，多为相关领域一流专家学者，他们的观点代表了当下学界对中国与世界的现实和未来最高水平的解读与分析。截至2022年底，皮书研创机构逾千家，报告作者累计超过10万人。

### ✤ 皮书荣誉 ✤

皮书作为中国社会科学院基础理论研究与应用对策研究融合发展的代表性成果，不仅是哲学社会科学工作者服务中国特色社会主义现代化建设的重要成果，更是助力中国特色新型智库建设、构建中国特色哲学社会科学"三大体系"的重要平台。皮书系列先后被列入"十二五""十三五""十四五"时期国家重点出版物出版专项规划项目；2013~2023年，重点皮书列入中国社会科学院国家哲学社会科学创新工程项目。

**权威报告·连续出版·独家资源**

# 皮书数据库
## ANNUAL REPORT(YEARBOOK)
## DATABASE

## 分析解读当下中国发展变迁的高端智库平台

### 所获荣誉

- 2020年，入选全国新闻出版深度融合发展创新案例
- 2019年，入选国家新闻出版署数字出版精品遴选推荐计划
- 2016年，入选"十三五"国家重点电子出版物出版规划骨干工程
- 2013年，荣获"中国出版政府奖·网络出版物奖"提名奖
- 连续多年荣获中国数字出版博览会"数字出版·优秀品牌"奖

皮书数据库　　"社科数托邦"
微信公众号

### 成为用户

　　登录网址www.pishu.com.cn访问皮书数据库网站或下载皮书数据库APP，通过手机号码验证或邮箱验证即可成为皮书数据库用户。

### 用户福利

- 已注册用户购书后可免费获赠100元皮书数据库充值卡。刮开充值卡涂层获取充值密码，登录并进入"会员中心"—"在线充值"—"充值卡充值"，充值成功即可购买和查看数据库内容。
- 用户福利最终解释权归社会科学文献出版社所有。

数据库服务热线：400-008-6695
数据库服务QQ：2475522410
数据库服务邮箱：database@ssap.cn
图书销售热线：010-59367070/7028
图书服务QQ：1265056568
图书服务邮箱：duzhe@ssap.cn

# S 基本子库
## UB DATABASE

### 中国社会发展数据库（下设 12 个专题子库）

紧扣人口、政治、外交、法律、教育、医疗卫生、资源环境等 12 个社会发展领域的前沿和热点，全面整合专业著作、智库报告、学术资讯、调研数据等类型资源，帮助用户追踪中国社会发展动态、研究社会发展战略与政策、了解社会热点问题、分析社会发展趋势。

### 中国经济发展数据库（下设 12 专题子库）

内容涵盖宏观经济、产业经济、工业经济、农业经济、财政金融、房地产经济、城市经济、商业贸易等 12 个重点经济领域，为把握经济运行态势、洞察经济发展规律、研判经济发展趋势、进行经济调控决策提供参考和依据。

### 中国行业发展数据库（下设 17 个专题子库）

以中国国民经济行业分类为依据，覆盖金融业、旅游业、交通运输业、能源矿产业、制造业等 100 多个行业，跟踪分析国民经济相关行业市场运行状况和政策导向，汇集行业发展前沿资讯，为投资、从业及各种经济决策提供理论支撑和实践指导。

### 中国区域发展数据库（下设 4 个专题子库）

对中国特定区域内的经济、社会、文化等领域现状与发展情况进行深度分析和预测，涉及省级行政区、城市群、城市、农村等不同维度，研究层级至县及县以下行政区，为学者研究地方经济社会宏观态势、经验模式、发展案例提供支撑，为地方政府决策提供参考。

### 中国文化传媒数据库（下设 18 个专题子库）

内容覆盖文化产业、新闻传播、电影娱乐、文学艺术、群众文化、图书情报等 18 个重点研究领域，聚焦文化传媒领域发展前沿、热点话题、行业实践，服务用户的教学科研、文化投资、企业规划等需要。

### 世界经济与国际关系数据库（下设 6 个专题子库）

整合世界经济、国际政治、世界文化与科技、全球性问题、国际组织与国际法、区域研究 6 大领域研究成果，对世界经济形势、国际形势进行连续性深度分析，对年度热点问题进行专题解读，为研判全球发展趋势提供事实和数据支持。

# 法律声明